影像学核心复习系列丛书

Brian Strife / Jeff Elbich

Vascular and Interventional Radiology *A Core Review*

血管和介入放射学

核心复习

编　著　〔美〕　布里安·斯卓夫
　　　　　　　　杰夫·艾尔碧斯

主　审　滕皋军

主　译　邵国良

副主译　赵振华　虞希祥

天 津 出 版 传 媒 集 团
天津科技翻译出版有限公司

著作权合同登记号:图字:02-2020-124

图书在版编目(CIP)数据

血管和介入放射学:核心复习/(美)布里安·斯
卓夫(Brian Strife),(美)杰夫·艾尔碧斯
(Jeff Elbich)编著;邵国良主译. —天津:天津科
技翻译出版有限公司,2023.6
(影像学核心复习系列丛书)
书名原文:Vascular and Interventional
Radiology:A Core Review
ISBN 978-7-5433-4293-4

Ⅰ. 血⋯　Ⅱ.①布⋯　②杰⋯　③邵⋯　Ⅲ.①血管疾
病-导管治疗-放射疗法　Ⅳ.①R543.05

中国版本图书馆 CIP 数据核字(2022)第 206680 号

Brian Strife,Jeff Elbich:Vascular and Interventional Radiology:A Core Review.
ISBN 978-1-4963-8439-3
This is a simplified Chinese translation published by arrangement with Wolters Kluwer Health, Inc., USA.

Wolters Kluwer Health did not participate in the translation of this title and therefore it does not take any responsibility for the inaccuracy or errors of this translation.

授权单位:Wolters Kluwer Health, Inc.
出　　版:天津科技翻译出版有限公司
出 版 人:刘子媛
地　　址:天津市南开区白堤路 244 号
邮政编码:300192
电　　话:(022)87894896
传　　真:(022)87893237
网　　址:www.tsttpc.com
印　　刷:天津新华印务有限公司
发　　行:全国新华书店
版本记录:889mm×1194mm　16 开本　20 印张　350 千字
　　　　　2023 年 6 月第 1 版　2023 年 6 月第 1 次印刷
　　　　　定价:148.00 元

(如发现印装问题,可与出版社调换)

译校者名单

主　审

滕皋军　东南大学附属中大医院

主　译

邵国良　浙江省肿瘤医院

副主译

赵振华　绍兴市人民医院

虞希祥　温州市人民医院

译校者　(按姓氏汉语拼音排序)

龚元川　浙江省肿瘤医院

何逸玮　浙江省肿瘤医院

李秋艳　温州市人民医院

刘璐璐　浙江省肿瘤医院

罗　君　浙江省肿瘤医院

潘　婷　浙江省肿瘤医院

汤　伟　绍兴市人民医院

翁琼琼　温州市人民医院

徐燕萍　浙江省肿瘤医院

杨民霞　绍兴市人民医院

余微微　温州市人民医院

曾　晖　浙江省肿瘤医院

张定虎　浙江省肿瘤医院

章浙伟　浙江省肿瘤医院

中文版序言

由美国弗吉尼亚联邦大学(VCU)医学中心的 Brian Strife 博士和 Jeff Elbich 博士编著的《血管和介入放射学:核心复习》一书,是血管和介入放射学领域一本风格独特的著作。全书以临床实践为基础,提供了 300 道血管介入放射学相关的题目,并在各章题目后配有"答案与解析",对每个选项进行详细的讲解和分析。全书内容深入浅出,实用性较强,特别是许多问题本身就是临床实践场景的再现,这不但有益于增进读者的专业理论知识,对于提高临床实践能力也有极大的帮助。

翻译本书,是一项具有挑战性的工作,不但需要较强的英语能力,还必须要有扎实的血管和介入放射学专业功底。欣喜的是,邵国良博士和他带领的团队付出了辛苦的努力,出色地完成了本书的中文翻译工作,既保持了原著的精髓,又符合中文的表达习惯,便于读者的理解,为广大国内同道提供了学习本书的机会。

相信本书中文版的出版会对从事本专业的医师、护士、技术人员和其他相关领域的人员学习和复习专业知识带来益处,尤其对于该专业领域的低年资医师和医学生来说,更是一本不可多得的参考用书。

王建华

复旦大学附属中山医院

2023 年 2 月

中文版前言

  由美国 VCU 医学中心 Brian Strife 博士和 Jeff Elbich 博士编著的《血管和介入放射学：核心复习》一书，形式新颖，内容广泛，几乎涵盖了血管和介入放射学领域的所有重要问题。

  本书共分 10 个章节，提供了血管和介入放射学领域的 300 道选择题和相关的图像，有助于住院医师、进修医师、执业医师和其他专业读者快速掌握某一主题的重要概念以及对疾病的判断。同时，本书为每一道选择题提供了解答，不仅解释了正确的选项，也解释了不正确的选项，使读者能够对相关知识进行全面和深入的了解与掌握。

  对于如此精湛的著作，我和我的译者团队为能够承接本书的中文翻译工作感到非常荣幸！由于本书的编著方式以选择题的形式呈现，每一道问题的文字叙述相对简明扼要，故在翻译过程中，要对某些词汇和句子的真实含义进行准确表达，这是比较难以把握的。我们查阅大量有关文献并反复讨论商定，力求既能够忠于原著精髓，又能够便于读者理解。由于专业知识水平和翻译能力有限，书中难免会有不足之处，敬请读者们批评指正！

  最后，感谢滕皋军院士担任本书的主审，指导本书的翻译工作！感谢王建华教授为本书作序！感谢团队每一位成员的辛勤付出！

邵国良

2023 年 2 月

丛书序言

《血管和介入放射学：核心复习》涵盖了丰富的血管和介入放射学知识，以选择题的形式，为住院医师学习和巩固专业知识提供有效指导。

我相信 Brian Strife 博士和 Jeff Elbich 博士出色地完成了这本书的编写，该书体现了"影像学核心复习系列丛书"的理念和目标。他们在编写血管与介入放射学(包括放射物理学)的基础知识和概念方面做出了出色的工作。多选题按逻辑划分入不同章节，学习者可以更加方便地根据自身需求学习相应的主题。每个问题都配有答案，不仅解释了为什么该选项正确，也解释了为什么其他选项不正确。对于希望更深入探讨相关领域的读者，本书涉及的每种临床实例均附有相应的参考文献。

"影像学核心复习系列丛书"的目的是通过提供 300 道选择题，为住院医师、进修医师或执业医师复习某一主题的重要概念、基础知识和实践方面提供参考。"影像学核心复习系列丛书"的编写不是详尽无遗，而是提供美国放射学委员会(ABR)核心考试中可能出现并且是临床实践中所需要的内容。作为"影像学核心复习系列丛书"的主编，能够与全国放射学领域的许多专业人士一起工作，是一件十分有意义的事。这个系列包含了众多学者的辛勤工作和奉献精神，没有他们的参与就不可能完成这项工作。

从收到的许多评论中看到，该系列获得越来越多读者的欢迎和正面反馈，我们感到非常高兴。《血管和介入放射学：核心复习》是核心复习系列的最后一本书。令人激动的是，我们开始更新该系列中早期出版的书籍，在最新的版本中，将增加更多的内容。

Strife 博士和 Elbich 博士的出色表现值得称赞。我相信《血管和介入放射学：核心复习》将为住院医师在其资格考试的准备中提供极好的资源，并为进修生和执业放射科医生提供宝贵的参考。

比伦·A. 沙哈
丛书主编

前　言

　　本书是根据从业人员在日常工作中遇到的常见问题，提供基于病例的深入复习，有助于相关从业人员快速掌握知识，提高临床诊疗水平。

　　10个章节涵盖了从常见病(例如，腹主动脉瘤)到罕见病(例如，血管畸形)的血管和介入放射学诊疗知识，图文并茂。此外，本书中也强调了术前和术后的管理，这在该领域变得越来越重要。

　　血管和介入放射学，作为一个以技术为基础的学科领域，在对这些技术的应用上，不同小组、不同机构和不同国家的医疗者之间的差异都很大。我们将答案和解释建立在良好的科学研究或公认的最佳实践指南的基础上，以确保所提供的信息准确且通用。

布里安·斯卓夫

杰夫·艾尔碧斯

致　谢

　　感谢我的妻子 Jen 和女儿 Stella 对我的支持。我对教授医学生、住院医生和研究员血管和介入放射学抱有极大的热情。我深爱着这个领域，我拥有世界上最好的工作。特别对 Barry Stein 博士，Dan Leung 博士，Jaime Tisnado 博士，Malcolm Sydnor 博士，Dan Komorowski 博士，Will Fox 博士和 Shep Morano 博士表示感谢，感谢他们带我进入这个领域，在他们的帮助之下，我开始对血管和介入放射学的研究产生兴趣。最后，我要感谢 VCU，自从 16 年前我开始医学生涯以来，我一直对 VCU 怀有感激之情，感谢它为我们的学习提供了宝贵的资源。

布里安·斯卓夫

　　致我敬爱的妻子 Randy 和未来的介入学专家 Ben，Henley 和 Cam。

杰夫·艾尔碧斯

目 录

共同交流探讨 提升专业能力

智能阅读向导为您严选以下专属服务

 高清彩图： 扫码观看高清彩图，更加直观、清晰。

 读者社群： 读者入群可与书友分享阅读本书的心得体会和血管介入放射学相关知识，提升业务水平，马上扫码加入！

 推荐书单： 点击后可获取更多影像学图书推荐。

操作步骤指南

第一步 微信扫码直接使用资源，无须额外下载任何软件。

第二步 如需重复使用，可再次扫码。或将需要多次使用的资源、工具、服务等添加到微信"📦收藏"功能。

扫码添加
智能阅读向导

第 1 章　介入放射学基本原理

1 在血管腔内治疗过程中,采用 10F 的通路导管鞘,则导管鞘在血管壁上形成的孔洞直径约为:

A. 1mm

B. 4mm

C. 10mm

D. 12mm

2 一个 8mm 的非顺应性血管成形术球囊膨胀到额定的 6atm[约 608kPa(1mmHg≈0.133kPa)],随后将球囊放气并再次充盈膨胀到 12atm(约 1216 kPa)。比较球囊的第一次与第二次膨胀,球囊的环向应力(T)是如何变化的?

A.T 增至 3 倍

B.T 降至 1/2

C.T 增至 9 倍

D.T 降至 1/4

3 1 例患者因骨盆多发骨折导致失血性休克而被紧急转入介入手术室。栓塞治疗后,该患者仍有低血压,主治医师欲通过导管鞘增加液体注入体内的速度。假设采用相同的液体类型及灌注压力,导管鞘的内直径增加 1 倍时,流量如何改变?

A.增加 2 倍

B.减少 2 倍

C.增加 16 倍

D.减少 16 倍

4 在一台下肢动脉介入手术中,患者被经静脉给予 8000U 肝素行全身肝素化。手术在 60 分钟后结束,医师准备拔除导管鞘并以手法压迫止血。要抵消剩余的活性肝素,需要用多少剂量的鱼精蛋白?

A. 1mg

B. 4mg

C. 40mg

D. 800mg

5　通过选择性血管插管,研究图片中的动脉分布,合适的注射速率为:

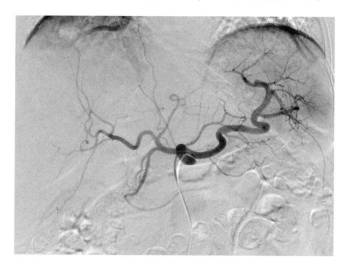

A. 0.5mL/s

B. 1mL/s

C. 5mL/s

D. 15mL/s

6　图中箭头所示的血管为:

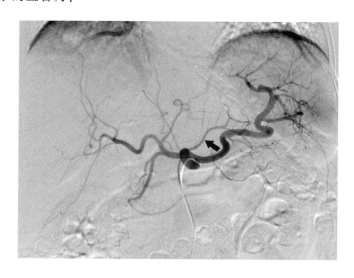

A.左肝动脉

B.胃左动脉

C.胃右动脉

D.左膈下动脉

7　为了开通被血栓栓塞的上臂动静脉移植物通道,作为清除血栓术的一部分,术者需要通过静脉注射肝素进行抗凝。若患者体重为65kg,则适用于该患者的肝素初始剂量为:

A. 100U

B. 500U

C. 1000U

D. 5000U

8　一台血液透析通路内血栓清除术比预期用时有所延长,数小时后,已不清楚患者是否接受充分抗凝。护士建议检测活化凝血时间(ACT)。ACT报告为257秒。对此结果,下列哪项为正确处理方法?

A.抗凝剂量不足;经静脉给予1000U肝素

B.治疗剂量的抗凝;继续手术

C.抗凝治疗超剂量;经静脉给予25mg鱼精蛋白

9 下列哪种是可容纳 0.035″导丝的最小规格的针？

A. 14G

B. 18G

C. 21G

D. 25G

10 对肝硬化腹水患者行大量穿刺放腹水(>5L)，推荐使用下列哪种方法？

A.每次严格遵守 10L 的最大排液量

B.如果放腹水>5L，需补充流失的白蛋白 6~8g/L

C.不建议补充白蛋白，也没有证据支持

11 下列何种情况最适合经皮穿刺放置长期的外引流管？

A.恶性腹水

B.肝硬化腹水

C.肝性胸腔积液

12 为评估创伤性血管损伤行下肢动脉造影。根据左侧腘动脉的表现，下列哪项是正确的病因？

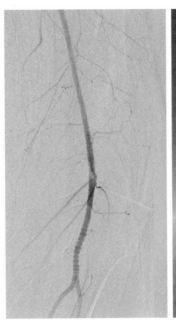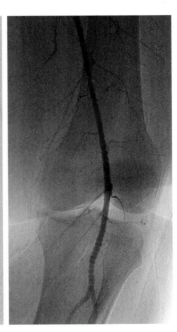

A.使用对比剂错误

B.创伤性夹层

C.驻波

D.肌纤维发育不良

13 下列哪种对比剂的黏稠度最低？

A.碘克沙醇(Visipaque)

B.碘海醇(Omnipaque)

C.钆

D.CO_2 气体

E.碘油

14　根据这根血管（箭头所示）造影的表现，下列哪项是实施介入操作最可能的指征？

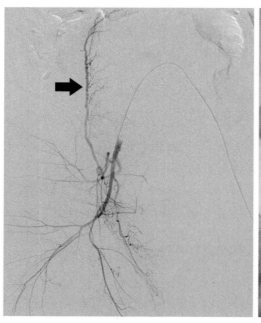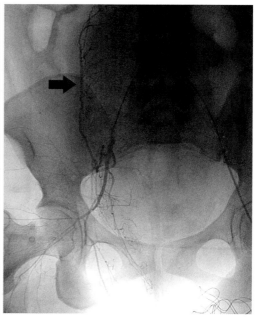

A.不愈合的足部溃疡　　　　　　　　　B.大肠缺血

C.产后出血　　　　　　　　　　　　　D.穿刺后腹壁血肿

15　在肠系膜下动脉起始处行血管造影来评估结肠出血情况，根据所观察到的造影图像（箭头所示），下列哪项是下一步的最佳步骤？

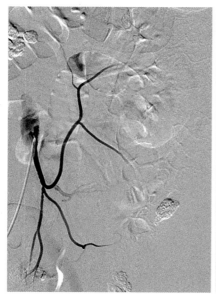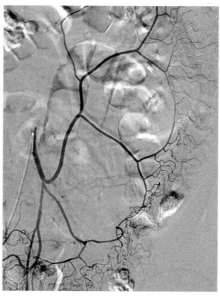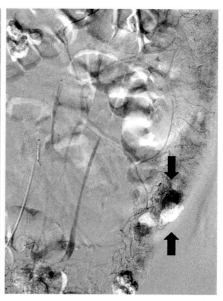

A.不需要介入　　　　　　　　　　　　B.超选择性微弹簧圈栓塞

C.超选择性吸收性明胶海绵颗粒栓塞　　D.超选择性医用胶栓塞

16　下列哪条动脉在介入手术中最可能需要这一装置(箭头所示)?

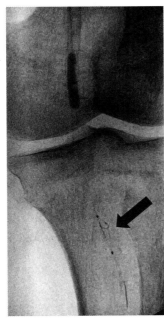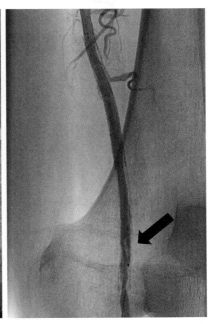

A.脾动脉 　　　　　　　　　　　　　　B.肝动脉

C.颈动脉 　　　　　　　　　　　　　　D.肱动脉

17　1 例患有慢性右输尿管梗阻的患者于星期五下午因右肾造瘘管破裂渗漏而到急诊科就诊。其带管已有数年,窦道已经形成。患者肾功能正常,但不幸的是,有碘造影剂过敏反应史且没有预先用药。下列哪项是对该患者的最佳处理方案?

A.更换引流管,因手术不通过血管,故术中可使用碘对比剂

B.更换引流管,使用钆对比剂

C.更换引流管,术中不用对比剂

D.待下周一经适当的对比剂反应预处理后进行换管

18　为准备放置化疗植入式输液港,护士要求适度镇静。下列哪项是合理的初始剂量?

A.芬太尼 1mg;咪达唑仑 50mg 　　　　B.芬太尼 50μg;咪达唑仑 1mg

C.芬太尼 50μg;氢化吗啡酮 1mg 　　　D.氢化吗啡酮 50mg;咪达唑仑 1mg

19　在透视下评估起源于主动脉弓的大血管,下列哪种投影方法最佳?

A.左前斜位(LAO) 　　　　　　　　　　B.右前斜位(RAO)

C.前后位(AP) 　　　　　　　　　　　D.侧位

20　在胸主动脉的 LAO 图像中,下列哪根动脉具有标准(最常见的解剖结构)的起源?

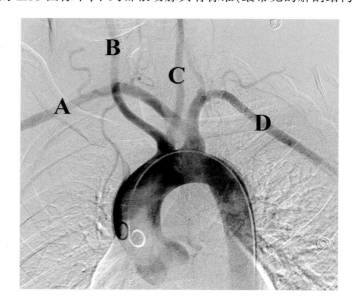

A. A

B. B

C. C

D. D

21　下图是哪种主动脉弓类型?

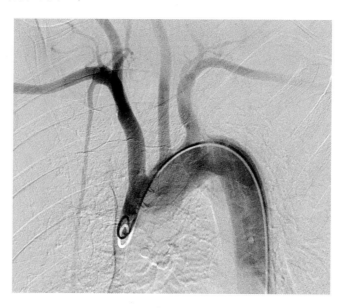

A. 1 型

B. 2 型

C. 3 型

D. 4 型

22 此胸腔引流管系统的哪个部分可帮助确定空气泄漏的存在？

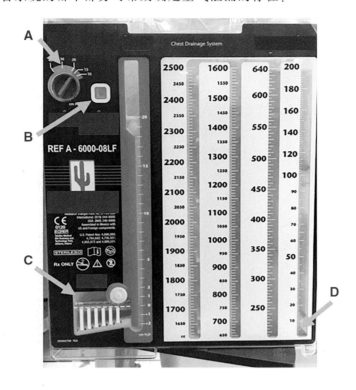

A. A

B. B

C. C

D. D

23 下列哪项被认为是椎体成形术/椎体后凸成形术的禁忌证？

A.疼痛持续时间<1 周

B.椎体后缘的碎骨片导致骨髓病变

C.同期处理 2 个水平椎体

D.椎体高度压缩 50%

24 在这些图像上的操作说明了什么？

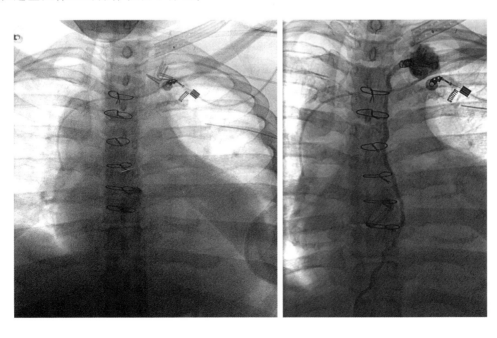

A.上腔静脉阻塞   B.大咯血

C.高输出性乳糜胸   D.胸廓内动脉撕裂

25 哪种方法最常用于有潜在胸导管栓塞的患者的乳糜池穿刺?

A.X 射线透视   B.超声

C.MRI   D.CT

26 1 例正常体型的患者需要接受经左腹股沟动脉入路行右下肢动脉介入手术,对该患者来说,下列哪项是最佳路径?

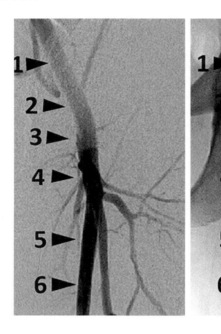

A.皮肤入口处 1;动脉切开处 2   B.皮肤入口处 6;动脉切开处 5

C.皮肤入口处 5;动脉切开处 4   D.皮肤入口处 3;动脉切开处 2

27 下列哪条是右结肠动脉?

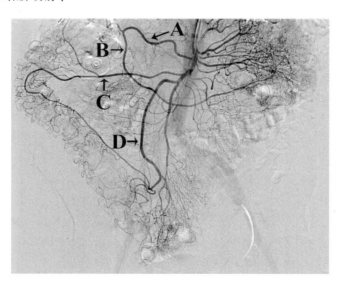

A. A   B. B

C. C   D. D

28　此血管造影片显示活动性对比剂外溢,下列哪项是微导管的径路(导管头端用箭头标记)?

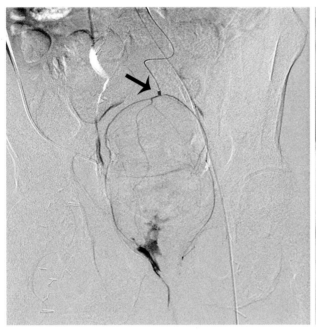

A.肠系膜下动脉→痔上动脉　　　　　B.左髂内动脉→胆囊动脉

C.主动脉分叉→骶正中动脉　　　　　D.左髂内动脉→子宫动脉

29　产生该造影图像导管放置的位置为:

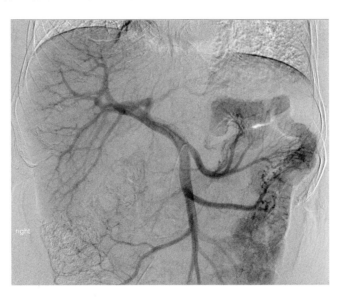

A.肠系膜上动脉(SMA)　　　　　　B.肠系膜上静脉

C.门静脉主干　　　　　　　　　　D.下腔静脉

30　在将导管和导丝插入到右肝动脉分支后,造影提示导管头端处血管痉挛(箭头所示)。下列哪项是最佳处理方案?

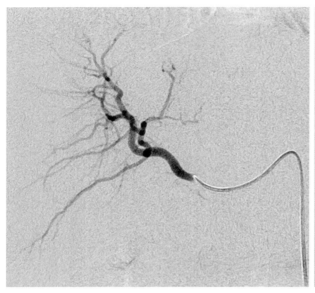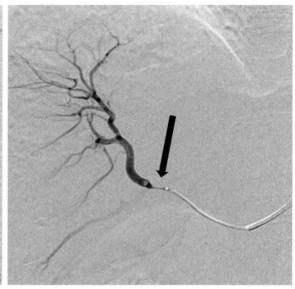

A.芬太尼 50μg,动脉注射　　　　　　　　B.硝酸甘油 50μg,动脉注射
C.氧化亚氮 50mg,吸入　　　　　　　　　D.血管升压素 0.2U/min,静脉注射

31　在经颈静脉肝内门-体静脉分流(TIPS)术中,术者从右肝静脉向门静脉右支穿刺。通过顺利抽得回血确认针尖位于血管腔内的位置。基于通过穿刺针注射对比剂获得的连续数字减影血管造影(DSA)图像,下列选项中"下一步"操作正确的是:

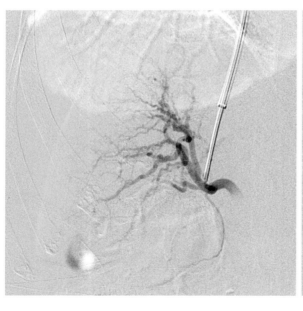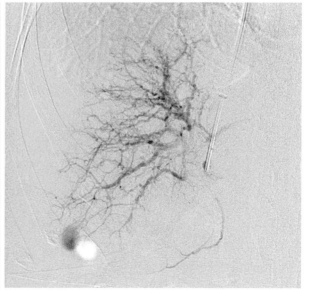

A.右门静脉径路太靠中央;进行更靠外周的穿刺
B.置入导丝,然后扩张肝实质,后续支架植入
C.血管径路不正确;调整穿刺针位置或重新穿刺

32 下列哪项属于临时栓塞剂?

A.Amplatzer 血管栓 　　　　　　　　B.吸收性明胶海绵胶浆

C.聚乙烯醇颗粒 　　　　　　　　　　D.氰基丙烯酸正丁酯胶

33 关于肺动脉导管血管造影术,下列哪项是正确的?

A.右肺动脉的注射速率为 5mL/s,总量 10mL　　B.首选右侧股总动脉入路

C.在吸气末屏气时注射及成像 　　　　D.右束支传导阻滞是禁忌证

34 下列哪种疾病最可能从系统性 β 受体阻滞剂治疗中获益?

A.婴幼儿血管瘤 　　　　　　　　　　B.静脉畸形

C.淋巴管畸形 　　　　　　　　　　　D.动静脉畸形(AVM)

答案与解析

1　答案 B。器械尺寸对介入放射科医师而言是重要的基础知识。许多器械的直径用"French(F)"表示：1F=0.33mm，3F=1mm。另外，导管鞘尺寸描述的是其内径(ID)，即导管鞘能容纳的导管大小。而导管鞘外径(OD)，即形成孔洞的大小，较其标注的内径尺寸再大 1.5~2F。本例中，一个标准的 10F 鞘形成的孔洞约为 12F；12F×1mm/3F=4mm。与导管鞘不同的是，导管直径标注的是外径。

参考文献：Kaufman JA. Invasive vascular diagnosis. In：Mauro MA，Murphy KP，Thomson KR，et al. *Image-Guided Interventions*. Saunders；2008：39–61.

2　答案 A。球囊的扩张力或环向应力(T)与直径(D)及压力(P)的乘积成正比。在本题中，球囊首先膨胀到标称压力，也就是由此产生的压力球囊达到了标称的直径。根据定义，非顺应性球囊即使压力远大于标称压力，球囊也不能扩张超过标称的直径。在第二次扩张中，压力加倍，但可设定球囊直径保持不变。T=P×D，此即拉普拉斯定律。

参考文献：Sarin S，Turba U，Angle F，et al. Balloon catheters. In：Mauro MA，Murphy KP，Thomson KR，et al. *Image-Guided Interventions*. Saunders；2008：75–84.

3　答案 C。本题与管道内简单流量控制的特性有关，为泊肃叶定律。在方程的所有变量中，半径(r)对流量的影响最大。导管鞘的内直径翻倍，显然其半径也翻倍。如果初始直径为 1，则 l^4=1；当翻倍时，2^4=16。

$$Q=\frac{\Delta P\pi r^4}{8\eta l}$$

Q，流量；P，压强；r，半径；η，黏滞系数；l，导管长度。

参考文献：Bakal C. Diagnostic catheters and guidewires. In：Mauro MA，Murphy KP，Thomson KR，et al. *Image-Guided Interventions*. Saunders；2008：65–73.

4　答案 C。静脉内肝素注射常用于血管内手术的围术期抗凝治疗。肝素与抗凝血酶Ⅲ结合并激活，引起构象改变，进而与凝血酶和Ⅹa 因子结合并使之失活。肝素的血浆半衰期在 60~90 分钟，有时更长，这取决于初始剂量。肝素可被鱼精蛋白逆转。1mg 鱼精蛋白大约可使 100U 的活性肝素失活。在该病例中，1 小时后患者体内还有 4000~5000U 的活性肝素存留。为逆转肝素，合适的鱼精蛋白剂量为 40mg。值得注意的是，鱼精蛋白应缓慢使用以防止低血压和过敏样反应。

参考文献：Cook BW. Anticoagulation management. *Semin Intervent Radiol*. 2010；27(4)：360–367.

5　答案 C。题中导管选择的血管是腹腔动脉，这是一条典型的中型血管，直径为 6~8mm。从大小来说，腹腔动脉类似于股总动脉。当描述血管造影的注射功率时，通常要以"x for y"来说明。这里的 x 是指注射速率(用 mL/s 表示)，而 y 是指注射的总量。"5 for 15"是指注射速率 5mL/s、注射总量 15mL 的造影。当然，注射持续时间为 3 秒。

我们需要熟悉的常用的注射速率包括：

胸主动脉 20mL/s

腹主动脉 15mL/s

腹主动脉分叉/髂动脉 5~10mL/s

股腘动脉 4~6mL/s

腹腔动脉/肠系膜上动脉 4~6mL/s

主肺动脉 20mL/s

选择性右或左肺动脉 10mL/s

下腔静脉 10~20mL/s

这些是可以参考的合适的注射速率,尚需要根据患者个体情况及造影目的进行调整。许多情况下使用高压注射器在 2~3 秒完成注射造影。当试图去显示大血管床,探查细小的或外周血管,或研究某个器官的回流静脉时,额外增加数秒钟的注射时间可能会有用。例如,可以通过“5 for 25”行腹腔动脉或脾动脉造影,在获得动脉期和实质期图像之后,可以获得相当良好的门静脉系统图像。

参考文献:Farsad K,Keller FS,Kandarpa K. Vascular access and catheter–directed angiography. In:Kandarpa K,Machan L,Durham J. *Handbook of Interventional Radiologic Procedures*. Lippincott William & Wilkins;2016:1–26.

6　答案 B。此血管造影片展示了经典的腹腔动脉解剖及其 3 条终末分支:胃左动脉(向左上方走行),脾动脉(向左走行)和肝总动脉(向右走行)。腹腔动脉、肠系膜上动脉及其分支存在许多解剖变异,其对介入放射医师和外科医师具有重要意义。下面是一些常见的肝总动脉变异图示。

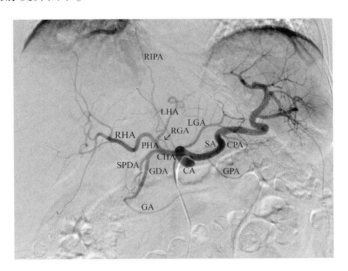

图 1　正常腹腔动脉解剖造影图。CA,腹腔动脉;CHA,肝总动脉;CPA,胰尾动脉;GPA,胰大动脉;GA,胃网膜动脉;GDA,胃十二指肠动脉;LGA,胃左动脉;LHA,左肝动脉;PHA,肝固有动脉;SPDA,胰十二指肠上动脉;RGA,胃右动脉;RHA,右肝动脉;RIPA,右膈下动脉;SA,脾动脉。

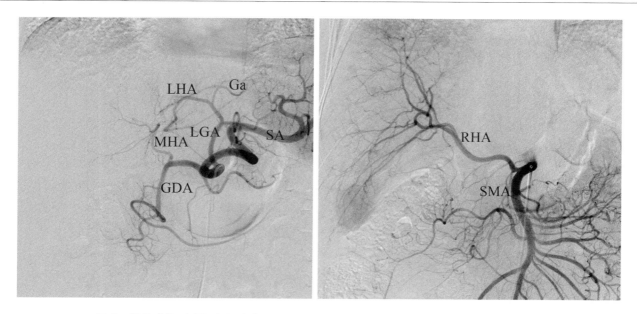

图2　腹腔动脉（左图）和肠系膜上动脉（SMA）（右图）造影图。这里存在解剖变异，左肝动脉从胃左动脉发出，而右肝动脉从肠系膜上动脉近端发出。注意中肝动脉（MHA）的存在，该血管仅为左肝第4段供血。Ga，胃支。

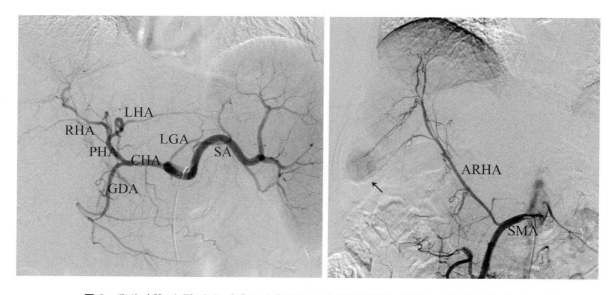

图3　腹腔动脉（左图）和肠系膜上动脉（SMA）（右图）造影图。此处存在解剖变异，右副肝动脉从肠系膜上动脉近端发出。注意该血管为右肝尾端的一个富血供肿瘤（箭头所示）供血，如果此变异未能被识别，就会出现漏诊。左、右副肝动脉对比"正常"动脉，常为不同的肝段供血。

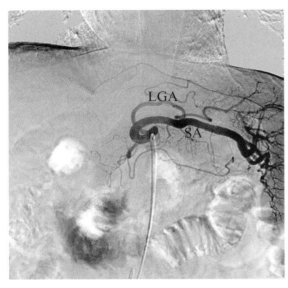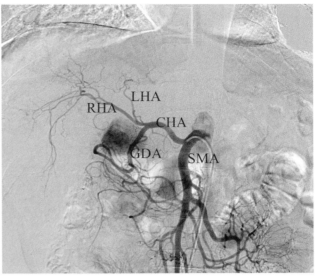

图 4　腹腔动脉(左图)和肠系膜上动脉(SMA)(右图)造影图。此处存在解剖变异,肝总动脉完全从肠系膜上动脉近端发出。

参考文献:Covey AM,Brody LA,Maluccio MA,Getrajdman GI,Brown KT. Variant hepatic arterial anatomy revisited:digital subtraction angiography performed in 600 patients. *Radiology*. 2002;224(2):542–547.

　　Uflacker R. *Atlas of Vascular Anatomy:An Angiographic Approach*. Lippincott Williams & Wilkins;2007:457–654.

　　Wang Y,Cheng C,Wang L,Li R,Chen JH,Gong SG. Anatomical variations in the origins of the celiac axis and the superior mesenteric artery:MDCT angiographic findings and their probable embryological mechanisms. *Eur Radiol*. 2014;24(8):1777–1784.

　　White RD,Weir-Mccall JR,Sullivan CM,et al. The celiac axis revisited:anatomic variants,pathologic features,and implications for modern endovascular management. *Radiographics*. 2015;35(3):879–898.

7　　**答案 D**。对于成年患者的术中抗凝,肝素的静脉初始用量可以经验性给药或基于体重用药。合理的经验性给药剂量是 5000U,对于较长时间的手术,时间每延长 1 小时再额外给予 1000U 肝素。基于体重给药的剂量一般是 50~100U/kg。显然,对于血管腔内手术术中抗凝的剂量和用法并没有严格的循证指南,可在一定范围内选择。

参考文献:Cook BW. Anticoagulation management. *Semin Intervent Radiol*. 2010;27(4):360–367.

8　　**答案 B**。理想情况下,在患者实施诸如肝素的抗凝治疗之前应立即确定 ACT。其水平作为一个基线或抗凝前的检测值。如果难以获取,可以假设基线 ACT<150 秒。在术中,治疗性抗凝的目标是 ACT 处于基线的 1.5~2.5 倍。如果基线水平不可及,则通常将ACT>200 秒定义为治疗性抗凝的目标值。

参考文献:Cook BW. Anticoagulation management. *Semin Intervent Radiol*. 2010;27(4):360–367.

9　　**答案 B**。介入手术最常用的导丝直径是 0.038″、0.035″、0.018″和 0.014″。知道何种型号的穿刺针可容纳相应粗细的导丝有助于手术计划的制订和提高效率。较为典型的 21G穿刺针,可容纳 0.018″~0.021″的导丝,而 18G 穿刺针则可容纳 0.035″~0.038″的导丝。

参考文献:Bakal C. Diagnostic catheters and guidewires. In:Mauro MA,Murphy KP,Thomson KR,et al. *Image-Guided Interventions*. Saunders;2008:65–73.

10   **答案 B**。一项 2012 年的 Meta 分析显示,对于经历大量穿刺放腹水(>5L)的患者,补充白蛋白提高了生存期 (死亡优势比 0.64)。大量穿刺放腹水过程中的损伤机制尚未明确,有一些理论阐述了三间隙、腹压变化、回心血量及外周血管阻力之间的复杂相互作用。根据 Meta 分析数据,美国肝病研究学会(AASLD)对大量穿刺放腹水的患者推荐输注 6~8g/L 白蛋白(选项 B)。

参考文献:Bernardi M,Carceni P,Navickis RJ,Wilkes MM. Albumin infusion in patients undergoing large-volume paracentesis:a meta-analysis of randomized trials. *Hepatology*. 2012;55:1172-1181.

AASLD Practice Guidelines:Management of Adult Patients With Ascites due to Cirrhosis:Update 2012.

11   **答案 A**。在反复出现的慢性无菌性积液中留置引流管会带来明显的感染风险,特别是当患者的生存预期>3 个月时。研究显示,在肝硬化腹水及肝性胸腔积液中,采用隧道式引流均具有良好的导管通畅率。但是,出于对并发感染的现实担忧,该治疗方法不被采用。在此类患者人群中,药物治疗、分次大量腹穿/胸穿抽液、建立门体静脉分流以及腹腔静脉分流的治疗方法更受青睐。晚期肿瘤患者可出现恶性腹水,而一旦发生,其生存预期通常很短(<3 个月)。在这些患者体内留置一根外引流管(通常为隧道式)是相对安全及可接受的。

参考文献:Kathpalia P,Bhatia A,Robertazzi S,et al. Indwelling peritoneal catheters in patients with cirrhosis and refractory ascites. *Intern Med J*. 2015;45(10):1026-1031.

Orman ES,Lok AS. Outcomes of patients with chest tube insertion for hepatic hydrothorax. *Hepatol Int*. 2009;3(4):582-586.

Reinglas J,Amjadi K,Petrcich B,et al. The palliative management of refractory cirrhotic ascites using the PleurX © Catheter. *Can J Gastroenterol Hepatol*. 2016;2016:4680543.

12   **答案 C**。图中表现的是驻波或定态波,这是一种偶尔可见的血管造影现象,其中动脉管壁呈串珠样表现,类似法式炸薯条。驻波确切的发生机制未明,通常被认为是一种无临床意义的良性伪影。虽然肌纤维发育不良(本书中别处有讨论)可以有类似表现,但驻波可涉及长段动脉,具有均匀对称的串珠样形态,更常见于四肢动脉。

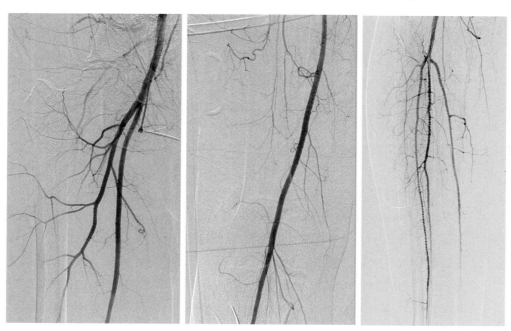

图 5   同类型案例中下肢血管造影证实驻波涉及同一肢体的多个不同动脉。

参考文献:Lehrer H. The physiology of angiographic arterial waves. *Radiology.* 1967;89(1):11-19.

Sharma AM,Gornik HL. Standing arterial waves is NOT fibromuscular dysplasia. *Circ Cardiovasc Interv.* 2012;5(1):e9-e11.

13 **答案 D**。在列出的所有对比剂中,迄今为止,CO_2 气体黏稠度最低。其比水溶性对比剂(选项 A~C)的黏稠度小约 400 倍。而碘油作为第一个碘对比剂,其黏稠度比水溶性对比剂高数倍。CO_2 气体的超低黏稠度使其能够快速弥散,发现诸如小出血、内漏或侧支血管等细微征象。CO_2 气体还可与楔形导管一同使用,通过血窦或毛细血管床,逆行显示血管结构(图 24,TIPS 计划中楔形门静脉造影)。

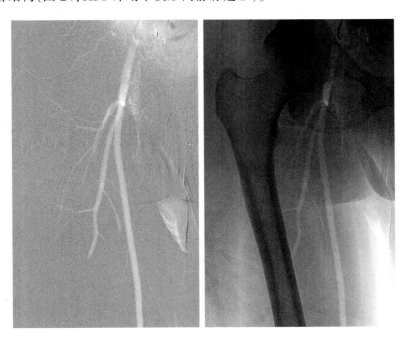

图 6 CO_2 动脉造影实例。

参考文献:Cho KJ. Carbon dioxide angiography:scientific principles and practice. *Vasc Specialist Int.* 2015;31(3):67-80.

Nadolski GJ,Stavropoulos SW. Contrast alternatives for iodinated contrast allergy and renal dysfunction:options and limitations. *J Vasc Surg.* 2013;57(2):593-598.

14 **答案 C**。本案例值得展示,因为并非日常可见。血管造影显示了右侧髂内动脉的分布情况。箭头所示的血管事实上是子宫动脉,有趣的是,其向头侧延伸并超出了视野范围。通常子宫动脉从髂内动脉前部分支发出,居中走行,具有初始降段、横段及最后升段的特征性表现,最终止于中骨盆的子宫周围动脉丛(图 7)。在妊娠或产后子宫中,因子宫增大,故动脉覆盖了更大的范围,正如本题所见。本例血管造影来自一例难以控制的产后出血患者。治疗方法可采用导管引导下的颗粒或吸收性明胶海绵栓塞,通常可避免行子宫切除。

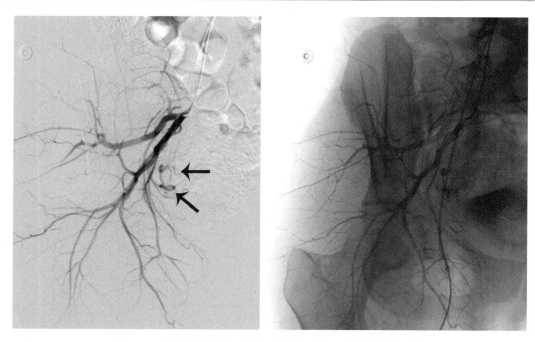

图7　一例不孕女性的右侧髂内动脉造影显示子宫动脉（箭头所示）。

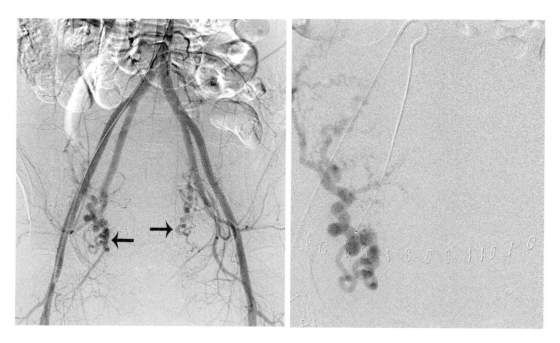

图8　患者，女，34岁，产后出血病例，盆腔的数字减影血管造影（DSA）图像（左图）显示子宫动脉（箭头所示）重度扩张。微导管选择性插入右子宫动脉（右图），造影显示该血管的异常走行和管径。随后行双侧子宫动脉栓塞止血。

参考文献：Kirby JM，Kachura JR，Rajan DK，et al. Arterial embolization for primary postpartum hemorrhage. *J Vasc Interv Radiol*. 2009；20（8）：1036–1045.

　　Newsome J，Martin JG，Bercu Z，et al. Postpartum hemorrhage. *Tech Vasc Interv Radiol*. 2017；20（4）：266–273.

15　**答案 A**。本题呈现了肠系膜下动脉及其分支的连续 DSA 影像。在动脉期,左半结肠区域有"阴影"。在接下来的两幅图像中,这个"阴影"分为一个白色卵圆形影和一个靠头侧颜色更黑的卵圆形影。这个是由 DSA 技术可以产生的配准伪影的实例。非减影图像证实是由结肠内残留钡剂所致(图 9),而没有对比剂外溢的活动性出血。DSA 技术始于一张预注射蒙片,再减去所有先前存在的密度(诸如骨、肠、残存的对比剂)而产生初始均匀的浅灰色图像。自此以后,只有随时间出现的衰减变化才被显示。通过动脉造影,被注射的血管可产生非常清晰的图像,而去除了非血管结构的背景噪声。但是,在现实生活中,即使患者很好地控制了呼吸,某种程度的伪影还是不可避免的(来自肠蠕动、心脏搏动)。不仅仅是理论知识,配准伪影还会导致一些真正令人迷惑的图像及假阳性结果,特别是在寻找胃肠道细微出血点时。为避免此类错误,应回顾分析非减影图像,了解先前存在的不同密度情况。

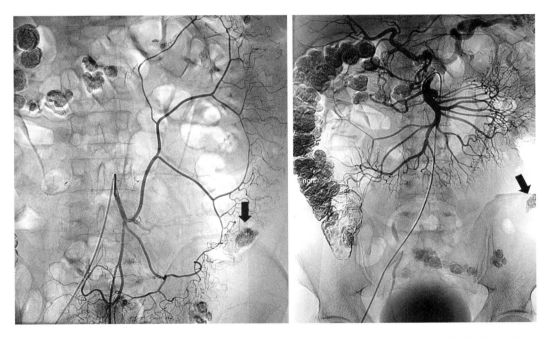

图 9　此案例中,来自肠系膜下动脉(左图)和肠系膜上动脉(右图)血管造影的非减影图像显示左半结肠内残留的钡剂(箭头所示),由此产生了配准伪影。

参考文献:Pooley RA,Mckinney JM,Miller DA. The AAPM/RSNA physics tutorial for residents:digital fluoroscopy. *Radiographics*. 2001;21(2):521-534.

16　**答案 C**。图中显示的是一种栓子保护装置。此装置本质上是一根末端连着细网状金属过滤篮的工作导丝。术者可在置入此导丝后行介入手术,并在介入结束时移除导丝和滤器。滤器被设计用于抓捕血块或动脉粥样斑块的碎片,这些碎片在动脉介入手术中可能引起栓塞。该装置最常用的位置是颈动脉和下肢动脉,这些区域的栓塞可引起重大的终末器官损伤。

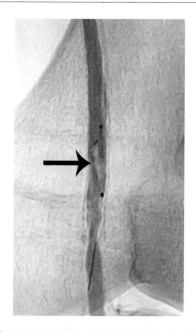

图 10 股浅动脉球囊成形术后,放大图像显示栓子保护装置的滤器内一处充盈缺损(箭头所示)。斑块栓子随后通过被滤器收入一根大导管内移除。

参考文献:Metzger DC. Embolic protection in carotid artery stenting:new options. *Tech Vasc Interv Radiol.* 2011;14(2):86–94.

17 答案 B。对该患者的最佳治疗策略是安全、及时地更换破损的肾造瘘管。而手术中的两个安全要素是避免碘对比剂反应及确保新管的精确定位。一般而言,当患者有碘对比剂过敏反应时,我们应绝对避免使用此类药物,除非确实没有其他选择。预先使用类固醇及抗组胺药物可减轻对比剂反应的程度,但无法预防危及生命的过敏反应。有趣的是,无论是经血管还是非血管(胃肠道、尿收集系统)途径使用对比剂均可能导致不良反应。应该考虑替代的物质,钆剂和空气/气体是明晰的选择。钆剂衰减 X 线,在透视检查中可产生与传统碘对比剂类似的表现。使用钆剂可使肾造瘘管更换容易实施。也可以将温和的 CO_2 或室内空气注入作为阴性对比剂。

参考文献:Davis PL. Anaphylactoid reactions to the nonvascular administration of water–soluble iodinated contrast media. *AJR Am J Roentgenol.* 2015;204(6):1140–1145.

18 答案 B。介入手术室最常用的静脉镇静由一种阿片类止痛药及一种苯二氮䓬类抗焦虑药组成。如果目标是中度镇静,药物剂量则需达到这样的标准:无干预下保护患者气道,维持充分的通气,并对身体和语言刺激有自主应答。芬太尼,一种短效阿片类药物,通常静脉单次给药剂量为 25~100μg。咪达唑仑,一种短效苯二氮䓬类药物,通常静脉单次给药剂量为 0.5~2mg。对于持续 30~60 分钟的手术,两药均有相当快速的起效时间和较好的药效。虽然这些起始剂量是医师必须掌握的,但每例患者的个体用药不同,这取决于多种因素,其中包括潜在合并症、慢性疼痛的用药以及手术类型。

参考文献:Johnson S. Sedation and analgesia in the performance of interventional procedures. *Semin Intervent Radiol.* 2010;27(4):368–373.

19 答案 A。高质量的血管造影评价有赖于全面的解剖学知识以及用不同的投影方法显示解剖关系。通过某些投影位置可以非常好地显示主动脉弓及其分支血管。实际上,这些投影方法是以图像增强器/探测器的位置来命名的,但经典放射学命名原则使用的是患者与辐射源对应的位置。评价主动脉弓的最佳投影方法是大角度左前斜位(患者对于放射源是右后斜位)。而在下面右前斜位和前后位的对比图像中,要注意区别大血管起源是很困难的。虽然这并非是显示大血管右前斜位很好的投影位置,但可以很好地展示头臂动脉的分叉。其他一些需要知道的投影方法包括:①采用对侧斜位评估髂总动脉分叉和;②采用同侧斜位评估股总动脉分叉。

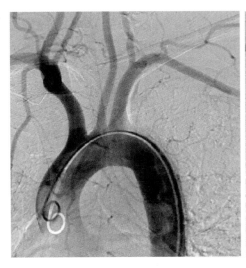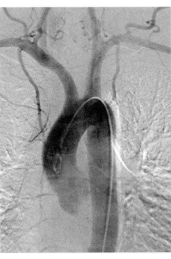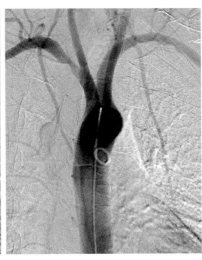

图 11 胸主动脉造影的投影方法:左前斜位(LAO)(左图),前后位(AP)(中图)和右前斜位(RAO)(右图)。

参考文献:Heng R,Soon KH,Ang SG,et al. Vascular anatomy of the thorax,including the heart. In:Mauro MA,Murphy KP,Thomson KR,et al. *Image-Guided Interventions*. Saunders;2008:351-364.

20 **答案 D**。典型的左主动脉弓在 70%~80% 的情况下都有 3 条大血管起源。第一根动脉是头臂干,然后是左颈总动脉,最后是左锁骨下动脉。在人群中存在多种解剖变异。最常见的是头臂动脉和左颈总动脉共干(图 12),其发生率为 21%~27%。

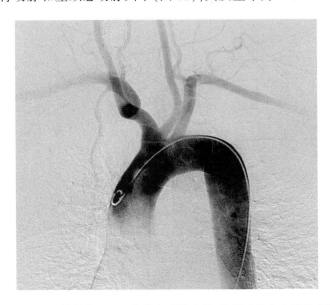

图 12 左前斜位(LAO)的胸主动脉造影,头臂动脉和左颈总动脉共干。

在本案例中,存在两种主动脉弓的变异。首先,右颈总动脉和左颈总动脉有共同的起源。还有一根迷走的右锁骨下动脉出现在左锁骨下动脉的远端(图 13,单个白色三角箭头)。此迷走的右锁骨下动脉在人群中的发生率为 0.5%~2%,是一个需要识别的重要解剖变异,因为该变异与包括动脉导管未闭、主动脉缩窄、室间隔缺损及颈动脉/椎动脉畸形在内的先天性血管畸形有关。由于其典型的食管后走行,该变异可以引起食管压迫,当出现症状时被称为"食管受压性咽下困难"。另外值得了解的是,血管起始处可以成为动脉瘤,被称为 Kommerell 憩室(图 14)。

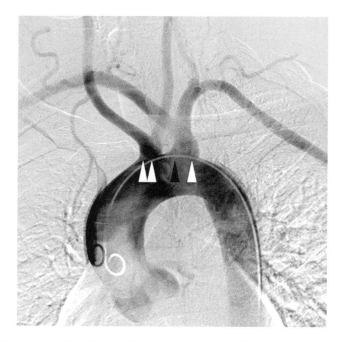

图 13 左前斜位(LAO)的胸主动脉造影,首先是左右颈总动脉共干(双白色三角箭头所示),然后是正常位置的左锁骨下动脉(黑色三角箭头所示),最后是迷走的右锁骨下动脉(单个白色三角箭头所示)。

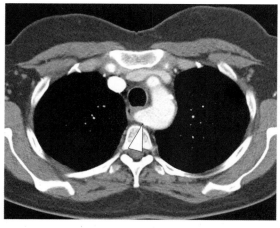
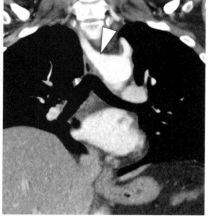

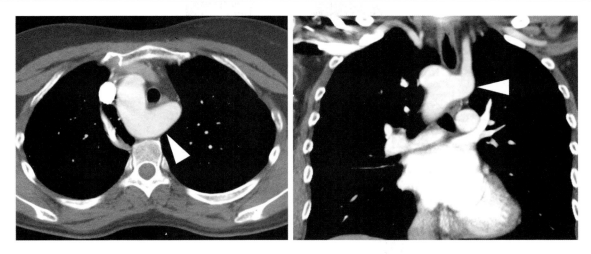

图 14　CT 血管造影图像显示异常的锁骨下动脉起始处的 Kommerell 憩室（三角箭头所示）。在顶部的图中，患者左侧主动脉弓存在迷走的右锁骨下动脉。在底部的图中，患者为右侧主动脉弓伴异常左锁骨下动脉。虽然大部分患者并无症状，但 Kommerell 憩室与动脉夹层及破裂有关。

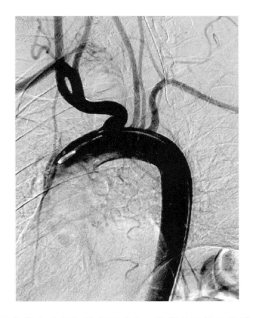

图 15　左前斜位（LAO）的胸主动脉造影表现了另一种值得了解的变异——"四分支主动脉弓"。左椎动脉直接从左锁骨下动脉近端的主动脉弓发出。

参考文献：Hanneman K，Newman B，Chan F. Congenital variants and anomalies of the aortic arch. *Radiographics*. 2017；37（1）：32–51.

Heng R，Soon KH，Ang SG，et al. Vascular anatomy of the thorax，including the heart. In：Mauro MA，Murphy KP，Thomson KR，et al. *Image-Guided Interventions*. Saunders；2008：351–364.

21　**答案 C**。即使属于标准的解剖学分支，也不是所有的主动脉弓都是相等同的。年龄增长和长期高血压可导致主动脉弓的延伸或展开，并常使陡度增加。这些主动脉弓几何结构的变化直接影响到手术者进行选择性插管和介入操作，特别是经腹股沟入路。有几种不同的方法将主动脉弓分为 1 型、2 型或 3 型，其中 3 型的操作难度最大。分型可通过测量头臂干起点到主动脉弓顶点的距离（D）来确定。左颈总动脉或头臂干的直径可作为参考单位距离。当 D<1 个参考血管直径时，其为 1 型。当 D 介于 1~2 个参考血管直径时，其为 2 型。当 D>2 个参考血管直径时，其为 3 型。

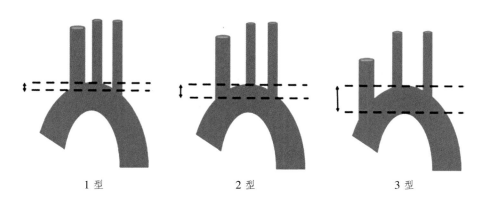

1 型　　　　　　2 型　　　　　　3 型

图 16　主动脉弓 1~3 型分类。

参考文献：Madhwal S，Rajagopal V，Bhatt DL，et al. Predictors of difficult carotid stenting as determined by aortic arch angiography. *J Invasive Cardiol*. 2008；20（5）：200–204.

Uflacker R. *Thoracic aorta and arteries of the trunk*. In：*Atlas of Vascular Anatomy：An Angiographic Approach*. Lippincott Williams & Wilkins；2007：133–193.

22　**答案 C**。胸管引流液体（来自患者）排入标有 D 的收集室。当液体充满收集室时，其会下降，可对引流出的液体进行计量。收集室还与标记为 C 的水封部分连通。C 和 D 之间的连接在此装置的头侧，故液体将向下流，但气体可进入并穿越水封部分。如果有持续的气体流入系统（空气泄漏），其会通过水腔产生气泡。在呼气或咳嗽时检查水封部分有助于发现是否存在空气泄漏。当存在空气泄漏时，其可以指示气体的来源，比如引流管的漏气或来源于患者体内，如气胸或支气管胸膜瘘。

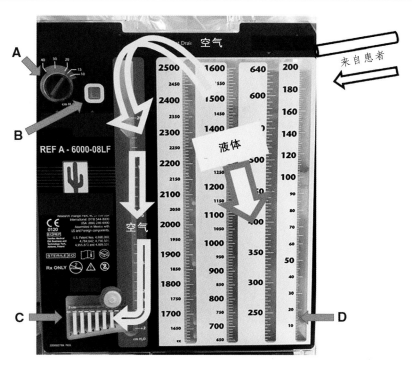

图 17　胸管引流系统。引流管连接到装置的右上方。液体充入收集室(D)。空气泄漏(如存在)从顶部的连接处逃逸,可在水封部分(C)被发现。字母 A 用厘米水柱表示吸力的强度。字母 B 指一个指示器,指示吸力是否开启或关闭。

参 考 文 献 :Cerfolio RJ,Bryant AS,Singh S,et al. The management of chest tubes in patients with a pneumothorax and an air leak after pulmonary resection. *Chest.* 2005;128(2):816–820.

23　**答案 B**。椎体增强术包括椎体成形术和锥体后凸成形术。椎体成形术是经皮穿刺在椎体内注射骨水泥(聚甲基丙烯酸甲酯)。椎体后凸成形术包括在椎体内先进行球囊扩张,创建一个空间再注射入骨水泥,其有可能恢复椎体高度。两种方法都是有效的。典型的适应证是由骨质疏松或肿瘤引起的症状性压缩性骨折。正如多次谈到的,术前影像学评估(无论是 MRI、核素扫描还是 CT)至关重要,评估计划治疗的椎体及可能导致患者疼痛的其他情况。手术的目的是缓解疼痛,迅速改善患者的功能状态,并避免与长期制动和慢性疼痛药物使用相关的疾病发生率。因此,对持续不到 1 周的疼痛进行治疗是可接受的,且可以说是更好的。就技术而言,进入椎体通常是经椎弓根或椎弓根旁侧途径,一次治疗一个以上椎体也并不少见。有建议限制单次手术治疗的锥体数量,因为术中骨髓移位可能导致脂肪栓塞综合征。如果骨折块向后突出,椎体内注入骨水泥则会进一步使骨折块向后移位,从而加重椎管狭窄。如果后突严重导致脊髓病,应避免行椎体增强术(B 是正确选择)。

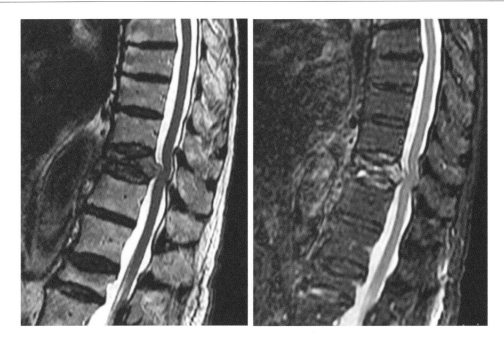

图 18　1 例 T10 急性压缩性骨折患者的 MRI 图像，矢状位 T2（左图）和 STIR（短 T1 反转恢复）序列（右图）。有明显的椎体压缩，椎体内高信号，骨折块后突导致椎管狭窄。脊髓内有相应的高信号。患者下肢无力，未行椎体增强术。

参考文献：Baerlocher MO，Saad WE，Dariushnia S，et al. Quality improvement guidelines for percutaneous vertebroplasty. *J Vasc Interv Radiol*. 2014；25（2）：165–170.

　　Nussbaum DA，Gailloud P，Murphy K. A review of complications associated with vertebroplasty and kyphoplasty as reported to the Food and Drug Administration medical device related website. *J Vasc Interv Radiol*. 2004；15（11）：1185–1192.

24　答案 C。左侧图像可见叠在左锁骨上的夹子、左侧胸管和左颈部的引流管，均提示近期左半胸手术史。右图显示了一个新的填充了对比剂的管状结构，其从正中线右侧的腹部延伸，上升到正中线左侧的胸腔。在最上方的区域，有弹簧线圈组和相邻的对比剂溢出池。虽然这一管状结构的口径和位置有可能被误认为是内乳动脉，但从其走形来看，此结构穿过中线，没有可见的分支，因此并不十分吻合。图片为一张淋巴管 X 线造影片，术中用弹簧圈和 nBCA 胶：碘油混合剂行胸导管栓塞。胸导管通常起源于胸腰椎交界处、正中偏右的乳糜池，在胸部正中线左侧上行，汇入左颈内静脉与锁骨下静脉交界处。此手术最常见的原因是外伤性或医源性胸导管损伤伴乳糜胸。乳糜漏的初始保守治疗包括低脂饮食或全胃肠外营养、奥曲肽输注和乳糜漏的置管引流。如果漏液量大或保守治疗无效，可行传统的胸导管结扎术。近年来，经皮穿刺胸导管（及其他淋巴漏）栓塞术因其临床成功率高、并发症少、恢复时间短而受到广泛欢迎。

参考文献：Itkin M，Chen EH. Thoracic duct embolization. *Semin Intervent Radiol*. 2011；28（2）：261–266.

　　Itkin M，Kucharczuk JC，Kwak A，et al. Nonoperative thoracic duct embolization for traumatic thoracic duct leak：experience in 109 patients. *J Thorac Cardiovasc Surg*. 2010；139（3）：584–589.

25　**答案 A**。虽然乳糜池常在经腹超声、CT 和 MRI 中看到,但 X 射线透视是影像下穿刺时最常用的引导方法。手术从淋巴管造影术开始。传统上通过将足背侧的淋巴管切开来完成,而目前主要采用的方法是超声引导下经皮穿刺腹股沟淋巴结,直接向淋巴结注射碘油。碘油缓慢注入,髂腰淋巴管逐渐显影,并在胸腰椎交界处汇合成乳糜池(图 19)。对于成人,我们通常每侧注射 5mL 碘油,然后用 5mL 生理盐水冲洗。一旦有一条主要的腰淋巴管或更好的是乳糜池显影,就可用 21G 或 22G 穿刺针,从剑突下正中线右侧穿刺目标(图 20)。细心操作导丝,将微导管置入胸导管,再用碘油或水溶性对比剂进行直接的导管造影。随后根据需要进行栓塞。在某些情况下,术者可能无法置管进入胸导管。对其中的许多患者,碘油淋巴管造影本身就可能使漏口封闭。若没有,则可行胸导管穿刺。胸导管入路的其他技术包括:在胸导管汇入静脉系统处行静脉逆行置管,以及超声引导下直接穿刺下颈部的胸导管。

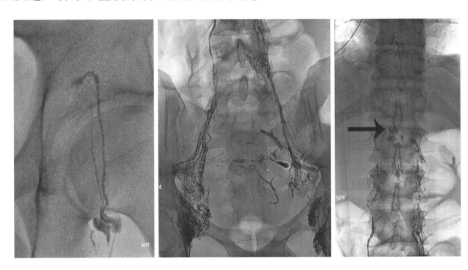

图 19　经皮淋巴结穿刺造影的 X 射线透视图像。放大的左腹股沟(左图)图像显示,通过一根 25G 穿刺针在淋巴结内注入碘油,碘油引流到小的淋巴管。在每一侧腹股沟淋巴结均注入 5mL 碘油后,髂腰淋巴管很好地得到显影(中图)并汇入胸腰椎交界处附近的乳糜池(箭头所示)。

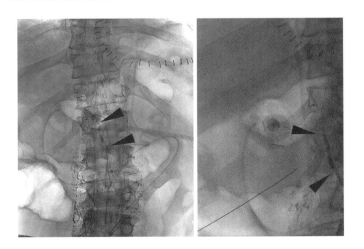

图 20　难治性乳糜胸患者行淋巴管造影的一对图像。在联合前后位(AP)(左图)和斜位(右图)的 X 射线透视引导下,使用 22G 针经腹穿刺进入乳糜池(三角箭头所示)。随后导丝向头侧,导管可随之跟进行管腔内造影及介入治疗。

参考文献：Binkert CA，Yucel EK，Davison BD，et al. Percutaneous treatment of high-output chylothorax with embolization or needle disruption technique. *J Vasc Interv Radiol*. 2005；16（9）：1257-1262.

Guevara CJ，Rialon KL，Ramaswamy RS，et al. US-guided，direct puncture retrograde thoracic duct access，lymphangiography，and embolization：feasibility and efficacy. *J Vasc Interv Radiol*. 2016；27（12）：1890-1896.

Itkin M，Kucharczuk JC，Kwak A，et al. Nonoperative thoracic duct embolization for traumatic thoracic duct leak：experience in 109 patients. *J Thorac Cardiovasc Surg*. 2010；139（3）：584-589.

Nadolski GJ，Itkin M. Feasibility of ultrasound-guided intranodal lymphangiogram for thoracic duct embolization. *J Vasc Interv Radiol*. 2012；23（5）：613-616.

26　**答案 D**。三角箭头 1 指向左髂外动脉。三角箭头 2 指向左股骨头中 1/3 处的股总动脉。三角箭头 3 指向股骨头下缘的股总动脉。三角箭头 4 指向股总动脉分叉处。三角箭头 5 和 6 指向股浅动脉近端。对于下肢动脉介入治疗，通常采用经对侧穿刺逆行插管的途径。术者位于患者下肢的旁侧，将导管向上插入并越过主动脉分叉。对于动脉切开部位股动脉节段正常的患者，动脉切开术的理想位置是股骨头中部或中 1/3 处。如果需要，股骨头可以作为手法压迫止血的支撑物。更靠近端的穿刺入路若无意中刺破动脉后壁，可导致腹膜后出血。且近端穿刺的动脉在骨盆内行走的位置较深，手法压迫止血也可能失败。更靠远端的穿刺入路可能会导致血管损伤或误入股深动脉和股浅动脉等分支。对于此类患者，皮肤穿刺点应在三角箭头 3 处，针头进入动脉点应在三角箭头 2 处。对于肥胖患者，皮肤穿刺点可靠近三角箭头 4，以适应更长的皮下通路。

参考文献：Farsad K，Keller FS，Kandarpa K. Vascular access and catheter-directed angiography. In：Kandarpa K，Machan L，Durham J. *Handbook of Interventional Radiologic Procedures*. Lippincott Williams & Wilkins；2016：1-26.

27　**答案 C**。在本例中，诊断导管选择性插入肠系膜上动脉，导管尖端恰好超过胰十二指肠动脉分支。与所有动脉造影一样，该方式能够帮助描绘出潜在的器官解剖（图 21），有助于识别不同的动脉分支。动脉分支 A 是结肠中动脉，其通常延伸数厘米，然后以"T"字形分出右和左（动脉分支 B）分支，并沿横结肠延伸。左右支分别与左、右结肠动脉吻合，形成结肠缘动脉。C 为右结肠动脉，D 为回结肠动脉。在中线左侧的肠系膜上动脉发出的较小的动脉分支被称为空肠支和回肠支。

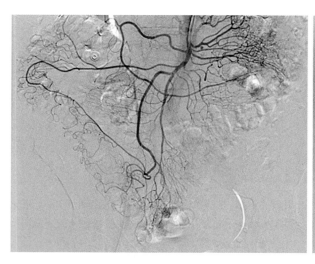
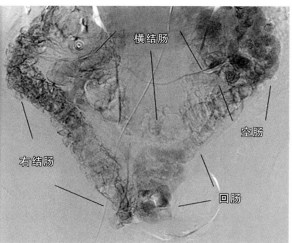

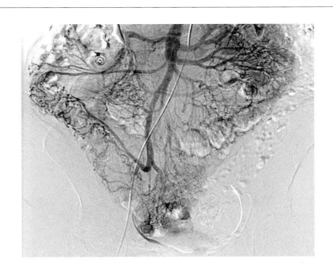

图 21　肠系膜上动脉(SMA)造影:动脉期(左上图)、实质期(右上图)和静脉期(下图)。

参考文献:Uflacker R. *Atlas of Vascular Anatomy:An Angiographic Approach.* Lippincott Williams & Wilkins;2007:457-654.

28　**答案 A**。本题中,动脉造影的原始和减影图像均显示导管尖端位于动脉分叉处,其左右分支向下分布在盆腔结构上,有活动性渗出,在视野底部可见对比剂流出。原始图像证实出血器官不是膀胱(注意导尿管)。此处唯一有意义的血管分支是痔上动脉(直肠上动脉),其为肠系膜下动脉的终末支。对比剂外溢发生于直肠腔内且溢出肛门。膀胱和子宫动脉是成对分布的,各供应器官的一半血供,不跨越中线。骶正中动脉是中线动脉的合理选择,但其主要供应骶骨和尾骨。

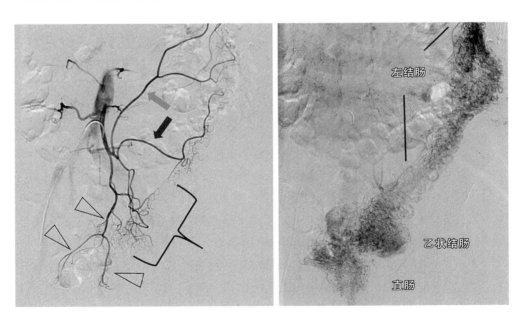

图 22　数字减影血管造影(DSA):选择性肠系膜下动脉(IMA)插管显示主要的动脉分支。浅灰色箭头,左结肠动脉升支;深灰色箭头,左结肠动脉降支;括号,乙状结肠分支;空心三角箭头,痔上动脉。

参考文献:Uflacker R. *Atlas of Vascular Anatomy:An Angiographic Approach*. Lippincott Williams & Wilkins;2007:457–654.

29 **答案 A**。此为门静脉系统的 DSA 影像。图 23 描绘了当前的解剖结构。经肠系膜上动脉(SMA)注射,获得延迟期图像,使肠系膜上静脉及门静脉主干的引流支显影。延长 SMA 注射使造影剂充盈动脉床,通过横结肠灌注空肠,最终充满静脉床。虽然可行直接(经肝、经脾或经颈静脉肝穿刺)和间接(肝静脉楔状)门静脉造影,但直接造影不可能逆血流方向使整个静脉床显影。

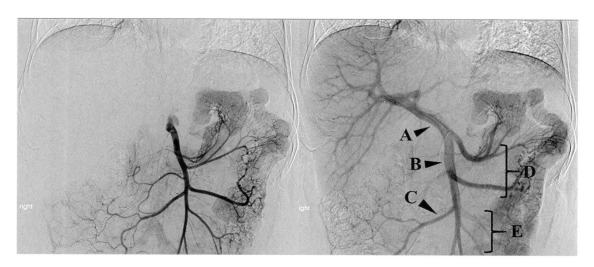

图 23 左图显示诊断导管位于肠系膜上动脉(SMA)的动脉造影。延长注射可获得右图描述的 SMA 分支的静脉回流。A,门静脉主干;B,肠系膜上静脉;C,右结肠静脉;D,空肠静脉;E,回肠静脉。

参考文献:Uflacker R. *Atlas of Vascular Anatomy:An Angiographic Approach*. Lippincott Williams & Wilkins;2007:457–654.

30 **答案 B**。对于导管或导丝引起的血管痉挛,术者可通过导管直接注射硝酸甘油进行紧急处理。药物即刻起效。标准的团注剂量范围为 50~300μg。对于服用磷酸二酯酶 5 抑制剂(如西地那非或他达拉非)的患者应慎用,但血压显著下降的情况并不常见,24~48 小时内同时用药被认为是禁忌的,具体要依据药物的不同。查寻血管或介入治疗术前也可预先动脉注射硝酸甘油。其血浆半衰期为 1~4 分钟。时间也是一个合理的选择,因为一旦刺激或恶化因素解除,痉挛常随之平息。实践中常用的另一种血管扩张剂是经动脉注射的维拉帕米(钙通道阻滞剂,单次剂量 2.5~5mg)。其起效时间仅数分钟,持续作用时间达 20 分钟。如果有药,罂粟碱和妥拉唑林亦可作为替代选择。氧化亚氮,一种血管平滑肌松弛剂,吸入后主要影响肺血管。

　　血管升压素引起血管收缩,可静脉注射(简称"静注")用于治疗休克。该药目前在介入放射学中的作用主要是治疗胃肠道出血。将导管置于病变的肠系膜动脉,以 0.2U/min 开始输注药物。20 分钟后再次行血管造影。如出血停止,继续输注药物 12~24 小时,此后至少在 6~12 小时内逐渐减量。如出血持续,可增加剂量至 0.4U/min。此技术很大程度上已被超选择性栓塞取代,但如发生弥漫性黏膜出血或无法实施超选择插管,仍可作为一种有用的治疗策略。

参考文献:Cherian MP,Mehta P,Kalyanpur TM,et al. Arterial interventions in gastrointestinal bleeding.

Semin Intervent Radiol. 2009;26(3):184–196.

Oppenheimer J, Ray CE, Kondo KL. Miscellaneous pharmaceutical agents in interventional radiology. *Semin Intervent Radiol.* 2010;27(4):422–430.

31 **答案 C**。肝脏内有多重分支状管状结构,有时很难区分。在本例中,术者进入的是右肝动脉而不是右门静脉。通常情况下,肝动脉的口径更小,其周围分支更为迂曲。胆囊动脉等有命名的分支常可被识别(图 24)。实时血管造影动脉显示的是搏动性前向血流,而不是持续性的缓慢血流。与之相反的是,门静脉血管往往趋向于更直更粗,还可以看到其他的一些线索,如脐周静脉或静脉曲张(图 24)。

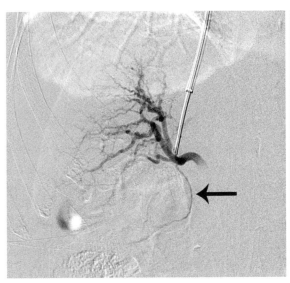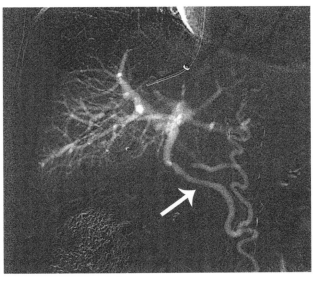

图 24 本例中,左图提示术者已穿刺到右肝动脉。除整体外观外,可见到胆囊动脉(黑色箭头所示)证实为动脉系统。右图是从同一患者中获得的楔入法二氧化碳门静脉造影,显示了门静脉系统。注意,大的脐周静脉(白色箭头所示)从左门静脉发出。

除了肝动脉和门静脉外,术者还可能进入肝静脉或胆道系统。前者容易识别,因为对比剂会在大而直的静脉中向心性地流向右心房,并注入下腔静脉。胆管造影术初看与肝动脉或门静脉造影相似,但是,随着时间和对比剂的补充注射,缓慢的离肝流量会向肝门部推进,而不会被立即冲刷掉。从属的胆道分支将首先充盈,非从属的胆道分支(左叶)常延迟充盈。在没有梗阻的情况下,对比剂最终流入肠道。

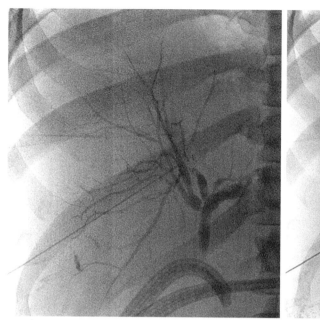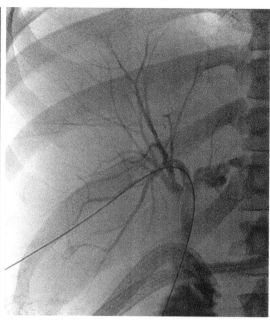

图 25　经皮穿刺胆道造影展示未扩张的胆道系统的典型外观。注意其分支陡直，类似门静脉，但口径较小而外周分支稀疏。对比剂排入肠道。本例中还有一个常见的变异，右后肝胆管引流至左主肝胆管。

参考文献：Ripamonti R，Ferral H，Alonzo M，et al. Transjugular intrahepatic portosystemic shunt-related complications and practical solutions. *Semin Intervent Radiol.* 2006；23（2）：165-176.

32　**答案 B**。自体血块是第一种用于经导管栓塞的材料，但其应用并不广泛，因为血栓可随时间溶解。当前实践中，明胶是最常用的临时栓塞剂，其可以被制成多种形状（粉末、海绵块、球）。栓塞的持续时间通常为数天到数周，最常用于创伤性出血的栓塞治疗。还有种类繁多的永久性栓塞剂，其应用范围广泛，取决于治疗的病理、栓塞的位置、风险、非目标栓塞、操作经验和患者凝血等。多种栓塞剂可联合使用，最常见的情况是同时需要近端和远端血管闭塞（如门静脉栓塞使用颗粒和弹簧圈）或强化栓塞（如 AVM 栓塞中使用弹簧圈和胶）。

介入放射学中的栓塞剂
- 临时性
  - 自体血块
    - 穿刺活检通道
  - 明胶
    - 创伤性出血
    - 穿刺活检通道
  - 凝血酶
    - 假性动脉瘤的穿刺注射
- 永久性
  - 金属弹簧圈（可推式，可脱式），血管塞（覆膜或非覆膜）
    - 创伤性血管损伤，胃肠道出血，动脉瘤和假性动脉瘤的闭塞，动静脉瘘的闭合，肺动静脉畸形栓塞，大小血管闭塞，门静脉栓塞

○ 颗粒
■ 良恶性肿瘤栓塞,支气管和胃肠道出血,门静脉栓塞,部分脾脏栓塞
○ 液体(nBCA 胶,Onyx 胶)
■ 血管畸形,胸导管栓塞,门静脉栓塞,小血管出血,如胃肠道、支气管、腹壁下动脉,部分脾脏栓塞,动脉瘤内漏栓塞

参考文献:Ray CE,Bauer JR. Embolization agents. In:Mauro MA,Murphy KP,Thomson KR,et al. *Image-Guided Interventions*. Saunders;2008;131-139.

Vaidya S,Tozer KR,Chen J. An overview of embolic agents. *Semin Intervent Radiol*. 2008;25(3):204-215.

33　**答案 C**。虽然导管血管造影术在诊断急性肺栓塞方面已被计算机体层血管成像(CTA)所取代,但其仍是一项重要的诊断和治疗技术,但也存在一些独有的风险和挑战。首选的静脉入路是颈内静脉或股总静脉。对于插管操作,我们用成角的猪尾导管或血流导向的球囊导管快速进入到右心室流出道,从而最大限度地减少对右心房、右心室的接触和刺激。插管术前,应取得基线心电图,以评估是否存在潜在的心脏传导阻滞。将导管或鞘置入并通过右心房、右心室和流出道时,可诱发右束支传导阻滞。若患者有潜在的左束支传导阻滞,则可能继发完全性心脏传导阻滞。如果已知,左束支传导阻滞患者接受肺动脉导管插管时应能够立即使到起搏设备。除右束支传导阻滞外,导管穿越右心常可导致心律失常,而对持续性室性心动过速必要进行治疗。

一旦导管进入肺动脉主干,应测量血管内压力。正常的主肺动脉压(PAP)约为25/10mmHg,平均值为 15mmHg。肺动脉高压的定义为静息平均 PAP>25mmHg。为研究肺动脉的分布,经导管高压注射是必要的。多年来,由于已发生了致命的并发症,因此对于高压注射 (右心室舒张末期压力>20mmHg 或收缩期 PAP>80mmHg) 存在一些争议。关于使用低渗非离子型对比剂的现时经验表明,高压注射是安全的,然而,术者可根据临床情况和观察患者血流动力学情况来调节注射参数。肺血管的血容量很大,需要大容量的压力注射器以充分显示肺血管研究其分布情况。主肺动脉合适的注射参数是 15~30mL/s,左或右肺动脉为 10~20mL/s。如果患者有能力,应在其充分吸气的情况下进行成像,这样可使患者肺部扩张,能使血管和潜在的病理变化得到优化显示。

参考文献:Mills SR,Jackson DC,Older RA,et al. The incidence,etiologies and avoidance of complications of pulmonary angiography in a large series. *Radiology*.1980;136(2):295-299.

Nicod P,Peterson K,Levine M,et al. Pulmonary angiography in severe chronic pulmonary hypertension. *Ann Intern Med*. 1987;107(4):565-568.

Nilsson T,Carlsson A,Måre K. Pulmonary angiography:a safe procedure with modern contrast media and technique. *Eur Radiol*. 1998;8(1):86-89.

Smith TP,Lee VS,Hudson ER,et al. Prospective evaluation of pulmonary artery pressures during pulmonary angiography performed with low-osmolar nonionic contrast media. *J Vasc Interv Radiol*. 1996;7(2):207-212.

34　**答案 A**。血管瘤是最常见的血管肿瘤,可能在出生时即完全长成(先天性),也可能在出生后出现(婴儿型)。其可发于浅表部位或深部,可单发或多发。绝大多数(约 90%)会随时间自行消退,患者皮肤恢复正常或留下轻微的瑕疵。当血管瘤引起并发症时,则需进

行治疗。治疗包括手术切除和重建,局部或局部定向治疗,以及全身治疗。多年来,全身治疗以皮质类固醇为主;但在过去的10年中,包括普萘洛尔在内的β受体阻滞剂治疗已成为一种有前途的疗法,在大多数接受治疗的患者中血管瘤出现显著的消退。

在超声上,血管瘤通常边界清楚,回声不均,周围和内部血管的阻力低。在MRI图像上,血管瘤通常边界清晰,相对于肌肉,在T1图像上呈等或高信号,T2上呈高信号,伴有以流空效应、早期均匀强化、缺乏早期静脉回流为特征的高流量多血管表现。

放射科医生应熟悉血管异常的现代分类,如国际血管异常研究学会(ISSVA)所描述的,可免费在线获取。该分类方案将血管异常分为两大类,即血管肿瘤和血管畸形,并提供了一套通用的描述性术语,准确反映了当前对血管异常的认识。一些实例值得详细展示(图26至图29)。

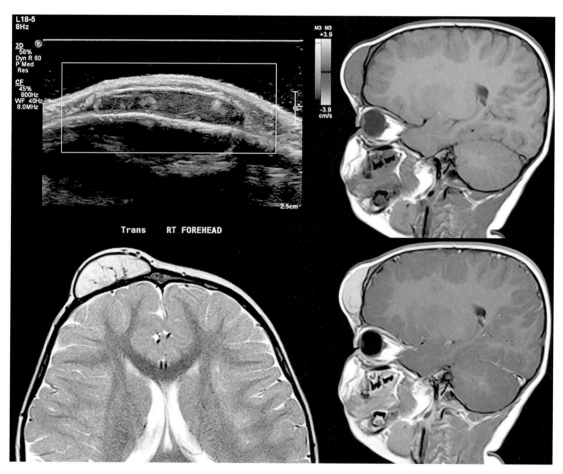

扫码看彩图

图26 婴儿型血管瘤。患儿,2岁,前额肿块逐渐增大。超声显示一个局限型不均匀的低回声团块伴内部多血管表现。6个月后行MRI显示肿块增大,T2相呈高信号伴内部流空(左下图),T1相呈等信号(右上图),并有钆剂的广泛强化(右下图)。

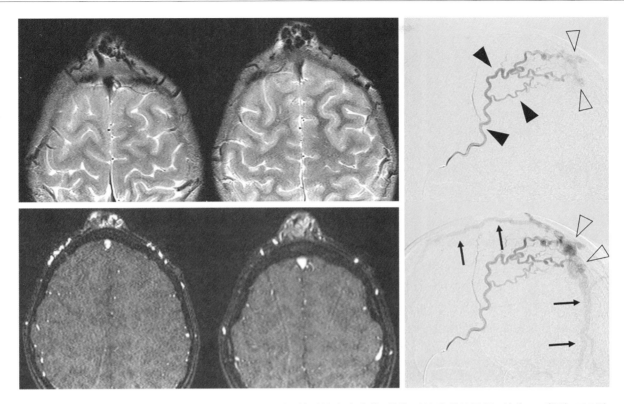

图 27 动静脉畸形(AVM)。患儿,13 岁,搏动性头皮肿块,体检可触及明显震颤。轴位 T2 序列 MRI 图像(上图)显示了一个完全由流动空洞组成的浅表肿块。轴位飞跃时间(TOF)序列的 MRI 图像(下图)突出显示了头皮周围软组织中扩张的供血动脉和引流静脉。选择颞浅动脉后获得的数字减影血管造影(DSA)图像显示过度增生的动脉供血(实心三角箭头所示)、明显的肿块(空心三角箭头所示)和早期充盈的扩张引流静脉(箭头所示)。动静脉畸形的特征是没有经过中间的毛细血管床而动脉和静脉之间异常连接。

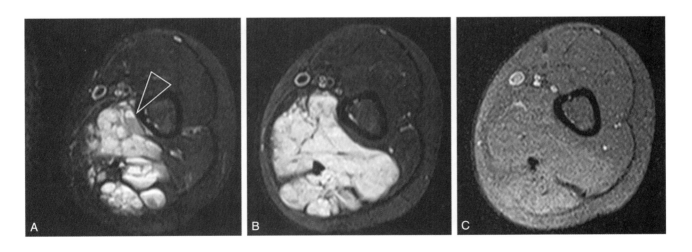

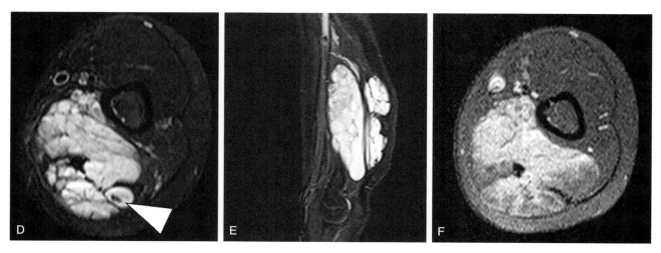

图28 静脉畸形(VM)。患儿,10岁,左上臂肿块增大。T2脂肪抑制序列的MRI图像显示高信号的肿块,伴囊性间隙和位于后肌间室薄分隔。有一个低信号强度的充盈缺陷(白色三角箭头所示)符合静脉结石表现,此外可见一处液-液水平(空心三角箭头所示)。T1脂肪抑制序列的增强前(C)后(F)图像显示肿块几乎均匀强化。VM的典型表现为随时间渐进性病灶内强化。

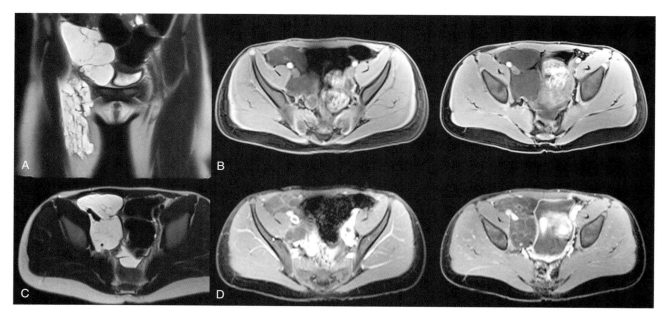

图29 淋巴管畸形(LM)。患儿,7岁,因右腹股沟肿块行MRI检查。冠状位和轴位T2(A,B)图像显示高信号肿块,伴囊性间隙和内部薄的间隔,从大腿中部延伸,穿越腹股沟韧带,在骨盆内向头侧延伸。轴位TI相脂肪抑制梯度回波序列的增强前(C)后(D)图像显示病灶周边增强和细的分隔强化。

参考文献:Jarrett DY,Ali M,Chaudry G. Imaging of vascular anomalies. *Dermatol Clin.* 2013;31(2):251–266.

Tekes A,Koshy J,Kalayci TO,et al. S. E. Mitchell Vascular Anomalies Flow Chart (SEMVAFC):a visual pathway combining clinical and imaging findings for classification of soft-tissue vascular anomalies. *Clin Radiol.* 2014;69(5):443–457.

(罗君 潘婷 邵国良 译)

第 2 章 动脉介入治疗

1 患者,男,85 岁,因 6cm 大小的腹主动脉瘤接受腔内修补术(EVAR)。6 个月随访,动脉期(左图)和延迟期(右图)CT 血管造影显示的并发症为:

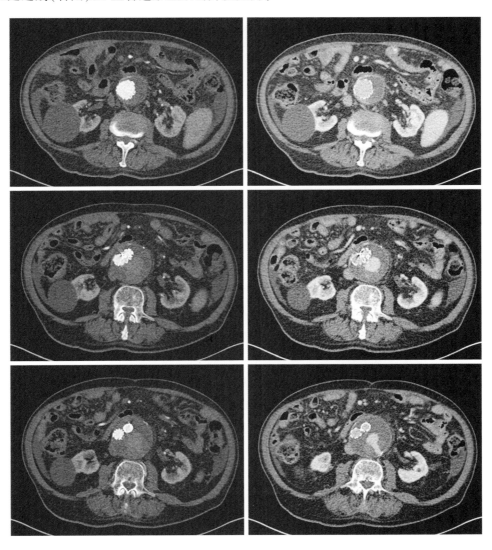

A.Ⅰa 型内漏

B.Ⅱ 型内漏

C.Ⅲ 型内漏

D.无内漏

2   1例存在5.5cm大小的腹主动脉瘤的患者经EVAR治疗后,6个月的随访CTA显示Ⅱ型内漏,动脉瘤囊生长了10mm。对该患者的下一步治疗的推荐方案为:

A.动脉瘤手术修补术   B.继续影像监视

C.内漏栓塞术   D.放置第2个分叉型内支架移植物

3   左下肢外周动脉介入治疗前行诊断性血管造影。根据从骨盆到足的系列DSA图像显示的异常改变,患者最有可能的表现为:

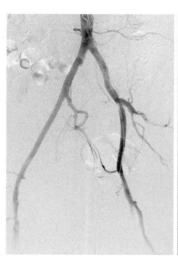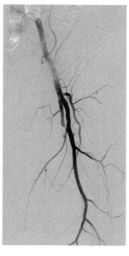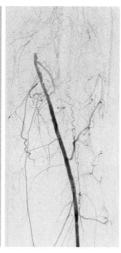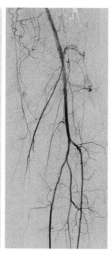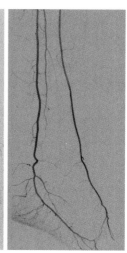

A.进行性臀部跛行和阳痿   B.左小腿间歇性跛行

C.突发左下肢疼痛和无脉   D.左足趾干性坏疽

4   经动脉再通和支架置入后,慢性股浅动脉(SFA)闭塞得到了成功的治疗,术后9个月患者跛行复发。血管造影显示SFA中段严重的支架内狭窄。球囊成形术后支架内无残余狭窄。6个月后支架突然闭塞。原有SFA支架再通术的初级辅助通畅时间为:

A. 6个月   B. 9个月

C. 15个月   D.不适用于本病例

5   患者,男,55岁,右下肢剧烈疼痛2天。体格检查:足背动脉无搏动,下肢皮温凉,颜色苍白,僵硬。远端感觉和运动功能缺失。四肢动脉二维彩超显示SFA和腘动脉阻塞。对该患者首选的治疗方法为:

A.全身肝素化并密切监测危及右下肢缺血的进展

B.组织纤溶酶原激活剂(TPA)溶栓导管置入栓塞的右下肢动脉并进行血管造影

C.手术评估组织活力、可能的血管重建、筋膜切开或截肢

6   患者,女,79岁,上消化道(GI)出血,接受选择性腹腔和肠系膜上动脉(SMA)的诊断性血管造影。1周后,血红蛋白持续下降。CTA检查图像显示腹腔动脉囊状假性动脉瘤,直径1.2cm。下一步处理方案为:

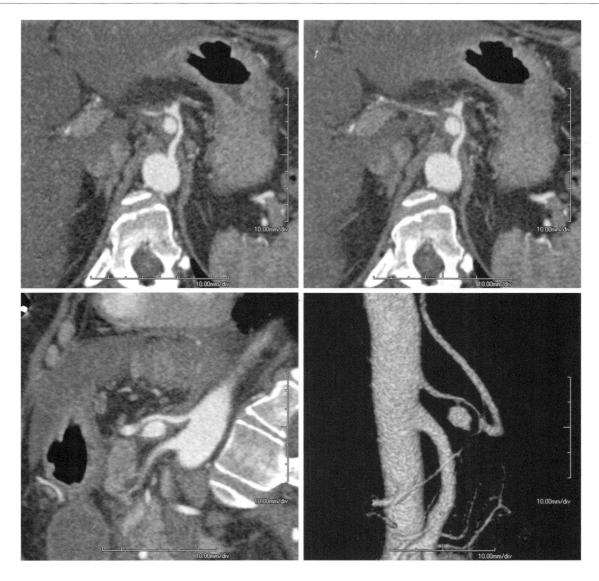

A.抗凝预防腹腔动脉内血栓形成   B.腹主动脉结扎后行动脉搭桥

C.假性动脉瘤颈部近端及远端腹腔动脉栓塞   D. CTA 密切随访

7　患者,女,53 岁,有左股动脉到膝下腘动脉采用隐静脉搭桥的病史,常规门诊随访。现四肢动脉二维彩超检查结果如下。下一步治疗方案为:

节段	收缩期峰值流速(PSV)
股总动脉近端	236cm/s
股深动脉近端	171cm/s
移植物,吻合口近端	239cm/s
移植物,大腿近端	441cm/s
移植物,大腿中部	47cm/s
移植物,大腿远端	35cm/s
移植物,膝中部	36cm/s
移植物,膝部远端	30cm/s
胫后远端动脉远端	29cm/s

A.6 个月内重复动脉超声检查   B.旁路狭窄的血管内介入治疗

C.旁路吻合近端的手术修补   D.旁桥吻合远端的手术修补

8   患者,女,29 岁,其检查图像如下所示。以下哪一项是最有可能的诊断?

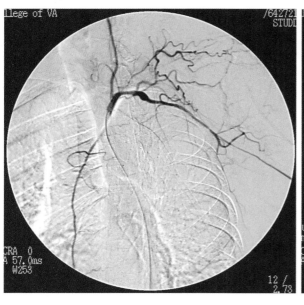 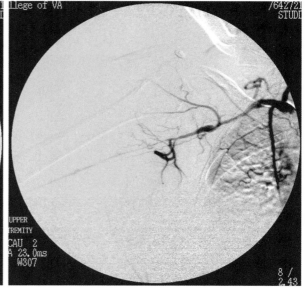

A.大动脉炎(TA)   B.动脉粥样硬化

C.巨细胞动脉炎(GCA)   D.相关术后改变

9   当评估 1 例因 TA 引起的症状性动脉阻塞患者时,下列哪项信息对确定下一步治疗最有价值?

A.红细胞沉降率(ESR)   B.动脉狭窄处的收缩期峰值流速

C.双上肢血压差   D.椎动脉血流逆转

10   患者,女,41 岁。右足趾疼痛伴颜色改变约 2 周。体格检查触及足背动脉搏动。根据下列 DSA 图像,其最有可能的病因为:

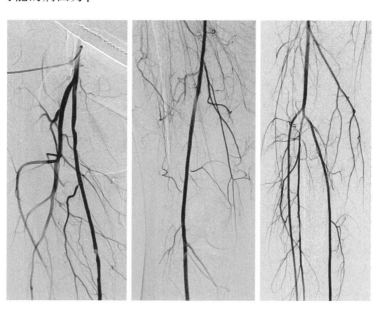

A.血管炎　　　　　　　　　　　　　　　　　B.血管痉挛

C.血栓闭塞性脉管炎　　　　　　　　　　　　D.动脉粥样硬化栓塞

11 患者,女,78 岁,腹痛。根据下列 CTA 图像,最有可能的诊断为:

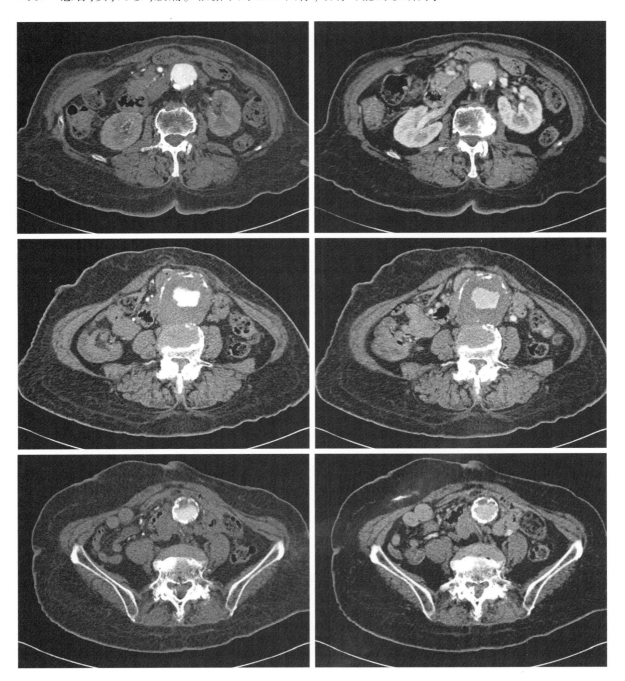

A.腹膜后纤维化　　　　　　　　　　　　　　B.感染性大动脉炎伴脓肿形成

C.腹主动脉损伤伴活动性渗出　　　　　　　　D.具有即将破裂特征的腹主动脉瘤

12 患者,女,45岁,因钝性损伤导致脾脏假性动脉瘤形成行栓塞治疗。介入放射科(IR)医生从最初的选择性插管造影中获得以下血管造影图像。下列解释正确的为:

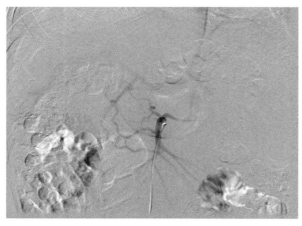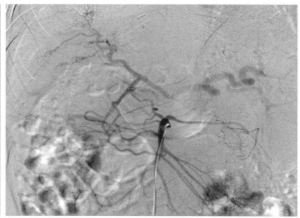

    A.腹腔动脉狭窄   B.SMA 狭窄

    C.腹腔动脉与 SMA 的共同起源   D.布勒弧

13 当评估疑似正中弓状韧带综合征(MALS)的患者时,下列哪种技术有助于识别腹腔动脉狭窄的病因?

    A.Valsalva 动作后血管造影   B.二氧化碳血管造影

    C.分别行吸气相和呼气相侧位血管造影   D.进食后行血管造影

14 患者,男,60岁,直肠见鲜红色血便。因低血压,处于升压支持中。行 CTA 检查评估出血原因,发现直肠有活动性出血。外科和胃肠科没有采取治疗,患者被送至介入科行血管造影和栓塞。

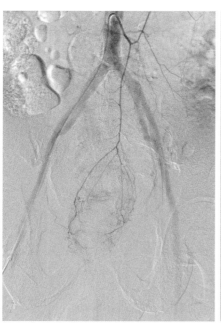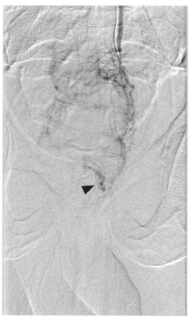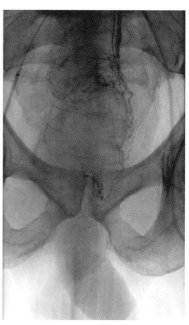

    用微导管超选择性插管至直肠上动脉的一个分支,发现了活动性出血(三角箭头所示),随后用吸收性明胶海绵浆进行了栓塞。尽管技术上取得了成功,但患者在血管造影室内直肠仍有鲜红色血液,持续低血压状态。下一步合理的处理方法为:

A.转送至重症监护室(ICU),因为出血可能会停止

B.转送至外科行手术治疗

C.进行额外的血管造影,来评估肠内不同部位的出血情况

D.进行额外的血管造影,来评估出血直肠的侧支血管

15　下图所示患者最有可能的临床表现是什么?

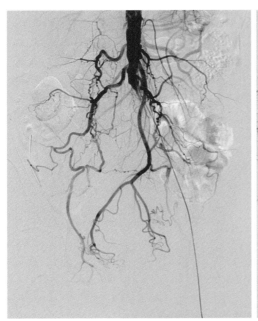
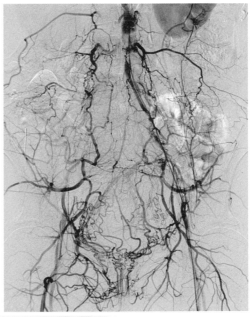

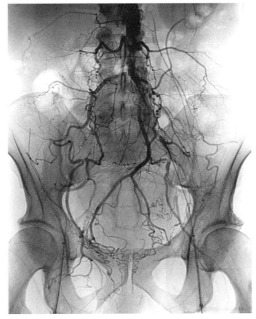

A.急性腹痛及血便　　　　　　　　　　B.慢性双下肢肿胀和静脉曲张

C.进行性臀部跛行和阳痿　　　　　　　D.突发出现的双下肢寒冷和疼痛

16 下图三角箭头所指的侧支动脉通路为:

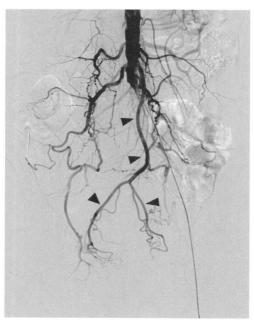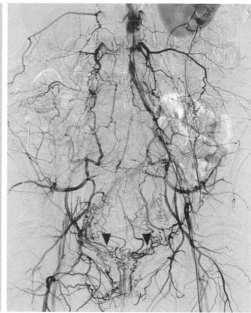

A.肠系膜下动脉(IMA)>>直肠上动脉>>直肠中下动脉>>髂内动脉

B.骶中动脉>>髂腰动脉>>髂外动脉>>髂内动脉

C.腰动脉>>旋髂深动脉>>髂外动脉

D.肠系膜上动脉>>髂结肠动脉>>乙状结肠动脉>>髂内动脉

17 诊断性动脉造影后,股总动脉穿刺点用手按压止血。3天后,右侧腹股沟区出现肿胀。超声(US)图像如下。以下哪项是经皮注射凝血酶的禁忌证?

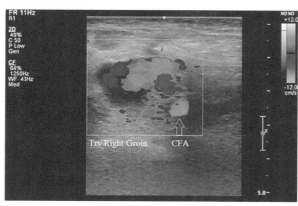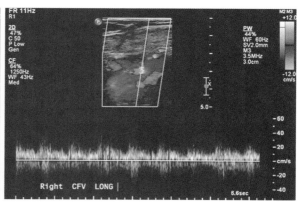

扫码看彩图

A.假性动脉瘤囊直径<3cm

C.假性动脉瘤瘤颈狭窄

B.假性动脉瘤伴邻近深静脉瘘

D.起源于股总动脉的假性动脉瘤

18　超声引导下注射凝血酶治疗股总动脉假性动脉瘤,表示推荐的针尖位置的箭头是:

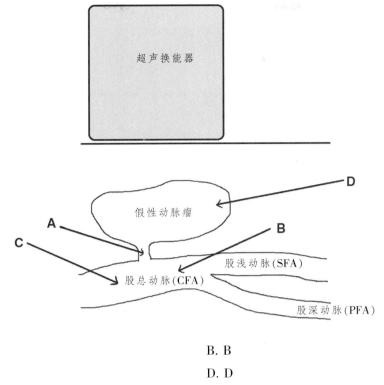

A. A

B. B

C. C

D. D

19　患者,男,25 岁,接受支架移植物以修复胸降主动脉的创伤性假性动脉瘤,其他方面健康。该患者发生下列哪种并发症的风险最低?

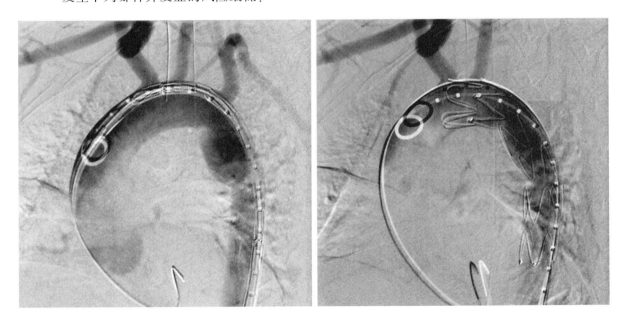

A.心肌缺血

B.脑缺血

C.左臂缺血

D.脊髓缺血

20 为了进一步评估 1 例患有左小腿跛行的年轻患者,对其进行了双侧下肢血管造影,在腘动脉水平获取中立位(左图)和跖屈并伴有阻力(右图)的 DSA 图像。则该患者最有可能的病理诊断为:

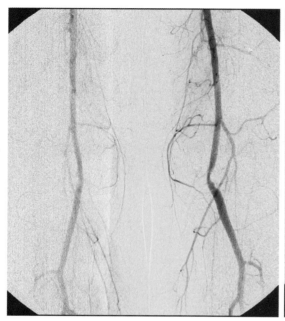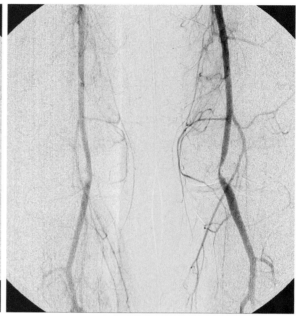

A.外膜囊性疾病   B.动脉瘤伴附壁血栓

C.动脉压迫   D.动脉粥样硬化斑块

21 1 例中年女性患者从一辆汽车上被弹射出来后,被带到急诊室进行钝性创伤评估。快速获得其胸部和骨盆 X 线片,显示多根肋骨骨折和复杂的骨盆骨折。患者血压过低,被直接送至介入室行血管造影,下列哪项是对盆腔血管造影的正确解释?

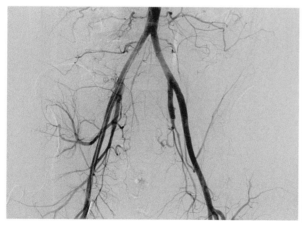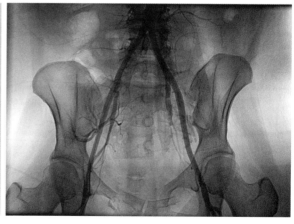

A.无血管损伤证据,检查完全   B.无血管损伤的证据,需要额外的图像

C.有血管损伤的证据,检查完全   D.有血管损伤的证据,需要额外的图像

22 1 例老年女性患者,左肺下叶大量咯血,经支气管血管造影和栓塞。从所示的导管位置进行颗粒剂栓塞可能导致下列哪个区域的非目标栓塞?

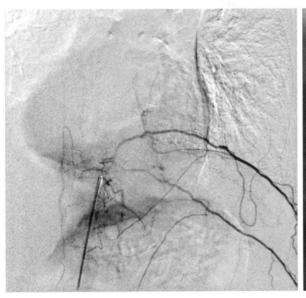 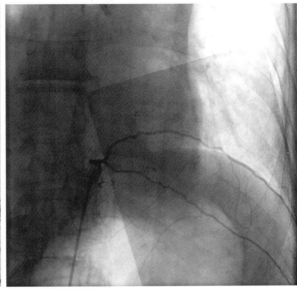

A.脊髓　　　　　　　　　　　　　　B.食管

C.胃　　　　　　　　　　　　　　　D.横膈膜

23 患者,37 岁,建筑工人,其表现为右手第三指麻木、刺痛和变色。根据血管造影图像,最有可能的诊断为:

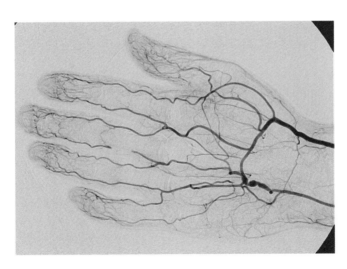

A.正常血管造影　　　　　　　　　　B.血管炎

C.创伤后动脉瘤伴末梢栓子　　　　　D.雷诺病

24   下肢血管造影用于评估急性肢体缺血的患者。在踝关节水平处发现足背动脉栓子,成功抽吸并恢复足部血流(未显示)。下列哪项是介入前后的胫动脉图像显示的来自手术的并发症?

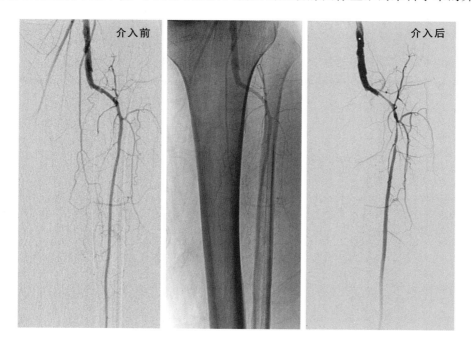

A.痉挛   B.血栓形成

C.破裂   D.动脉粥样硬化

25   1例老年女性患者因左肾动脉狭窄导致肾性高血压,接受了看似平常的肾血管造影、血管成形术和支架植入术。术后即刻,患者出现低血压和心动过速。快速复查病例图像,寻找患者状态变化的任何线索,同时立即进行对比 CECT 扫描。根据显示的图像,最有可能的诊断为:

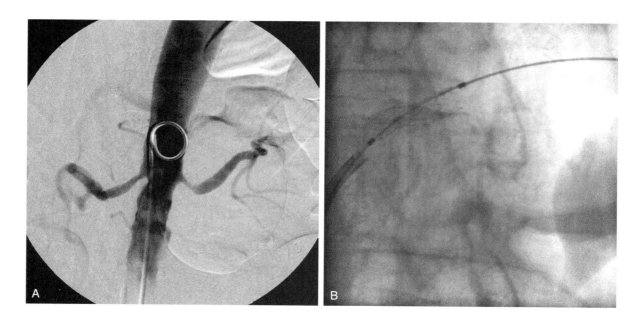

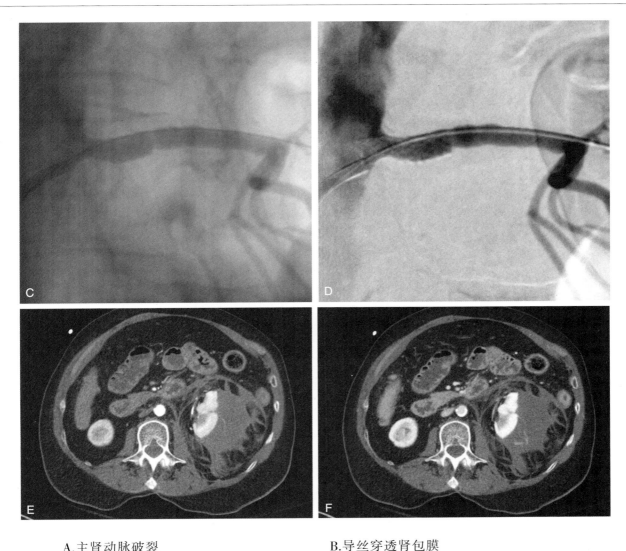

A.主肾动脉破裂　　　　　　　　　　　B.导丝穿透肾包膜

C.左肾动脉狭窄缓解后预期的术后改变　D.入口处并发症

E.大面积左肾梗死

26　纤维肌发育不良(FMD)最常累及的动脉是：

A.椎动脉　　　　　　　　　　　　　　B.肾动脉

C.股总动脉　　　　　　　　　　　　　D.肠系膜上动脉

27　在超声引导下行左下腹穿刺术后,患者出现低血压,并在穿刺处附近出现大面积瘀斑。下列哪条动脉在穿刺时应使用 B 超来进行评估?

A.左股总动脉　　　　　　　　　　　　B.左腹壁下动脉

C.左内乳动脉　　　　　　　　　　　　D.左腹下动脉

28 1例低血压患者被送至介入室行左腹壁增大的血肿的栓塞术。从右侧股总动脉入路，将导管放置于左侧髂外动脉，行血管造影，图像如下所示。图中黑色三角箭头指示的动脉是：

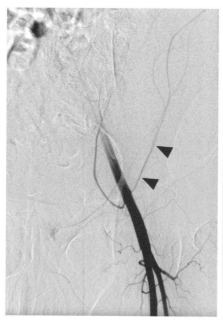 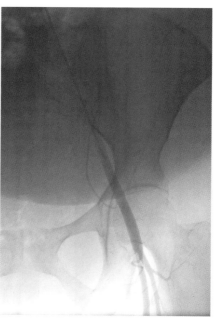

A.闭孔动脉   B.旋股外侧动脉

C.旋髂深动脉   D.腹壁下动脉

29 患者，女，29岁，遇车祸遭受严重钝伤。行多期CECT检查（动脉期，顶部图像；门静脉期，中间图像；延迟期，底部图像），根据图像，该患者诊断结果为：

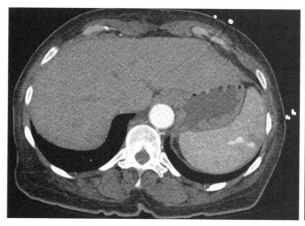 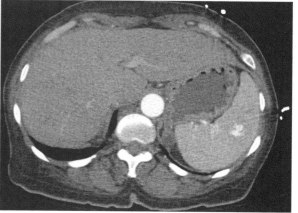

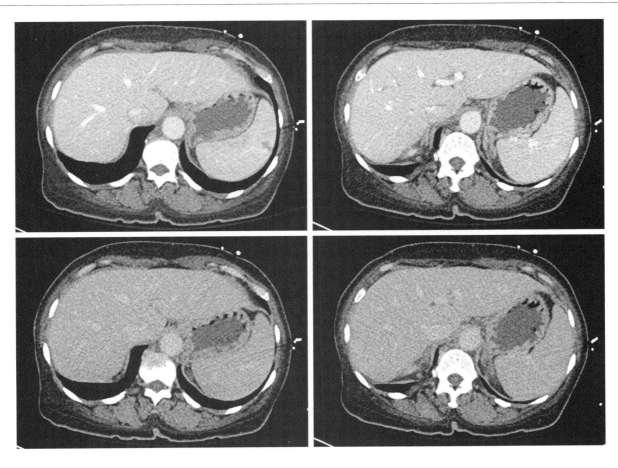

A.脾裂伤伴活动性出血　　　　　　　　B.脾裂伤伴假性动脉瘤形成

C.脾血管瘤　　　　　　　　　　　　　D.灌注的正常变异

30　对于血流动力学稳定的成人钝性脾损伤伴脾内假性动脉瘤形成患者,以下哪一项是合适的辅助治疗?

A.远端主脾动脉覆膜支架　　　　　　　B.近端主脾动脉弹簧圈栓塞

C.近端主脾动脉颗粒栓塞　　　　　　　D.远端主脾动脉内注射凝血酶

31　在近端脾动脉栓塞治疗钝性脾损伤合并脾内假性动脉瘤形成后,进行 CECT 以重新评估损伤,图像如下所示。下列哪项是正确的解释?

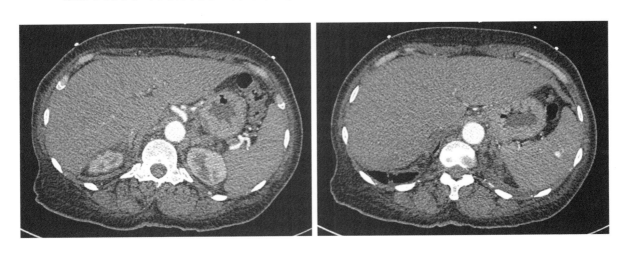

A.脾动脉近端栓塞术后预期表现　　　　B.栓塞后脾动脉分支未闭,治疗失败

C.脾内假性动脉瘤持续显影,治疗失败

32　1例患者接受左肝叶的放射性栓塞治疗。如下图所示,血管造影显示粗大的胃-肝动脉干伴明显扭曲(三角箭头所示)。

插入微导管,在几次不成功的尝试后,重复血管造影显示早期(中图)和延迟期(右图)的图像。最有可能的解释是:

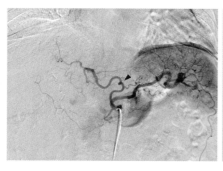 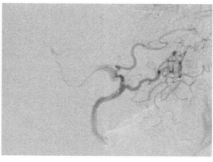 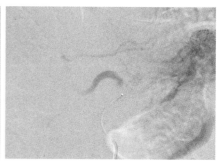

A.动脉血栓形成　　　　　　　　　　B.动脉破裂

C.动脉夹层

33　肝脏血管造影如下图所示,其显示的最可能的病理是:

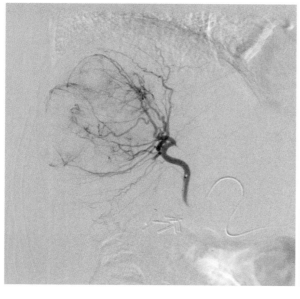 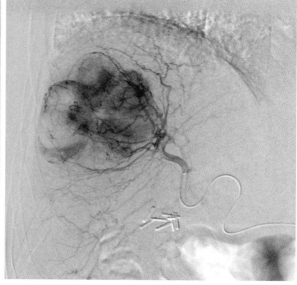

A.创伤性损伤　　　　　　　　　　　B.肝细胞癌

C.血管瘤　　　　　　　　　　　　　D.囊肿

34 患者左臂肿块伴疼痛,即将接受手术切除和重建术,其检查图像如图所示,实施这种血管内操作最可能的目的是:

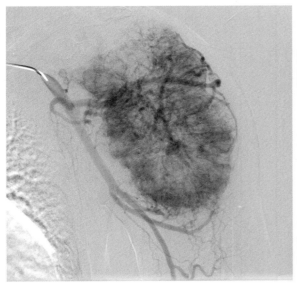 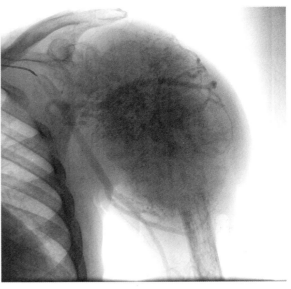

A.建立病理学的诊断研究   B.辅助手术计划的诊断研究

C.减少术中出血的介入治疗   D.减少术后肿痛的介入治疗

35 根据北美症状性颈动脉内膜切除试验(NASCET)标准,该颈动脉造影图显示狭窄的百分比为:

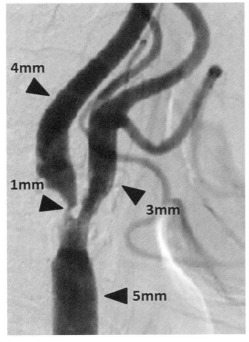 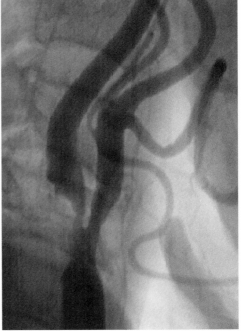

A. 60%   B. 75%

C. 80%   D. 90%

36 患者,男,65 岁,表现为右足溃疡不愈,其他方面健康。对患肢进行 CECT 检查,根据图像,以下哪项是治疗该病变的最佳方案?

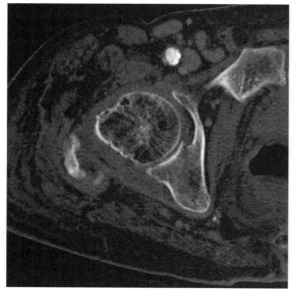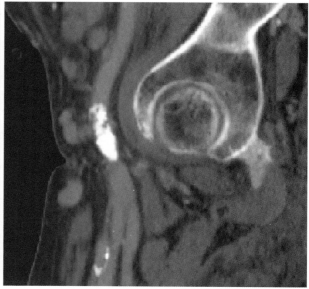

A.血管成形术   B.金属裸支架

C.覆膜支架   D.外科会诊

37 患者,男,35 岁,表现为拇指尖溃疡。为了进行诊断评估,在其肱动脉内放置导管,并获得如下造影图像。以下哪项最能解释这些征象?

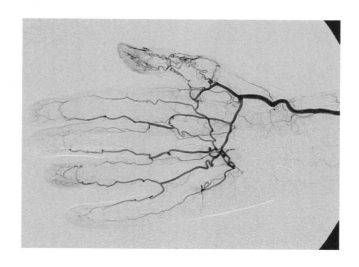

A. Buerger 病   B.败血性栓塞

C.动脉粥样硬化   D.原发性雷诺病

38 CTA 用于准备肾下腹主动脉瘤的 EVAR。下列表述正确的是:

A.副肾动脉是 EVAR 的禁忌证

B. IMA 闭塞增加了 EVAR 后内漏的风险

C.动脉瘤颈部长度增加是对 EVAR 的一个有利特征

D.动脉瘤颈部成角减少了 EVAR 后的内漏风险

答案与解析

1 **答案 B**。动脉期图像显示覆膜支架通畅，在覆膜支架分叉处隔绝的动脉瘤囊内中部有轻度强化。可见左腰动脉在椎体和腰大肌之间向动脉瘤囊走行。延迟期图像显示在腰椎水平动脉瘤囊内有造影剂积聚,可见左腰动脉为供血动脉。根据定义,这是一个 Ⅱ 型内漏(在下面的问题中有定义的内漏类型)。导致 Ⅱ 型内漏的其他常见动脉包括肠系膜下动脉(IMA)和骶正中动脉。

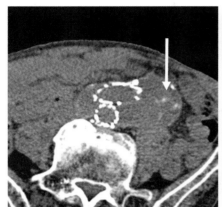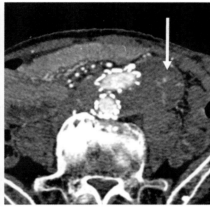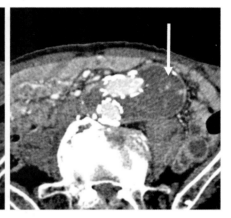

图 1　腹主动脉瘤(AAA)经腔内修复术(EVAR)后的 CTA 显示囊内高密度灶(箭头所示)怀疑有内漏。仔细比较显示,这些都是在静脉注射造影剂(左图)前就已存在,在动脉期(中图)和延迟期(右图)图像上无变化。这些病灶代表血栓形成的动脉瘤囊内的钙化。

参考文献:Chen J,Stavropoulos SW. Management of endoleaks. *Semin Intervent Radiol*. 2015;32(3):259–264.

　　　O'Mara JE,Bersin RM. Endovascular management of abdominal aortic aneurysms:the year in review. *Curr Treat Options Cardiovasc Med*. 2016;18(8):54.

2 **答案 C**。治疗 Ⅱ 型内漏公认的适应证是动脉瘤囊增长 5mm。其他可能更具争议性的适应证包括影像学随访存在持续性的内漏、较大的滋养或引流动脉,以及动脉瘤囊内的高流量血流。经皮栓塞术是治疗 Ⅱ 型内漏的一线方法,难治性内漏或栓塞术不可行的内漏病例可选择手术治疗。对这例患者而言,影像随访监测是不合适的,因为动脉瘤囊 6 个月内增长了 1cm，不断增大的动脉瘤有破裂的风险。如果不是在密封部位发生渗漏,将第二个内膜支架放置在原先的内膜支架内则不会对渗漏有效。

表 1　内漏分类

内漏类型	病理学	风险	管理
1a 1b	支架移植物未能达到四周密闭这可发生在近端附着部位（1a）或远端附着部位（1b）	动脉瘤囊持续系统性加压可导致破裂	立即用球囊重扩固定塑形和（或）延长套袖、支架或其他装置进行额外固定。极少发生动脉瘤囊栓塞
2	侧支动脉分支逆行流向动脉瘤囊。最常见的是肠系膜下动脉或腰动脉	动脉瘤囊持续变化的压力增加可导致动脉瘤囊扩大，最终引起动脉瘤破裂	对动脉瘤囊增大 5mm 的病例可选择性固定影像学随诊。一线治疗是栓塞病灶和（或）供血动脉
3	支架移植物组件之间的泄漏或分离。较少见支架移植物本身的撕裂或穿孔	动脉瘤囊持续系统性加压可导致破裂	立即用支架移植物固定
4	移植物孔隙。支架植入术后立即确认	动脉瘤囊持续变化的压力增加	一旦手术过程中抗凝作用失效，就可自行解决
5	未知。根据定义，增大的动脉瘤囊没有明显的内漏	动脉瘤囊持续变化的压力增加	不清楚。转化为开放性修复或第二次内膜支架植入

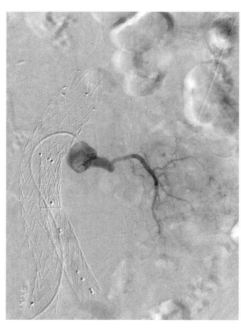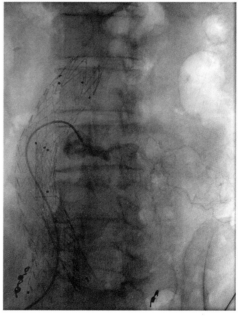

图 2　问题 1 所示的来自左腰动脉的 Ⅱ 型内漏栓塞术的减影（左图）和未减影（右图）图像。术者将导管从腹股沟处的动脉入口处进入，在髂动脉壁和内膜支架的髂动脉肢织物之间插入。导管在这个平面上向头侧推进，最终到达动脉瘤囊和内漏病灶。注意囊内造影剂积聚的形态与问题 1 的 CT 图像一致，可见一条粗大的左腰动脉供血于内漏。随后用弹簧圈栓塞该动脉，用胶水封闭病灶。

参考文献：Chen J，Stavropoulos SW. Management of endoleaks. *Semin Intervent Radiol.* 2015；32（3）：259–264.

　　O'Mara JE，Bersin RM. Endovascular management of abdominal aortic aneurysms：the year in review. *Curr Treat Options Cardiovasc Med.* 2016；18（8）：54.

3 **答案** B。图像显示左下肢单节段动脉闭塞性病变。具体来说,有一个长段闭塞,外观显示慢性改变,累及约 20cm 长的 SFA,并在远端得到重建。由于动脉慢性阻塞,股深动脉呈代偿性肥大,形成明显的大腿侧支循环。没有限制血流流入髂或胫动脉的疾病。该患者可能出现间歇性跛行,踝臂指数(ABI)降至 0.70~0.75(正常 ABI 为 0.9~1.1)。

许多临床医生在对他们的患者评估中使用 Rutherford 分类法对慢性外周动脉疾病进行分类。

0 类:无症状

1 类:轻度跛行

2 类:中度跛行

3 类:重度跛行

4 类:静息痛

5 类:轻度组织缺损/溃疡

6 类:重度组织缺损/坏疽

关于其他答案的选择:严重的主动脉髂动脉闭塞性疾病常常会产生 Leriche 综合征,其表现为股总动脉搏动减弱或消失、臀部跛行和阳痿。无动脉搏动下肢突然发生疼痛,符合急性肢体缺血(ALI)。这可能是由原位病变血栓形成或远处血栓栓塞其他下肢正常动脉所致。本例患者问题并非如此,因为图像显示慢性动脉闭塞伴侧支血管肥大。严重肢体缺血(CLI)有 ABI 重度降低(通常<0.3)和静息痛、组织缺损和(或)坏疽。这些患者通常患有严重的多节段动脉闭塞性疾病,截肢率(每年 30%)和死亡率(每年 25%)较高。

参考文献:Bailey MA,Griffin KJ,Scott DJ. Clinical assessment of patients with peripheral arterial disease. *Semin Intervent Radiol*,2014;31(4):292–299.

4 **答案** C。初级通畅时间是从最初的干预治疗恢复血管通畅(SFA 支架再通)到需要进行第二次干预治疗血栓或狭窄的时间。初级辅助通畅时间是最初的干预治疗恢复血管通畅的时间再加上通过第二次干预如球囊血管成形术或动脉粥样硬化切除术保持血管通畅所获得的额外时间。次级通畅时间是指从最初的干预治疗恢复血管通畅时间,加上一旦发生血管血栓形成或闭塞时干预治疗(如经导管溶纤治疗或血栓切除术)恢复血管通畅所获得的额外时间。当放弃进一步干预以恢复血管通畅时,次级通畅时间就结束了。

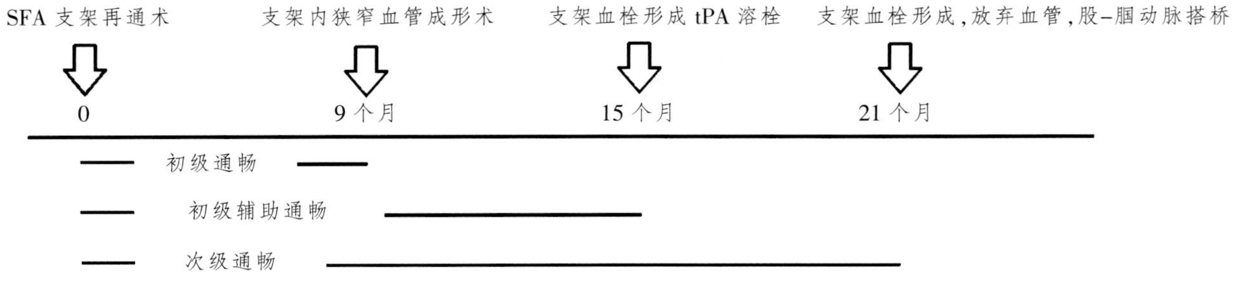

SFA 支架再通术　　　支架内狭窄血管成形术　　　支架血栓形成 tPA 溶栓　　　支架血栓形成,放弃血管,股–腘动脉搭桥

| 0 | 9 个月 | 15 个月 | 21 个月 |

初级通畅

初级辅助通畅

次级通畅

图 3 初级、初级辅助和次级通畅时间图示。SFA,股浅动脉;tPA,组织纤溶酶原激活剂。

参考文献：Stoner MC，Calligaro KD，Chaer RA，et al. Reporting standards of the society for vascular surgery for endovascular treatment of chronic lower extremity peripheral artery disease. *J Vasc Surg.* 2016；64（1）：e1–e21.

5 　答案C。该患者表现为急性肢体缺血或ALI。与CLI的不同之处在于，通常不存在间歇性跛行或已知的外周动脉疾病的隐匿过程。病因通常是栓塞，来自心脏或主动脉病变。甚至反常地来自静脉系统，其通过心脏从右向左分流。广泛的原位血栓形成（在动脉粥样硬化病变部位血栓形成）也可产生ALI。症状突发性，有临床评估的典型进展。使用Rutherford评估系统对患者的表现进行分类，帮助做出治疗决定。如下所述，当患肢感觉和运动功能缺失时，存在不可逆的组织缺血，需要进行外科手术评估。

表2　急性肢体缺血的卢瑟福评估法

分级	肢体预后	感觉检查	运动检查	动脉多普勒	静脉多普勒
Ⅰ 可存活	紧急干预挽救	正常	正常	有	有
Ⅱa	紧急干预挽救	减少	正常	无	有
Ⅱb	立即干预挽救	减少	减少	无	有
Ⅲ	不可逆组织损伤	无	无	无	无

Adapted from Rutherford RB，Baker JD，Ernst C，et al. Recommended standards for reports dealing with lower extremity ischemia：revised version. *J Vasc Surg.* 1997；26（3）：517–538.

对于Ⅰ、Ⅱa或Ⅱb类表现的患者，选择血管内治疗还是外科血管重建取决于许多因素，包括当地医师的专业知识、可用的资源以及所需的重建类型等。

参考文献：Bailey MA，Griffin KJ，Scott DJ. Clinical assessment of patients with peripheral arterial disease. *Semin Intervent Radiol.* 2014；31（4）：292–299.

Rutherford RB，Baker JD，Ernst C，et al. Recommended standards for reports dealing with lower extremity ischemia：revised version. *J Vasc Surg.* 1997；26（3）：517–538.

6 　答案C。这是一种医源性损伤，与1周前进行的腹腔动脉插管有关。任何大小的肠系膜动脉假性动脉瘤都需要紧急治疗。因为如果发生破裂，没有办法压迫损伤部位，手术治疗具有挑战性，而破裂的风险是不可预测的。根据定义，假性动脉瘤包含了母血管的破裂，血管只有不到3层的壁保持完整。对于不明原因的血红蛋白水平下降的患者，选择A是不合适的，而且如果腹腔动脉发生血栓，患者也几乎没有风险。开放的SMA将通过胰十二指肠动脉弓向所有3个腹腔动脉分支提供侧支血流。同样，对于完整无损的SMA，特别是79岁的患者，不需要进行结扎和动脉旁路手术。腹腔动脉可以通过栓塞手术牺牲掉，在假性动脉瘤颈部的近端和远端堵塞血管，也被称为隔绝技术。如果支架移植物能做到完整的封闭以隔绝假性动脉瘤并防止其进一步充盈，则其也是合适的。

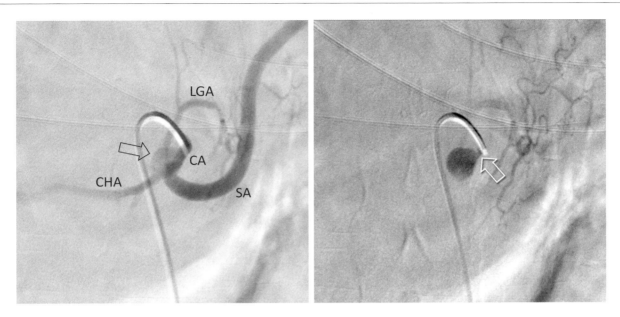

图 4　栓塞术的 DSA 图像。腹腔动脉造影显示起源于腹腔动脉中段的囊状假性动脉瘤（黑色箭头所示）。请注意右侧延迟期图像上狭窄的动脉瘤颈（白色箭头所示）。CA，腹腔动脉；CHA，肝总动脉；LGA，胃左动脉；SA，脾动脉。

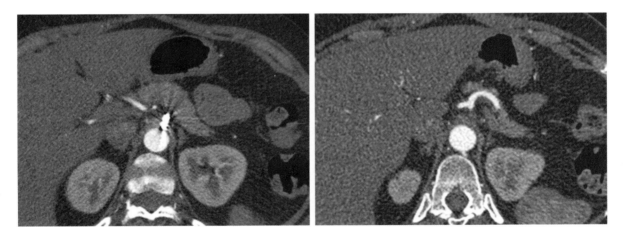

图 5　栓塞术后的 CTA 图像显示腹腔动脉（左图）内来自线圈团的金属伪影，肝总动脉和脾动脉（右图）通畅。其通过肠系膜上动脉的侧支循环供血。在剩余的图像上也没有终末器官缺血的证据。

参考文献：Hemp JH，Sabri SS. Endovascular management of visceral arterial aneurysms. *Tech Vasc Interv Radiol*. 2015；18（1）：14–23.

7　　**答案 B。**多普勒超声结果显示旁路移植近端有限流性狭窄（峰值收缩期流速，PSV>300cm/s），狭窄后血流明显减少（移植物血流速度，GFV<45cm/s）。在 6 个月内进行影像监视（选项 A），等待时间太长，可能会将干预措施从简单的局限性狭窄的球囊血管成形术改变为需要住院数天的旁路溶栓开通术。现在不需要手术修复，因为旁路仍然是通畅的，多普勒超声显示有狭窄，可尝试血管内治疗。

表3   基于收缩期峰值速度(PSV)和移植物血流速度(GFV)的下肢旁路移植物多普勒超声监测

旁路血栓形成的风险	PSV	PSV 比率	GFV(连续非狭窄段的平均值)	处理方案
高	>300cm/s	>3.5	<45cm/s	立即干预
中	>300cm/s	>3.5	>45cm/s	选择性干预
低	<300cm/s	<2.0	>45cm/s	继续观察

Adapted from Dhanoa D,Baerlocher MO,Benko AJ,et al. Position statement on noninvasive imaging of peripheral arterial disease by the society of interventional radiology and the Canadian Interventional Radiology Association. *J Vasc Interv Radiol.* 2016;27(7):947-951.

参考文献:Dhanoa D,Baerlocher MO,Benko AJ,et al. Position statement on noninvasive imaging of peripheral arterial disease by the society of interventional radiology and the Canadian Interventional Radiology Association. *J Vasc Interv Radiol.* 2016;27(7):947-951.

8   **答案 A**。选择性左、右锁骨下动脉造影的 DSA 图像显示锁骨下、腋动脉和显影的肱动脉段对称性长段狭窄。这种表现最符合大细胞血管炎。虽然 TA 和 GCA 之间存在重叠，但有一些具有区别性的特征有助于缩小诊断范围。TA 多发生于 50 岁以下的患者,而 GCA 通常在 50 岁以后出现。TA 更容易发生于女性患者。累及血管对诊断也有帮助:TA 主要累及主动脉的主要分支,而 GCA 通常累及颅外颈外动脉分支。

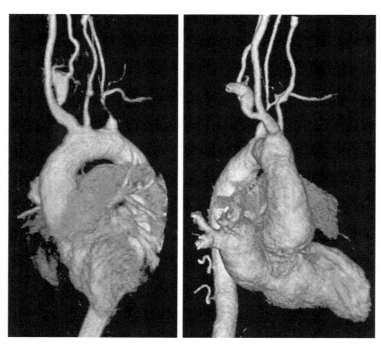

图6   另 1 例已知的大动脉炎患者的三维容积 MRA 图像。左前斜位(LAO)(左图)图像显示左锁骨下动脉近端严重狭窄。右前斜位(RAO)(右图)图像显示右锁骨下动脉近端动脉瘤形成。

参考文献:Serra R,Butrico L,Fugetto F,et al. Updates in pathophysiology,diagnosis and management of takayasu arteritis. *Ann Vasc Surg.* 2016;35:210-225.

9   **答案 A**。TA 是一个复杂的疾病过程,治疗包括内科治疗、血管内和(或)外科治疗。该病的病程通常是阶段性的,有早期或无脉搏前期、血管炎症期和晚期静止期。连续的 3 个时期依次发展的模式并不常见,而且各阶段可以同时存在。尽管治疗方案可能有所不同,但普遍认可的理念是在疾病的活动性炎症期避免进行任何手术或血管内治疗。活动性炎症可以通过检测红细胞沉降率来评估。当活动性炎症消失或减轻时,则可以尝试进行侵入性治疗。

参考文献:Serra R,Butrico L,Fugetto F,et al. Updates in pathophysiology,diagnosis and management of takayasu arteritis. *Ann Vasc Surg.* 2016;35:210–225.

10　**答案 D**。这是蓝趾综合征的典型表现,其有多种病因。栓塞是最常见的病因,通常是由局灶性的不稳定的粥样硬化性斑块或潜在的动脉瘤导致血栓形成和血栓碎块进入足趾和足部的小动脉引起。在本例中,由于下肢的大动脉不受栓塞的影响,可以触及足背动脉搏动。第一张图像中,由于早期动脉粥样硬化性斑块形成,股浅动脉近端和中段可见变狭。然而,在动脉远端有一个巨大的偏心性动脉粥样硬化斑块所形成的局灶性边缘性充盈缺损。

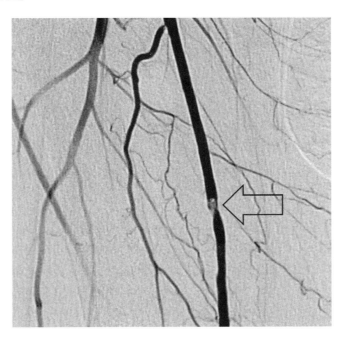

图 7　股浅动脉(SFA)偏心性斑块(箭头所示)放大图像。其引起远端动脉的栓塞。

　　血管炎可表现为狭窄、闭塞和(或)动脉瘤,通常累及 1 条以上的动脉或节段。可因外伤、休克、药物(如麦角)或暴露于极度寒冷的情况下发生血管痉挛或收缩。血管局灶性或弥漫性平滑变狭,有时可发生闭塞。血栓闭塞性脉管炎或 Buerger 病通常见于有重度吸烟史的年轻患者,累及上、下肢的中小型动脉和静脉。在下肢,胫动脉常受到累及,出现多灶性闭塞和侧支动脉形成,呈典型的“螺旋状”外观。

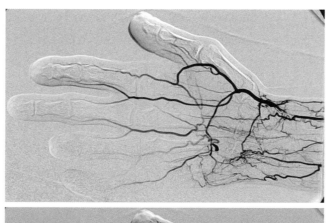

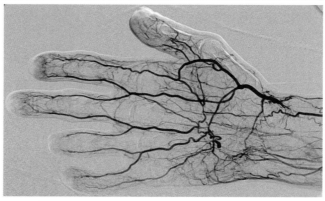

图 8　1 例怀疑患有 Buerger 病的年轻男性患者,其上肢 DSA 图像显示桡、尺动脉远端闭塞,螺旋状侧支形成,拇指的指固有动脉闭塞。

参考文献:Matchett WJ,Mcfarland DR,Eidt JF,et al. Blue toe syndrome:treatment with intra-arterial stents and review of therapies. *J Vasc Interv Radiol.* 2000;11(5):585–592.

11　**答案 D**。CTA 显示肾下极的腹主动脉腔碘对比剂不规则充盈。请注意,动脉粥样硬化钙化灶可在主动脉腔的前后发生位移,这表明主动脉实际管径明显大于对比剂充盈的管腔。这种表现符合腹主动脉瘤伴附壁血栓形成。此外,在左下图上,主动脉后壁呈凹形,与相邻腰椎分界不清,是一种被称为"主动脉披挂征"的 CT 征象,与包含性和(或)即将破裂的动脉瘤有关。应该识别这一高危特征并向转诊医生报告。与活动性出血不同的是,两个时相的对比增强图像显示,主动脉周围没有对比剂积聚和主动脉腔外观的改变。腹膜后纤维化常累及腹主动脉远端及分叉部,不应该出现主动脉壁钙化灶的位移。纤维化可导致主动脉和下腔静脉的管腔狭窄,也可累及邻近的结构,诸如输尿管。引起偏曲移位和上端输尿管积水。感染性大动脉炎相当罕见,最常见的致病因子是肺结核、梅毒、沙门菌、大肠杆菌和链球菌。CT 表现包括主动脉壁增厚、主动脉周围见积液和(或)软组织、假性动脉瘤形成(常为囊状),很少有气体形成。

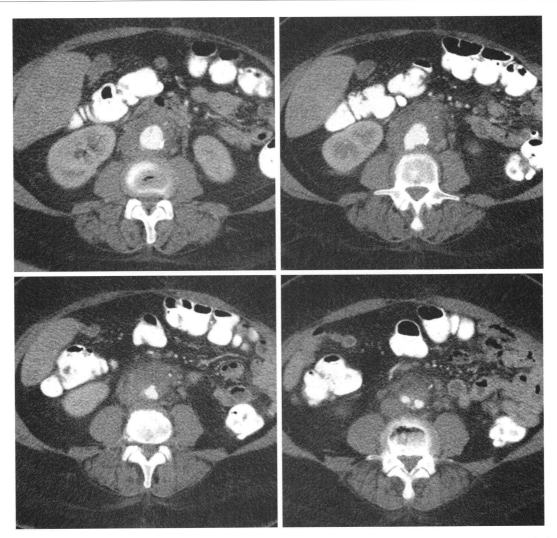

图 9　患者,女,68 岁,伴发感染性主动脉炎,表现为发热和背痛。主动脉周围呈界限不清的低密度影。请注意右上方的图像示主动脉腔呈囊状突起。

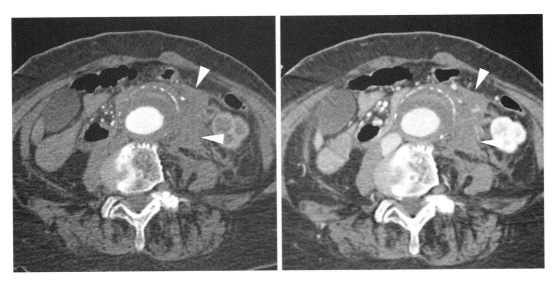

图 10　破裂腹主动脉瘤(AAA)。该患者患有 AAA,伴有壁钙化,被腹膜后血肿包围(三角箭头所示)。虽然 CECT 二期扫描图像没有显示活动性出血,但该情况是一种血管性急症。

参考文献：Halliday KE，Al-Kutoubi A. Draped aorta：CT sign of contained leak of aortic aneurysms. *Radiology*. 1996；199(1)：41-43.

12　答案 A。在提供的图像上，从碘对比剂首先充盈了肠系膜上动脉可证明导管位于肠系膜上动脉内。在随后的图像中，腹腔动脉的分支被对比剂充盈。这是腹腔动脉狭窄伴胰十二指肠弓肥大的典型表现，血流通过胰十二指肠弓逆行充盈胃十二指肠动脉(GDA)，并向腹腔动脉的 3 个分支供血。如果为相同起源，腹腔动脉和肠系膜上动脉分支将同时显影。布勒弧是一种罕见的腹腔动脉和肠系膜上动脉之间持续存在的胚胎性连接。当存在这种变异时，可见到显影的连接血管。

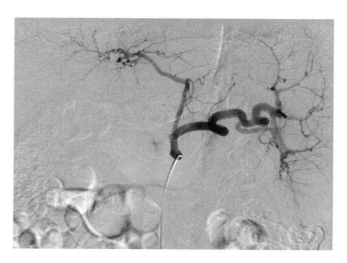

图 11　随后行腹腔动脉插管 DSA，脾动脉和胃左动脉显影。由于肝总动脉接受的是来自胃十二指肠动脉(GDA)的逆行血流，因此没有显影。注意胃左动脉取代肝左动脉这种解剖变异。

参考文献：White RD，Weir-Mccall JR，Sullivan CM，et al. The celiac axis revisited：anatomic variants，pathologic features，and implications for modern endovascular management. *Radiographics*. 2015；35(3)：879-898.

13　答案 C。动脉粥样硬化引起的腹腔动脉内在狭窄在血管造影上不会受到任何刺激手段的影响。正中弓状韧带压迫，产生腹腔动脉上段的外源性肿块压迫效应，采取吸气相和呼气相侧位血管造影可以更好地显示出来。吸气时，膈肌向下移动，迫使腹腔内脏器移向下方，减轻了正中弓状韧带对腹腔动脉的压迫。呼气时，膈肌和腹腔内脏器移向头侧，牵拉腹腔动脉，加重了正中弓状韧带对腹腔动脉的压迫(和狭窄)。

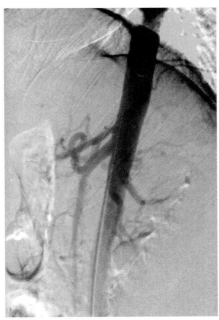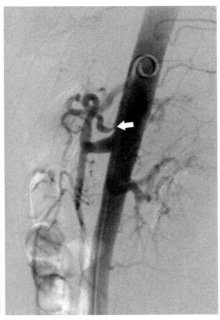

图 12 腹主动脉造影的侧位 DSA 图像。吸气相(左图)显示腹腔动脉和肠系膜上动脉通畅。呼气相(右图)显示由于受到正中弓状韧带的压迫,在腹腔动脉起始处有中度局灶性狭窄(箭头所示)。该患者为37 岁的健康女性,正在接受活体肝移植供体的评估。

参 考 文 献:Tracci MC. Median arcuate ligament compression of the mesenteric vasculature. *Tech Vasc Interv Radiol.* 2015;18(1):43–50.

14 **答案 D。**选择性 IMA 插管血管造影,随后将微导管插入至直肠上动脉,造影显示出血。栓塞后,患者继续出现明显的下部出血和低血压。在胃肠道出血的其他部位(如胃、小肠或结肠)成功栓塞后,患者通常会继续出现血便和(或)黑便,因为其会将残余的血液排入下部肠道,这是可以预料的,无关血红蛋白持续下降或临床情况的恶化(低血压)。然而,在本例中,由于出血来源于直肠,尽管已行栓塞,但仍有持续出血并伴有低血压,要考虑存在持续出血,因此需要进一步检查。直肠的血供来自 IMA 的直肠上动脉分支和髂内动脉前干分出的直肠中动脉和直肠下动脉。随后选择性行左髂内动脉和前干动脉分支造影,显示侧支血液持续进入到直肠腔内(图 13)。用吸收性明胶海绵浆栓塞直肠中动脉,出血立即停止,患者病情得到稳定。

　　虽然大部分胃肠道出血是间歇性的,但有低血压的活动性出血患者应该进行复苏并接受治疗,无论是采用内镜下、血管内还是外科手术治疗。由于患者已经在介入室,因此转回重症监护室或转诊到外科都是不合适的(选项 A 和 B)。肠内多灶性出血极为少见,CTA 和导管造影均证实了下消化道出血的临床诊断。没有理由在不同的肠段进行探查性血管造影(选项 C)。

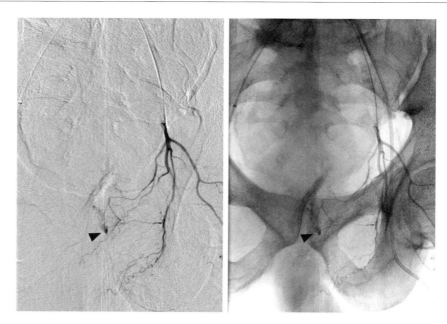

图 13　左髂内动脉的前支血管造影显示通过直肠中动脉的侧支血管持续出血（三角箭头所示）。

参考文献：Lee JH，Lee KH，Chung WS，et al. Transcatheter embolization of the middle sacral artery：collateral feeder in recurrent rectal bleeding. *AJR Am J Roentgenol*. 2004；182（4）：1055–1057.

15　**答案 C**。血管造影图像显示肾下极的腹主动脉远端和双侧髂总动脉及髂外动脉闭塞。在后期的图像上可见双侧股总动脉、股深动脉近端和 SFA 的微弱重建。因为广泛粗大而弯曲的侧支血管形成，可以自信地说，这是一种慢性的情况。侧支血管绕过了动脉阻塞段，使骨盆和下肢得以存活。也可以看到由动脉粥样硬化性疾病导致的主动脉壁不规则。这是 Leriche 综合征的血管造影图像，其临床特征是股动脉搏动减弱、臀部跛行和阳痿。选项 A 和 D 可以根据敏感性排除。选项 B 几乎肯定与静脉疾病有关，这里显然没有描述。

参考文献：Ahmed S，Raman SP，Fishman EK. CT angiography and 3D imaging in aortoiliac occlusive disease：collateral pathways in Leriche syndrome. *Abdom Radiol（NY）*. 2017；42（9）：2346–2357.

16　**答案 A**。在主髂动脉闭塞症中识别侧支动脉通路十分重要，这为诊断和治疗带来挑战。侧支通路的形成是为了绕过动脉阻塞段，给那些通常由受累动脉灌注的组织提供血液供应。在主髂动脉闭塞症或 Leriche 综合征的病例中，骨盆和双下肢的血流受损。左侧的 DSA 图像显示了直肠上动脉（痔上动脉）向下走行入盆腔并发出左右侧支时的典型表现，这些分支覆盖在直肠周围。右侧 DSA 图像显示，在靠近直肠上动脉末端处在盆腔内有大量的侧支血管形成，髂内动脉分支（直肠中、下动脉）显影。该通路经髂内动脉分支将血流引入盆腔，并可通过髂外动脉（如果通畅，血流通过髂内动脉逆行）或其他侧支动脉（闭孔动脉→大腿上部）将血流引入下肢。

需要熟悉的重要侧支通路包括：

1. 锁骨下动脉→胸廓内动脉→腹壁上动脉→腹壁下动脉→髂外动脉（亦称为 Winslow 途径）。

2. 肠系膜上动脉→肠系膜下动脉→直肠上动脉→直肠中、下动脉→髂内动脉→髂外动脉。

3. 腰、肋间和肋下动脉→旋髂深动脉→髂外动脉。

　　4. 腰、肋间和肋下动脉→骶髂外侧的髂腰动脉→髂内动脉→髂外动脉。

参考文献：Ahmed S，Raman SP，Fishman EK. CT angiography and 3D imaging in aortoiliac occlusive disease：collateral pathways in Leriche syndrome. *Abdom Radiol*（*NY*）. 2017；42（9）：2346-2357.

17　**答案 B**。经腹股沟处股动脉入路操作后，可以发生包括假性动脉瘤形成、血肿形成、动脉血栓形成、动脉夹层以及动静脉瘘（AVF）形成等并发症。假性动脉瘤形成时，患者最常见的表现是股动脉插管后近期出现腹股沟区的搏动性肿块。超声是评估的首选方法，因为其可以检测和确定几乎所有与入路相关的并发症。在评估假性动脉瘤时，确定载瘤动脉、患肢动脉通畅性、假性动脉瘤的大小、假性动脉瘤颈部形态，以及是否存在动静脉瘘非常重要。在本案例中，彩色多普勒超声显示了一个起源于股总动脉呈椭圆形的假性动脉瘤，直径约 2.5cm，有典型的往返血流（阴阳征）。在频谱多普勒图像上，通过频谱示踪对股总静脉进行采样，显示动脉化静脉具有连续性的舒张期血流，这是 AVF 的典型表现。其他图像（未展示）显示邻近的深静脉与假性动脉瘤交通。

　　一旦发现假性动脉瘤，可以实施观察或通过超声引导下的压迫、注射凝血酶或外科手术修复进行处理。假性动脉瘤存在着各种处理方法。也可以采用更复杂的血管内介入治疗，但不在本书的内容范围。超声引导下注射凝血酶是目前临床实践中最常用的技术。这项技术的禁忌证包括皮肤或组织的感染、合并动静脉瘘、无法看到穿刺针头和（或）短而宽的假性动脉瘤颈部。合并 AVF 时，凝血酶可直接进入全身静脉系统，导致静脉血栓栓塞性并发症。假性动脉瘤的大小很重要，因为许多小的假性动脉瘤（<1cm）在没有干预的情况下会自发地形成血栓，术者可以选择持续的超声监测而不是立即干预。值得注意的是，对<1cm 的假性动脉瘤注射凝血酶会增加载瘤动脉血栓形成的风险。瘤颈部狭窄和股总动脉起源并不是注射凝血酶的不利特征。

参考文献：Stone PA，Campbell JE，Aburahma AF. Femoral pseudoaneurysms after percutaneous access. *J Vasc Surg*. 2014；60（5）：1359-1366.

18　**答案 D**。当实施超声引导下经皮注射凝血酶治疗腹股沟假性动脉瘤时，首选的方法是将针尖插入假性动脉瘤囊腔内，远离假性动脉瘤颈部或与载瘤动脉相交通。注射时通常使用含有浓度为 1000U/mL 的重组凝血酶的小注射器（1mL）。缓慢注射过程中的实时彩色和灰度超声显示针尖处形成回声团块，并最终充盈整个假性动脉瘤囊。完成后，假性动脉瘤内不应有明显的血流，载瘤动脉保持通畅。靠近假性动脉瘤颈部进行注射（选项 A）可导致意外的载瘤动脉注射（从而导致血栓形成和肢体缺血）或假性动脉瘤血栓形成不完全。从假性动脉瘤颈部的上游或下游向载瘤动脉注射凝血酶（选项 C 和 B）不能有效地将凝血酶输送至假性动脉瘤内，反而会造成载瘤动脉内血栓形成。

参考文献：Stone PA，Campbell JE，Aburahma AF. Femoral pseudoaneurysms after percutaneous access. *J Vasc Surg*. 2014；60（5）：1359-1366.

19　**答案 A**。DSA 图像显示了正在进行的胸主动脉腔内修复术（TEVAR），用于治疗外伤性降主动脉假性动脉瘤。在支架放置前的图像上（左图），压缩的内膜支架通过硬导丝的引导送入到了相应位置，左前斜位的大剂量主动脉造影图像显示了正常的主动脉弓解剖。支架放置术后，再次大剂量主动脉造影（右图）显示假性动脉瘤已被成功隔绝，但左锁骨下动脉未见显影，颈动脉至锁骨下动脉的旁路也未显示。在这种情况下，患者的风险实际上相当低，但风险仍包括由同侧椎动脉的血流减少而导致的脑缺血、锁骨下动脉的血流减少而导致的左臂缺血，以及由肋间动脉和脊髓动脉的血流减少而导致的脊髓缺血。值得注意的是，尽管血管造影有一些令人不安的表现，但由于颈部和肩部的强大侧支循环，因此急性左臂缺血少见。慢性手臂缺血或活动障碍则容易发生。左侧胸廓内动脉（内乳动脉）的血流量也会减少，因其也是锁骨下动脉的一个分支；但是，在事先没有被用作冠状动脉疾病旁路血管的情况下，左侧胸廓内动脉流量减低或闭塞对患者而言不会产生风险。

参考文献：Findeiss LK，Cody ME. Endovascular repair of thoracic aortic aneurysms. *Semin Intervent Radiol*. 2011;28(1):107–117.

20 **答案 C**。以左、右腘动脉为中心的 DSA 图像显示膝关节水平双侧动脉异常内侧偏移，左侧中度至重度狭窄，跖屈抵抗阻力时更严重。腘动脉压迫综合征（PAES）的病史、外观和激发效应是十分典型的。腘动脉压迫通常继发于涉及腘窝肌腱结构的几种解剖变异的其中之一。压迫可双侧发生，引起受累腘动脉狭窄、闭塞或动脉瘤样变性。有症状时，治疗方法通常是外科重建。尽管传统的血管造影是一个很好的评估工具，但动态超声、CTA 和 MRA 已经成为现代临床实践的一线诊断方法。其他影响腘动脉的情况（选项 A、B、D）可表现为狭窄，但内侧偏移和激发效应是 PAES 所特有的。重要的是要记住，血管造影的一个明显局限性是其无法显示管腔外病变。

参考文献：Corneloup L，Labanère C，Chevalier L，et al. Presentation，diagnosis，and management of popliteal artery entrapment syndrome:11 years of experience with 61 legs. *Scand J Med Sci Sports*. 2017;00:1–7.

　　Liu Y，Sun Y，He X，et al. Imaging diagnosis and surgical treatment of popliteal artery entrapment syndrome:a single-center experience. *Ann Vasc Surg*. 2014;28(2):330–337.

21 **答案 D**。骨盆血管造影和创伤介入治疗是 IR 最有价值的一个方面。盆腔出血的栓塞治疗确实可以挽救生命。在本病例中，未减影图像显示左骶椎翼和双侧耻骨上支骨折。减影图像显示肾下腹主动脉、双侧髂总动脉、双侧髂外动脉和右侧髂内动脉表现正常。虽然没有活动性出血的迹象，但左半骨盆动脉分支明显缺乏。注意正常的右侧臀上动脉（髂内动脉最大分支，向后），而左侧臀上动脉由于近端损伤而闭塞。虽然血管残端没有活动性出血，但栓塞是必要的，因为残端可能会间歇性出血，且随着时间的推移可能形成假性动脉瘤。

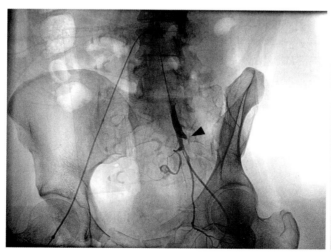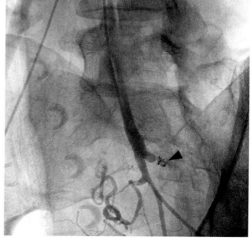

图 14　弹簧圈（三角箭头所示）栓塞左臀上动脉残端的未减影图像。

虽然在最初的血管造影中有血管损伤的证据,但不应该仅仅通过非选择性血管造影判断。应该进行双侧选择性髂内动脉多斜位造影,高压注射对比剂,以全面评价血管结构的损伤情况。随后根据损伤的部位和类型,用不同的药物进行栓塞,如吸收性明胶海绵浆、线圈或胶水。

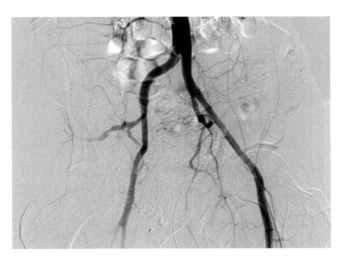

图 15 1 例钝性外伤、骨盆骨折和低血压的患者,血管造影评估。非选择性右前斜位(RAO)盆腔动脉造影未见损伤迹象。随后对右髂内动脉进行选择性检查(图 16)。

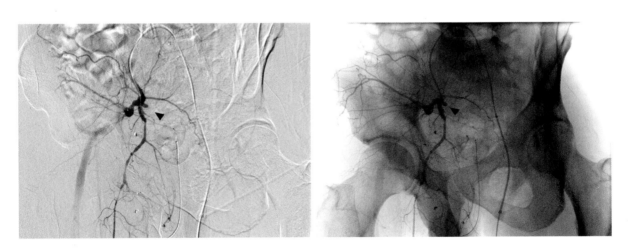

图 16 右髂内动脉选择性左前斜位(LAO)血管造影显示向前分支损伤,表现为血管残端(三角箭头所示),但术者并未识别出来,未进行栓塞。约 10 天后,患者突然出现血红蛋白下降并伴有盆腔疼痛,行 CT 血管造影(图 17)。

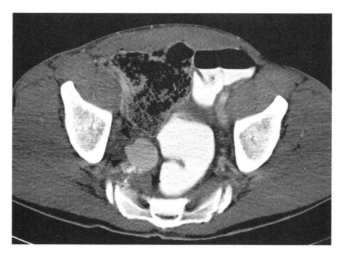

图 17 盆腔 CTA 显示在右侧髂内动脉附近一个大的假性动脉瘤(三角箭头所示),邻近可见血肿。患者返回介入放射科,经过长时间复杂的栓塞,堵塞了假性动脉瘤和损伤的前分支动脉引起的动静脉瘘。

参考文献:Scemama U,Dabadie A,Varoquaux A,et al. Pelvic trauma and vascular emergencies. *Diagn Interv Imaging*. 2015;96(7-8):717-729.

22　**答案 A。** 胸部选择性动脉插管的减影和未减影图像显示起源于共干的 2 条左侧肋间动脉。膈肌显影,可定位肋间动脉位于下胸区。此外,有一个向内侧的分支,在短节段上方向上升,形成一个发夹环,并在脊柱上方的中线下降,此分支具有前根髓大动脉或 Adamkiewicz 动脉的典型外观。该动脉最终与脊髓前动脉吻合,为下胸段和腰段脊髓提供血液供应。该动脉最常起源于下胸部的左肋间动脉。从图示的导管所在位置注射颗粒栓塞剂可导致永久性的脊髓缺血。术者需要注意这一不常见的分支,以避免潜在的灾难性并发症。

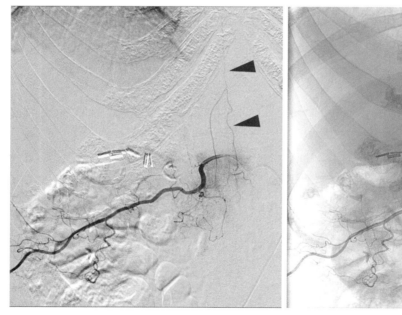
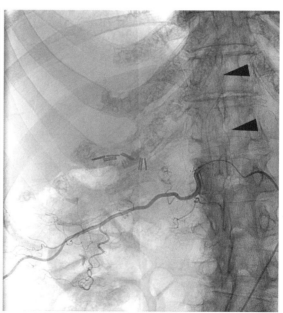

图 18　脊髓前动脉(三角箭头所示)与右 L2 腰动脉相通的病例。

参考文献:Yoon W,Kim JK,Kim YH,et al. Bronchial and nonbronchial systemic artery embolization for life-threatening hemoptysis:a comprehensive review. *Radiographics*. 2002;22(6):1395-1409.

23　答案 C。图示掌弓近端尺动脉呈梭形动脉瘤样扩张。栓子向外周移动,可见第三指固有动脉短段闭塞。这是小鱼际锤击综合征,一种典型的血管综合征。其特征是手部小鱼际区域的重复创伤,在那里,尺动脉在钩状骨钩上以相对浅表和无保护的路线走行。随着时间的推移,内膜损伤可导致增生、纤维化和梭形动脉瘤扩张。部分或完全血栓形成可使下游栓塞,表现为指端缺血的症状和体征。获得准确的职业史通常是诊断此类疾病最重要的第一步。类似的情况也可发生在桡动脉损伤的手掌大鱼际侧。血管炎当然会影响手部的中、小动脉,但可能会表现出更广泛的异常,包括多个手指血管的狭窄、闭塞、侧支形成和远端栓塞。雷诺病也有类似的表现,但主要表现为短节段狭窄和闭塞,对血管扩张剂注射可以保持不变或有反应。雷诺病可以是原发的,也可继发于结缔组织病等基础疾病。

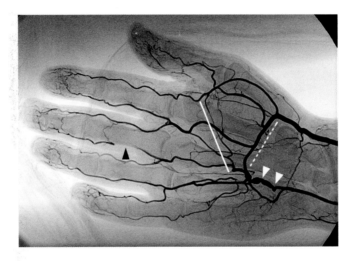

图 19　右手血管造影(重叠骨性结构)显示尺动脉远端梭形动脉瘤(白色三角箭头所示),伴有指固有动脉短节段栓塞性闭塞(黑色三角箭头所示)。掌浅弓(白线)和掌深弓(虚线)。

参考文献:Gardiner GA,Tan A. Repetitive blunt trauma and arterial injury in the hand. *Cardiovasc Intervent Radiol.* 2017;40(11):1659–1668.

　　Wong VW,Katz RD,Higgins JP. Interpretation of upper extremity arteriography:vascular anatomy and pathology[corrected]. *Hand Clin.* 2015;31(1):121–134.

24　答案 A。当考虑下肢动脉介入治疗时,在进行任何介入治疗之前都要(对从主动脉分叉到足部的整个动脉走行)进行常规研究。介入后,通常对血流行径进行重新研究,以确保手术本身不会出现并发症。在本例中,对足背动脉进行了介入治疗,足背动脉是胫前动脉进入足部的延续。为了实施介入治疗,从腹股沟(对侧或同侧入路)处插入导丝和导管向小腿推进,通过腘动脉和胫骨前动脉到达足背动脉栓子处。介入前后的图像以膝关节为中心,该处腘动脉发出胫前动脉。在该患者中,由于胫腓干、胫后动脉和腓动脉的慢性闭塞,胫前动脉的血流只经单支血管流出。在介入前图像上,胫骨前动脉通畅,无狭窄。在介入术后图像上,有中到重度狭窄段,但管壁光整,伴有正常的管径。注意分支中仍有血流。这是动脉痉挛的表现,是由导丝和导管刺激血管壁所致。如果病情严重且持续,可导致远端血流减少,最终导致动脉血栓形成。该患者接受动脉内硝酸甘油治疗,重复血管造影显示痉挛完全消退(图 20)。术者应该熟悉的其他并发症,包括夹层、血栓形成、血管破裂和远端栓塞,本书其他部分对此有讨论。

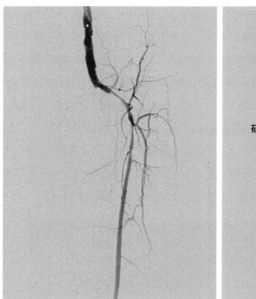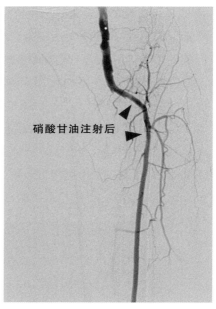

硝酸甘油注射后

图20　左胫前动脉注射 200μg 硝酸甘油前后,动脉痉挛完全缓解(三角箭头所示)。

参考文献:Razavi MK. Detection and treatment of acute thromboembolic events in the lower extremities. *Tech Vasc Interv Radiol*. 2011;14(2):80–85.

25　答案 B。肾动脉介入治疗肾血管性高血压是一种相对简单和直接的动脉介入治疗,但是,技术上的小错误也可能是灾难性的。介入治疗的图像显示为近端左肾动脉中度狭窄的内支架治疗术。值得注意的是,在介入过程中,操作者对准导丝的这种方式,使得干预期间无法观察到导线的整个长度,特别是肾内的远端部分。所使用的导丝有一个可视的过渡点,从近端硬(密度较低)到远端软(密度较大),如右上图所示。在支架释放后的最终图像上,导丝过渡点不再可见,怀疑导丝在无意中向前推进了。图上未显示主肾动脉破裂的证据。患者于术后发生休克,CECT 显示累及左肾的一个大的包膜下血肿,伴少量造影剂外渗和依赖性淤积,这是由导丝穿通肾包膜所致。

　　预期的术后影像学改变包括正常表现的肾脏,偶尔有条纹状强化。如果在手术过程中遇到实质斑块,可发生远端栓塞,形成外周楔形非强化梗死。临床上,由于循环血管紧张素 Ⅱ 减少,患者在恢复期可出现低血压。手术部位的并发症,如夹层、血栓形成和假性动脉瘤形成不会引起休克。高位腹股沟入路(腹股沟韧带上方)或动脉后壁贯穿引起的腹膜后血肿可出现类似表现,但 CECT 显示包膜下血肿,提示为肾脏来源。

参考文献:Carr TM,Sabri SS,Turba UC,et al. Stenting for atherosclerotic renal artery stenosis. *Tech Vasc Interv Radiol*. 2010;13(2):134–145.

　　Morris CS,Bonnevie GJ,Najarian KE. Nonsurgical treatment of acute iatrogenic renal artery injuries occurring after renal artery angioplasty and stenting. *AJR Am J Roentgenol*. 2001;177(6):1353–1357.

26　答案 B。纤维肌发育不良(FMD)是一种不常见的疾病,原因不明,影响 1 个或多个血管区域的中等大小的动脉。最常见的病变部位是肾动脉,其次是颅外颈动脉。椎动脉、肠系膜动脉、上肢和下肢动脉以及颅内颈动脉较少受累。表现取决于疾病的解剖部位,以肾血管性高血压为主要症状。大多数患者为女性。在放射学研究中,可发现夹层、狭窄、串珠、动脉瘤和闭塞。根据组织学,有几种不同类型的 FMD,其中以内侧纤维组织增生最为常见。

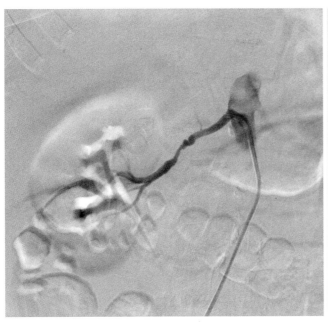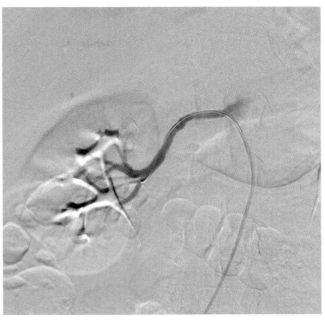

图 21 患者,女,50 岁,难治性高血压,行血管造影。介入前 DSA 图像(左图)显示右肾动脉中段串珠状改变,符合纤维肌发育不良(FMD)。单纯血管成形术后(右图),无残余狭窄。与肾动脉的粥样硬化病变不同,FMD 往往对单独的血管成形术有良好的反应,支架置入可用于治疗并发症和难治性病变。

参考文献:Sharma AM,Kline B. The United States registry for fibromuscular dysplasia:new findings and breaking myths. *Tech Vasc Interv Radiol.* 2014;17(4):258-263.

Shivapour DM,Erwin P,Kim ESh. Epidemiology of fibromuscular dysplasia:a review of the literature. *Vasc Med.* 2016;21(4):376-381.

27 答案 B。在中线外的下腹部区域做腹腔穿刺术时,腹壁下动脉可能被意外贯穿。其起源于髂外动脉远端,通常首先向尾侧走行,然后立即向头侧走行,在后直肌鞘和腹直肌之间向内侧走行。动脉最终会发出多个分支,这些分支会穿过肌肉并分布到腹壁。在计划穿刺时,应在超声上确认腹壁下动脉。显然,与盲穿相比,超声引导可减少包括出血并发症在内的不良事件。选项 A 在腹股沟韧带下方,该位置不适合行穿刺术;选项 C 是在胸腔的经由腹壁上动脉的头部交通动脉。在穿刺术中穿过腹下动脉(即髂内动脉)是一个严重的并发症。

参考文献:Patel PA,Ernst FR,Gunnarsson CL. Evaluation of hospital complications and costs associated with using ultrasound guidance during abdominal paracentesis procedures. *J Med Econ.* 2012;15(1):1-7.

Sekiguchi H,Suzuki J,Daniels CE. Making paracentesis safer:a proposal for the use of bedside abdominal and vascular ultrasonography to prevent a fatal complication. *Chest.* 2013;143(4):1136-1139.

28 答案 C。旋髂深动脉是下腹壁的另一条重要动脉,在穿刺抽液或脓肿引流等经皮手术中可能被穿过,尤其在更外侧方入路时。这条动脉从髂外动脉远端发出,向头侧和外侧走行,穿过腹横肌,在腹横肌和上面的内斜肌之间上升,其通常可以在 CECT 上被识别。图上可见腹壁下动脉,然而,相对于旋髂深动脉,腹壁下动脉是内侧的动脉。这两条动脉是腹股沟韧带分界骨盆内髂外动脉和腹股沟下的股总动脉的血管标志。闭孔动脉位于骨盆深处,通常起源于髂内动脉的前部,旋股外侧动脉起于大腿近端。

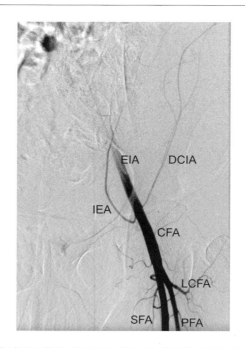

图 22　左髂外动脉数字减影血管造影（DSA）。CFA，股总动脉；DCIA，旋髂深动脉；EIA，髂外动脉；IEA，腹壁下动脉；LCFA，旋股外侧动脉；PFA，股深动脉；SFA，股浅动脉。

参考文献：Park SW，Ko SY，Yoon SY，et al. Transcatheter arterial embolization for hemoperitoneum：unusual manifestation of iatrogenic injury to abdominal muscular arteries. *Abdom Imaging*. 2011；36（1）：74–78.

　　Satija B，Kumar S，Duggal RK，Kohli S. Deep circumflex iliac artery pseudoaneurysm as a complication of paracentesis. *J Clin Imaging Sci*. 2012；2：10.

29　**答案 B**。动脉期图像显示脾实质内异常的圆形和线形增强。在门静脉和延迟期图像上，对比剂逐渐被洗脱，没有异常的淤积或扩散。这些征象与脾内假性动脉瘤形成一致。注意相邻的线状低密度撕裂伤在动脉和门静脉期图像上显示最为清晰。脾内活动性出血（选项 A）少见，然而，如果存在，则显示造影剂渗出后逐渐积聚，形成逐渐增大的脾内血肿。更常见的情况是，脾外伤引起的活动性出血见于当撕裂伤延伸到包膜，对比剂外渗到脾周间隙时。和几乎所有器官损伤一样，多相成像对识别和描述损伤有极大的帮助，尤其是对于血管损伤。选项 C 为一种常见的良性脾血管病变，通常是一个边界清楚的肿块，呈逐渐向心性或均匀性强化。

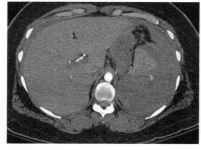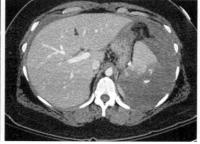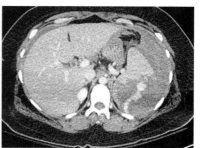

图 23　图像为同一病例。三期 CECT 显示高级别脾损伤伴脾周血肿。注意脾脏（动脉期，左图）中的亚厘米级对比剂聚集灶，在门静脉期和延迟期图像上有增大并超出脾实质边缘，符合活动性出血。

参考文献：Boscak A，Shanmuganathan K. Splenic trauma：what is new? *Radiol Clin North Am.* 2012；50 （1）：105–122.

Melikian R，Goldberg S，Strife BJ，et al. Comparison of MDCT protocols in trauma patients with suspected splenic injury：superior results with protocol that includes arterial and portal venous phase imaging. *Diagn Interv Radiol.* 2016；22（5）：395–399.

30 **答案 B。** 目前成人钝性脾损伤的治疗包括手术和非手术两种方法，其中脾动脉栓塞术（SAE）是常用的辅助治疗方法，该技术使用以下两种方法中的一种：近端或远端 SAE。对于近端 SAE，在胰背动脉（通常是第一下行分支）的远端使用线圈或血管塞堵塞脾动脉。栓塞部位远端的动脉压降低可促进脾损伤的止血和愈合，而侧支动脉（胰腺和胃）可重建脾动脉远端的血流，维持对脾实质的有效灌注。远端 SAE，脾动脉的外周分支被阻塞，通常采用弹簧圈、吸收性明胶海绵或其他栓塞剂。对于这种超外周的栓塞，不能建立侧支动脉通路，通过动脉内血栓形成和局部组织的血流阻断（梗死）能有效地治疗脾损伤。偶尔，两种方法都在一个手术过程中使用。目前对这两种技术的恰当应用尚未达成一致的意见，因为这两种技术都能提供较高的脾脏挽救率，通常达到 90% 或更高，而并发症率较低。在实践中，只要血管造影没有明显的活动性出血，就使用近端 SAE。如果有活动性出血，就在该部位进行远端 SAE 以获得即时止血。

选项 A 适用于脾主动脉损伤而不是脾内假性动脉瘤形成的患者。选项 C 和 D 可能导致脾脏完全或接近完全梗死。颗粒是血流导向的栓塞剂，会依据其颗粒大小而滞留在远端动脉/小动脉中，导致终末器官的缺血。凝血酶注入像脾脏这样的高流量动脉会导致整个血管区域立即形成血栓。记住，SAE 治疗创伤的目标是控制损伤和保存脾脏。

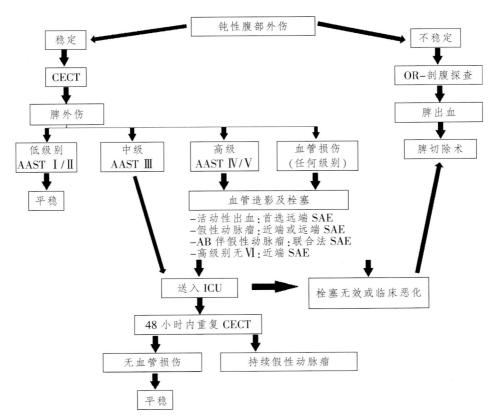

图 24 样本钝性脾损伤方案。AAST，美国创伤外科协会；AB，活动性出血；CECT，对比-增强计算机断层扫描；ICU，重症监护病房；OR，手术室；SAE，脾动脉栓塞术；VI，血管损伤。

参考文献:Coccolini F,Montori G,Catena F,et al. Splenic trauma:WSES classification and guidelines for adult and pediatric patients. *World J Emerg Surg.* 2017;12:40.

Imbrogno BF,Ray CE. Splenic artery embolization in blunt trauma. *Semin Intervent Radiol.* 2012;29(2):147–149.

Schnüriger B,Inaba K,Konstantinidis A,et al. Outcomes of proximal versus distal splenic artery embolization after trauma:a systematic review and meta-analysis. *J Trauma.* 2011;70(1):252–260.

31 　**答案 A**。在近端栓塞时,在脾动脉的近、中段脾动脉中采用线圈团或血管塞进行栓塞,理想的情况是栓塞端刚好在胰腺背动脉的远端,这样胰腺和胃短动脉的侧支将重建远端主脾动脉的血流。因为侧支血流的充填,在栓塞线圈或血管塞的近端和远端见到主脾动脉显示,这是一个可以预见到的征象。当在脾内假性动脉瘤的情况下实施治疗时,常常可以看到栓塞后假性动脉瘤持续显影,特别是在早期的随访检查中。这种情况不需要进一步治疗。当然,如果在近端栓塞后假性动脉瘤仍有增大或有间断性脾破裂的证据,应考虑手术脾切除术。

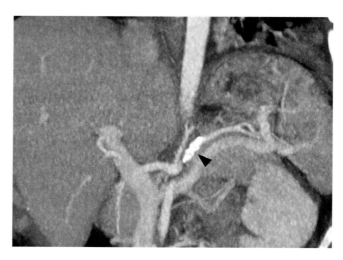

图 25　近端脾动脉血管塞栓塞术后冠状面斜位 CECT 图像。主脾动脉近端血管塞(三角箭头所示)清晰可见。通过侧支血流使血管塞远端的脾动脉亦可见。

参考文献:Haan JM,Marmery H,Shanmuganathan K,et al. Experience with splenic main coil embolization and significance of new or persistent pseudoaneurysm:reembolize,operate,or observe. *J Trauma.* 2007;63(3):615–619.

32 　**答案 C**。在扭曲的血管段尝试导管插管后获得的图像显示,看上去正常的动脉有一个离散的末端,并有一个异常的线状细管腔。在延迟期图像上,相对扩大的远端动脉段存在造影剂滞留。这是真(小)腔和假(大)腔非同步充盈的动脉夹层的典型表现。图像显示无血管腔外对比剂(提示血管破裂),无充盈缺损或完全闭塞(提示血栓形成)。对于夹层,如果假腔压力增加扩张(如本例),它就会压迫真腔,导致几乎没有造影剂(或血流)进入下游通道。如果运气好的话,导丝可以从病变处通过真腔,然后通过球囊血管成形术进行扩张,恢复正常的灌注,并有望消除假腔的血流。

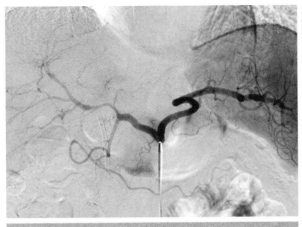
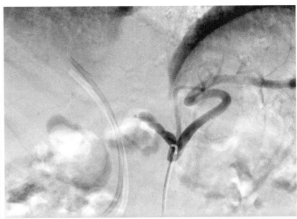
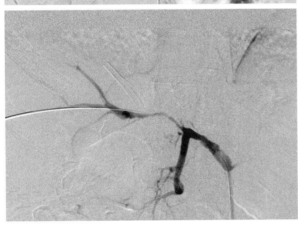

图 26 动脉夹层血管成形术治疗病例。左上腹腔动脉造影图显示分支广泛通畅。右上图像显示用微导管选择性肝动脉插管尝试失败,在胃十二指肠动脉(GDA)起始的近端可见闭塞性动脉夹层。一根金属导丝巧妙地进入真腔,球囊扩张后(左下图),GDA 和肝动脉血流均恢复。正如该病例所示,微导管通过小动脉是一个精巧的操作。在接触某些系统性化疗药物[如贝伐单抗(阿瓦斯汀)]后,动脉可能会变得更加脆弱。

参考文献:Brown DB. Hepatic artery dissection in a patient on bevacizumab resulting in pseudoaneurysm formation. *Semin Intervent Radiol.* 2011;28(2):142–146.

Jung E,Shin JH,Kim JH,et al. Arterial dissections during transcatheter arterial chemoembolization for hepatocellular carcinoma:a 19-year clinical experience at a single medical institution. *Acta Radiol.* 2017; 58(7):842–848.

Sakamoto I,Aso N,Nagaoki K,et al. Complications associated with transcatheter arterial embolization for hepatic tumors. *Radiographics.* 1998;18(3):605–619.

33 **答案 B。**这是一个非常典型的肝细胞肝癌(HCC)血管造影图像。肝癌的特征之一是肿瘤的早期动脉充盈。虽然这在静态图像上很难描述,但在正常肝实质增强之前可观察到异常的肿瘤血管。在延迟期图像上,圆形肿块似乎取代了正常肝血管。血管增多、新生血管和动静脉分流是肝癌的常见特征。外伤性损伤可表现为不均匀的肝实质填充、活动性外渗、假性动脉瘤形成和(或)动脉门静脉分流。囊肿可以有占位效应,但显然是乏血管的。肝血管瘤在 CECT 和 MRI 上表现相似,表现为不连续的周围结节强化,缓慢向中心填充。

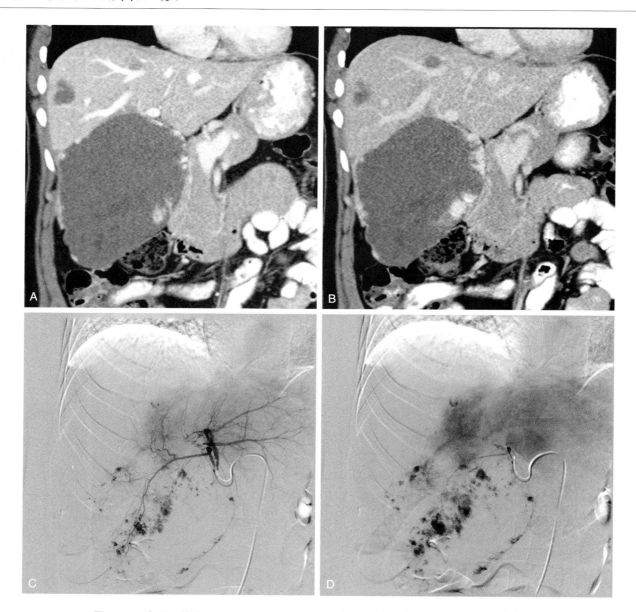

图 27　巨大肝血管瘤的冠状位 CECT 及相应的肝动脉造影。注意早期(A,C)不连续的周围结节强化,延迟期(D,E)逐渐充填。

参考文献:Fielding L. Current imaging strategies of primary and secondary neoplasms of the liver. *Semin Intervent Radiol*. 2006;23(1):3–12.

Watson RC,Baltaxe HA. The angiographic appearance of primary and secondary tumors of the liver. *Radiology*. 1971;101(3):539–548.

34　**答案 C**。血管造影图像显示一个椭圆形的富血供肿块包裹和取代左侧近端肱骨。某些癌症,例如,肾细胞癌,偏好骨转移,可以有相当丰富的血供。在这种情形下,手术切除和重建对外科医生来说是一项十分艰巨的任务,而且手术失血量可能会很大,具有危险性。术前血管造影和栓塞术,常用颗粒栓塞剂,有时用弹簧圈阻塞滋养动脉可减少肿瘤的血供,减少手术中失血。在许多部位必须谨慎操作,仔细选择肿瘤的直接供血血管,防止对健康组织的非靶向性栓塞。在该患者中,任何不小心地将微粒和(或)线圈注入肱动脉的行为将是灾难性的,几乎可以确定会导致危及肢体的缺血。

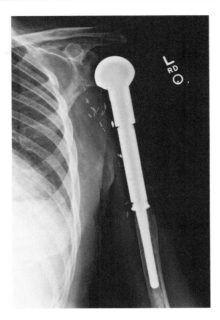

图 28　经术前栓塞、骨转移灶切除术、肱骨重建后的 X 线片。手术失血量仅为 100mL。

参 考 文 献 :Chatziioannou AN,Johnson ME,Pneumaticos SG,et al. Preoperative embolization of bone metastases from renal cell carcinoma. *Eur Radiol.* 2000;10(4):593–596.

Rilling WS,Chen GW. Preoperative embolization. *Semin Intervent Radiol.* 2004;21(1):3–9.

35　答案 B。NASCET 证实对颈动脉狭窄达 70%~99% 的有症状的患者,在接受颈动脉内膜切除术后有显著的益处。在这项关键的试验中,使用了一种特定的狭窄测量方法,并且该方法已用于其他一些关键研究。血管造影测量的狭窄百分比定义为[1-(颈内动脉狭窄直径/颈内动脉正常直径)]×100%。在提供的以颈动脉分叉为中心的血管造影图上,颈外动脉通过其多个分支容易被识别,而颈内动脉颈段则没有分支。根据所提供的测量值,狭窄百分比为[1-(1/4)]×100%或 75%。

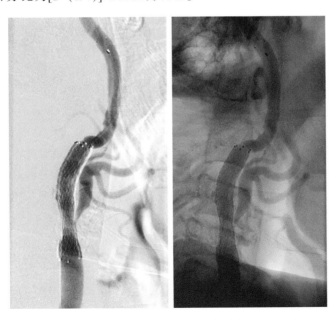

图 29　在颈内动脉(ICA)近端严重狭窄处放置自膨胀非覆膜支架后实施血管造影。注意颈内动脉远端的栓塞保护装置。支架覆盖了颈外动脉开口,但颈外动脉仍顺行性填充显影。

参考文献:Barnett HJM,Taylor DW,Haynes RB,et al. Beneficial effect of carotid endarterectomy in symptomatic patients with high-grade carotid stenosis. *N Engl J Med*. 1991;325(7):445-453.

Cheng EM,Bravata DM,El-Saden S,et al. Carotid artery stenosis:wide variability in reporting formats-a review of 127 veterans affairs medical centers. *Radiology*. 2013;266(1):289-294.

36 答案 D。当医师们将介入放射治疗作为一个专业而自豪于为患者解决问题和提供创造性解决方案时,也必须知道替代治疗方法的好处和适应证。此病例显示密集钙化的动脉粥样硬化斑块贯穿股总动脉近端至中端,并出现闭塞。血管内的选择是有限的,手术内膜切除术是治疗的选择。指南[如跨大西洋社会共识(TASC)Ⅱ]帮助外周动脉疾病领域进行管理决策。外周动脉疾病在病理上被分为 A、B、C、D 级。对于 A 级疾病,强烈建议采用血管内治疗;对于 D 级疾病,强烈建议采用外科治疗。

参考文献:Norgren L,Hiatt WR,Dormandy JA,et al. Inter-society consensus for the management of peripheral arterial disease(TASC Ⅱ). *J Vasc Surg*. 2007;45(suppl S):S5-S67.

37 答案 A。腕部和手部的动脉造影显示第一指的分布有螺旋状的侧支形成,以及尺动脉远端闭塞。注意完整的掌深和掌浅弓。这些发现在相对年轻的男性中是最典型的 Buerger 病,又称血栓闭塞性脉管炎。四肢的中小动脉和静脉最常受到影响。吸烟在这些患者中十分常见,戒烟可以说是最重要的治疗策略。尽管螺旋状侧支常与 Buerger 病有关,但也可与其他影响四肢小动脉的疾病一起出现,并被证实为血管或神经血管增生。形态良好的侧支血管的出现意味着更为慢性的病理学改变,使得脓毒性栓塞等急性过程的可能性降低。动脉粥样硬化在年轻人中很少见,也不常见于锁骨下水平。靠近大血管起始部的中央动脉粥样硬化病变可形成动脉粥样硬化栓子,造成下游血管的短段闭塞,常累及指动脉(此处未见)。雷诺病可以是原发性(无基础疾病)或继发性(与基础疾病如硬皮病相关)。原发性雷诺病常表现为遇冷或情绪紧张后手指苍白或发绀,随后再灌注充血。严重的雷诺病(通常是继发性的)可发生严重的指端缺血,血管造影可显示多种表现,包括狭窄、闭塞和血管痉挛。

参考文献:Bozlar U,Ogur T,Khaja MS,et al. CT angiography of the upper extremity arterial system:part 2-clinical applications beyond trauma patients. *AJR Am J Roentgenol*. 2013;201(4):753-763.

Dimmick SJ,Goh AC,Cauzza E,et al. Imaging appearances of Buerger's disease complications in the upper and lower limbs. *Clin Radiol*. 2012;67(12):1207-1211.

Kim YH,Ng SW,Seo HS,et al. Classification of Raynaud's disease based on angiographic features. *J Plast Reconstr Aesthet Surg*. 2011;64(11):1503-1511.

Mcmahan ZH,Wigley FM. Raynaud's phenomenon and digital ischemia:a practical approach to risk stratification,diagnosis and management. *Int J Clin Rheumtol*. 2010;5(3):355-370.

38 答案 C。腹主动脉瘤通常被定义为主动脉直径>3.0cm 或直径为正常直径的 1.5 倍。当考虑腹主动脉瘤的治疗时,横断面成像可以评估一些特征,其可能影响术者决定是采用开放还是血管内技术治疗。

- 动脉瘤颈部长度、直径、角度和动脉粥样硬化性疾病
  - 颈部对于移植物附着于主动脉壁是至关重要的。近端封闭性差可导致即刻或延迟性的 Ⅰ 型内漏,以及支架移植物的移位。

- 副肾动脉
  - 虽然不是禁忌证,但副肾动脉如果被覆盖可导致部分肾脏梗死,也可能是将来发生内漏的一个途径。
- 管腔细(<7mm)、有病变和(或)扭曲的髂股动脉系统
  - 器械难以进入和通过。
- 动脉瘤样髂总动脉或髂外动脉
  - 难以实现远端密封,可能需要支架移植物的延伸。
- 髂内动脉闭塞
  - EVAR 后臀部跛行和阳痿的风险增加。
- 已存在肠系膜动脉疾病
  - 会增加肠系膜缺血的风险,因为 IMA 将在 EVAR 期间被覆盖。

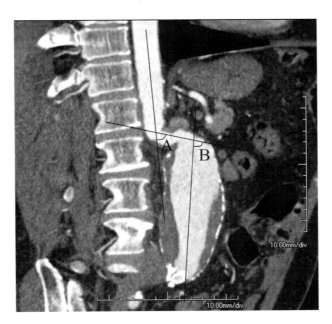

图 30　CTA 重建图像,用于评估腹主动脉瘤(AAA),显示主动脉瘤颈部角度(A,肾上角;B,肾下角)。对于常规动脉瘤血管内修补术(EVAR),角度 B 最为相关,角度>60°会增加 EVAR 后并发症的风险。本例的 A 和 B 在图像上,均显示主动脉瘤颈部重度成角(>60°)。

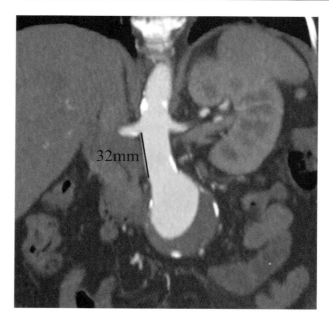

图 31　冠状位重建 CTA 显示肾下主动脉瘤颈的测量值。注意动脉瘤颈部不存在变细和动脉粥样硬化性疾病。在动脉瘤血管内修复（EVAR）过程中，这样的瘤颈部能使移植物和主动脉壁之间做到良好的近端密封。

参考文献：Bryce Y，Rogoff P，Romanelli D，et al. Endovascular repair of abdominal aortic aneurysms：vascular anatomy，device selection，procedure，and procedure-specific complications. *Radiographics*. 2015；35（2）：593-615.

Kicska G，Litt H. Preprocedural planning for endovascular stent-graft placement. *Semin Intervent Radiol*. 2009；26（1）：44-55.

Picel AC，Kansal N. Essentials of endovascular abdominal aortic aneurysm repair imaging：procedural assessment. *AJR Am J Roentgenol*. 2014；203（4）：W347-W357.

（虞希祥　李秋艳　余微微　章浙伟　邵国良　译）

第 3 章　静脉介入治疗

1 下列哪项属于预防性放置下腔静脉滤器的适应证？

　　A.下肢深静脉血栓形成,抗凝治疗禁忌证　　　B.大面积肺栓塞(PE)合并下肢深静脉血栓

　　C.严重外伤,无深静脉血栓　　　　　　　　　D.髂静脉或股静脉内有自由漂浮的深静脉血栓

　　E.抗凝治疗后复发性肺栓塞

2 患者,男,35 岁,右下肢肿胀。多普勒超声图像如下所示,诊断为右下肢深静脉血栓,累及股静脉和腘静脉,左下肢无深静脉血栓形成。在放置下腔静脉滤器前进行腔静脉造影,下列哪项是最有可能的诊断？

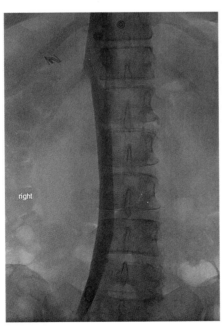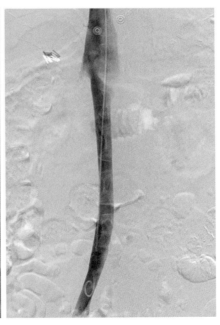

　　A.左侧髂静脉血栓形成　　　　　　　　　　B. May-Thurner 综合征

　　C.重复下腔静脉　　　　　　　　　　　　　D.左肾静脉环绕主动脉

　　E.下腔静脉延续为奇静脉

3 下腔静脉重复畸形时,左侧下腔静脉引流到哪里?

A.右心房 B.奇静脉

C.左肾静脉 D.半奇静脉

4 如果已知患者有重复下腔静脉,因下肢深静脉血栓需要置入滤器,以下哪项是首选的方法?

A.该解剖为手术禁忌证,不适合置入滤器 B.肾上下腔静脉滤器

C.右肾下腔静脉滤器 D.上腔静脉滤器

5 对于 2010 年美国食品药品监督管理局(FDA)发表的关于可回收性下腔静脉(IVC)滤器的安全信息(2014 年更新),下列哪项最能概括?

A.植入医师不应放置可回收 IVC 滤器,因其与永久性 IVC 滤器相比,发生相关并发症的长期风险增加

B.当治疗上不再需要可回收 IVC 滤器以防止 PE 时,植入医师应考虑将其取出

C.植入医师要负责对植入可回收 IVC 滤器的患者进行随访,并有义务就可能的取出过程与患者联络

D.植入医师应考虑在放置滤器 100~150 天进行滤器回收,因为先前的研究分析表明,在这段时间之后,风险/收益曲线开始倾向于去除滤器

6 在行中心静脉导管放置术前,放射技术专家请你观察右侧颈内静脉(下图),因其"看起来很滑稽"。请问图像符合下列哪项诊断?

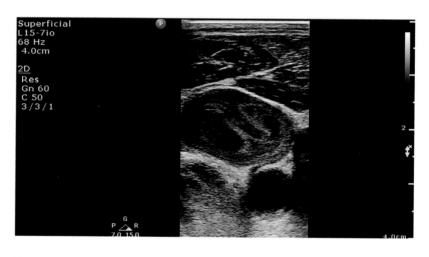

A.血流缓慢 B.急性血栓形成

C.慢性血管闭塞 D.空气栓塞

7 如下图所示,某长期血液透析患者右锁骨下方可触及一皮下结节(三角箭头所示),已知该患者在过去几年内接受了数次隧道式血液透析插管,在检查中触及到的皮下结节最有可能为:

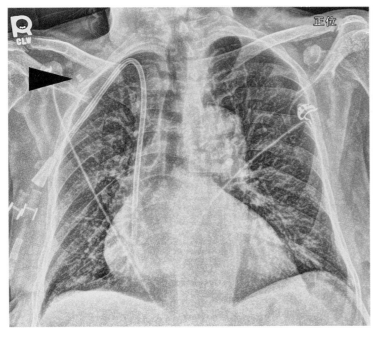
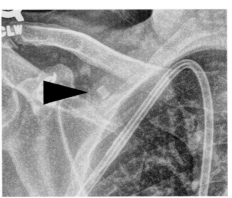

A.留存的导管套　　　　　　　　　　B.钙化灶

C.钙化性动脉瘤　　　　　　　　　　D.断裂的静脉支架

8　根据如下图像,该终末期肾病患者右上肢红细胞进入途径为:

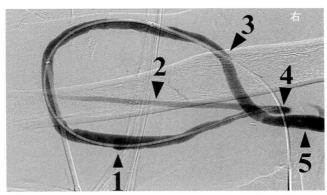
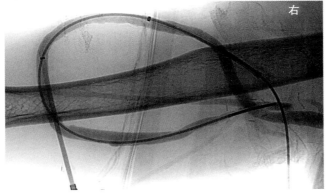

A. 2→4→3→1→5　　　　　　　　　　B. 4→3→1→5

C. 5→3→1→4→2　　　　　　　　　　D. 4→1→3→5

9 本例左肘头臂动静脉瘘的血液透析患者,在图中箭头所示处进行体格检查的结果可能为:

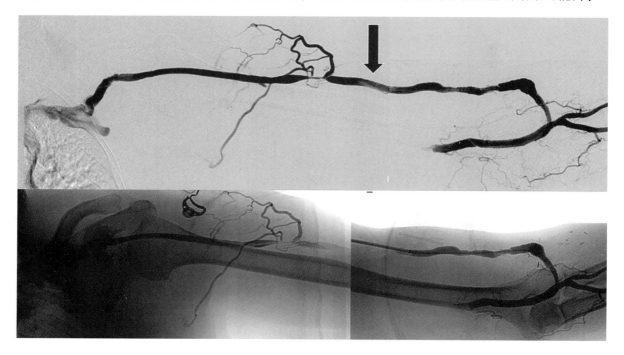

　　A.无可触及体征　　　　　　　　　　B.非搏动性震颤

　　C.搏动性血流　　　　　　　　　　　D.活动性出血

10 在下图所示的 3 例接受血液透析的患者中,哪一例患者在拔针后会出现入口长时间出血的情况?

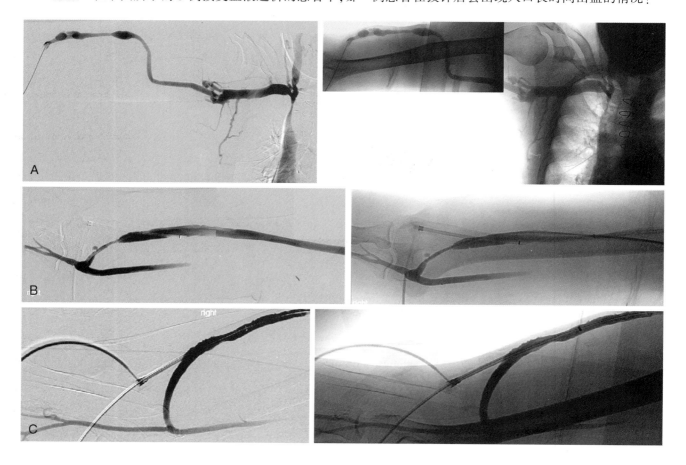

A. A　　　　　　　　　　　　　　　　　　B. B

C. C

11 患者,男,59 岁,既往有左下肢深静脉血栓,病变累及股总静脉、股静脉及腘静脉,已接受抗凝治疗 12 个月。患者左侧足踝内侧可见一新发溃疡,伴左侧足踝进行性肿胀、疼痛,小腿远端皮肤可见明显色素沉着。左侧足背动脉搏动可触及。左下肢静脉 B 超显示先前的深静脉血栓(DVT)完全再通,未见急性血栓形成;患者股静脉功能不全。应对该患者哪项潜在状况进行评估?

A.右心衰竭　　　　　　　　　　　　　　B.髂静脉阻塞

C.伴发外周动脉疾病　　　　　　　　　　D.重复下腔静脉

12 患者,女,28 岁,出现左下肢进行性肿胀、疼痛,伴静脉曲张。该患者静脉双功多普勒超声检查如图所示,该检查图像显示的疾病为:

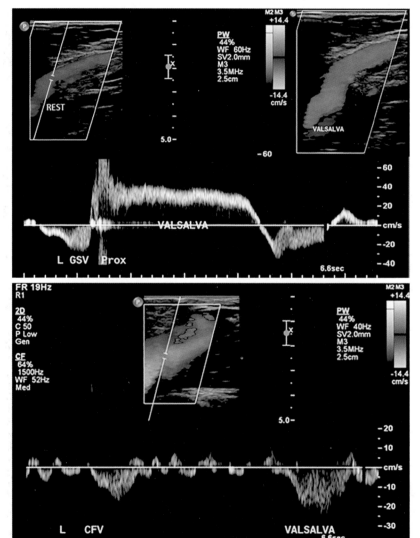

扫码看彩图

A. 深静脉功能不全　　　　　　　　　　B. 浅静脉功能不全

C. 动静脉瘘　　　　　　　　　　　　　D. 盆腔静脉阻塞

13 对诊断为症状性左大隐静脉功能不全的患者,以下哪项是首选的治疗方法?

A.左大隐静脉腔内消融闭合术   B.盆腔静脉造影及支架置入术

C.左大隐静脉弹簧圈栓塞术   D.静脉瓣膜移植术

14 1例长期血液透析的男性患者要求评估其股静脉通路,评估结果图像如下所示,对这一通路类型的最佳描述是:

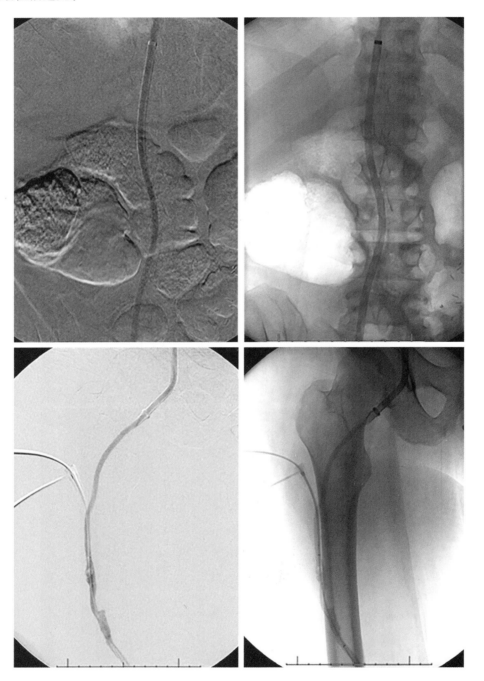

A.隧道式血透导管置管   B.非隧道式血透导管置管

C.动静脉瘘伴 IVC 支架   D.血液透析可靠流出道(HeRO)移植物

15 前臂动静脉移植物血栓成功去除后,对移植物进行诊断性血管造影以评估潜在的狭窄,血管造影图像如下所示。管径不规则增大的区域(三角箭头所示)最有可能代表:

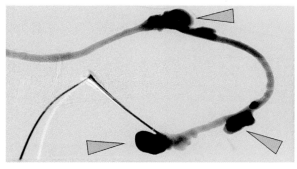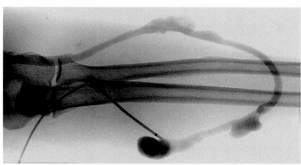

A.细菌性动脉瘤   B.移植物变性

C.活动性渗出   D.侧支静脉

16 患者,44 岁,因动静脉瘘功能障碍对其进行评估,结果如下图所示,血管造影显示上臂静脉流出道口狭窄,行球囊成形术治疗。基于血管成形术后的系列 DSA 图像,下列哪项为下一步应该进行的步骤?

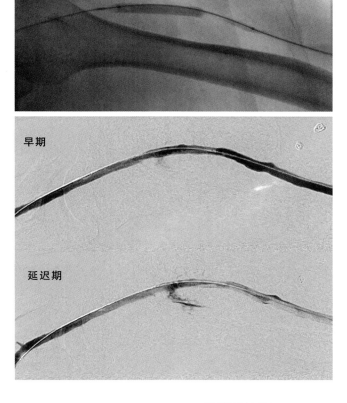

A.无须干预   B.弹簧圈栓塞

C.再次行球囊成形术   D.急诊外科修复

17 以下哪项测量结果与血液透析中成熟的动静脉瘘相符？

　A.静脉流出速率为 800mL/min　　　　　　B.静脉流出径为 3.5mm

　C.静脉流出道距皮肤 10mm 深度　　　　　D.静脉流出压为 6mmHg

18 1 例血液透析的新患者，准备放置带涤纶套隧道式中心静脉导管。在准备入路部位之前，颈部超声显示左右颈内静脉慢性闭塞。下列哪项是下一个最佳入路点？

　A.右腋锁骨下静脉　　　　　　　　　　　B.右股总静脉

　C.右颈外静脉　　　　　　　　　　　　　D.右肝静脉

19 下列哪幅图中的滤器为可回收型滤器？

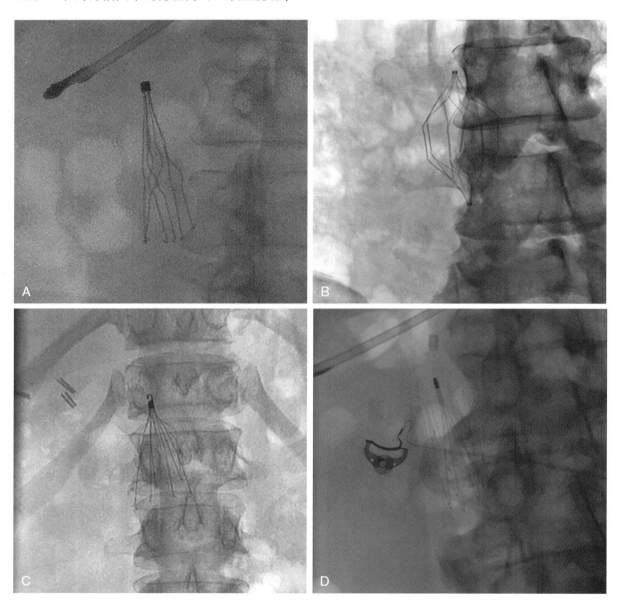

　A. A　　　　　　　　　　　　　　　　　B. B

　C. C　　　　　　　　　　　　　　　　　D. D

20   患者,男,65 岁,因 DVT 存在抗凝禁忌而行下腔静脉滤器置入术。患者 1 个月前已解除抗凝禁忌,并接受香豆素治疗 3 周。现患者要求取出过滤器,行静脉造影如下图,下一步治疗措施为:

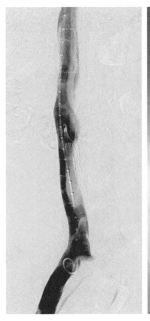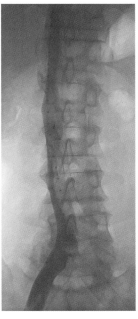

A.按计划取出过滤器

B.继续抗凝治疗,再次静脉造影复查,情况允许的话,可于 2 个月内取出过滤器

C.放弃取出,过滤器终身放置

D.行肾上段 IVC 过滤器置入术

21   患者,55 岁,欲行下腔静脉滤器置入术,其静脉造影如下图,试做出诊断。

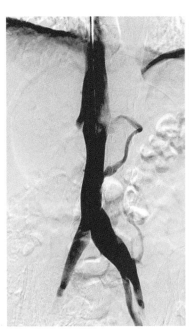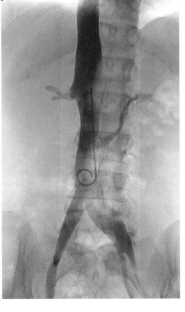

A.肾静脉包绕主动脉   B.肝静脉缺如

C.主动脉腔静脉瘘   D.双下腔静脉

22　下腔静脉的直径达到多大被认为是"巨大腔静脉"？

A. 18mm

B. 28mm

C. 38mm

D. 48mm

23　ICU 小组经左颈入路放置中心静脉导管（如图所示）。导管有间歇性抽吸困难，请求 IR 小组评估导管的位置。为决定处理措施，下一步的最佳方法为：

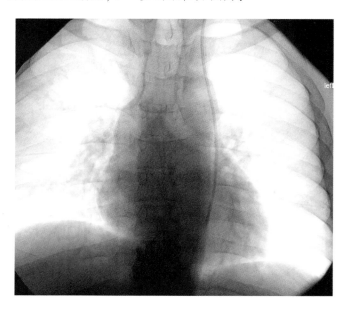

A.导管造影

B.胸部 CTA

C.浏览之前的影像学检查

D.颈部血管超声检查

24　请描述下图所示的隧道式中心静脉导管的血管内走行。

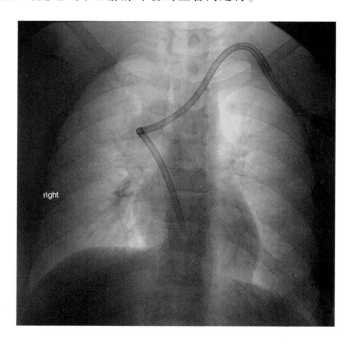

A.左颈内静脉→左头臂静脉→上腔静脉→奇静脉

B.左颈内静脉→左头臂静脉→上腔静脉→右心房

C.左颈内静脉→左头臂静脉→半奇静脉

D.左颈内静脉→左头臂静脉→右心房→右心室→肺动脉主干

25 患者,女,65 岁,终末期肾病接受血液透析治疗。因右上肢人工血管瘘(AVG)功能障碍进行检查,检查结果图像如图所示,病变的元凶在哪个位置?

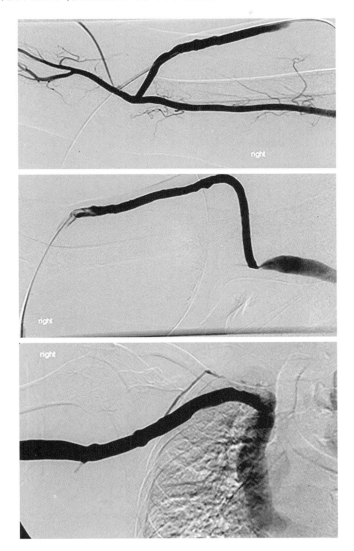

A.动脉吻合处　　　　　　　　　　　　B.动静脉瘘内

C.静脉吻合处　　　　　　　　　　　　D.中心静脉

26 1 例患者于夜间向值班放射科住院医师咨询关于"极端的"下肢深静脉血栓的病情,为了更恰当地对患者进行分类治疗,医师应该了解下列哪项最为关键的信息?

A.下肢深静脉血栓为单侧还是双侧　　　B.是否累及 IVC

C.下肢脉搏检查　　　　　　　　　　　D.高凝病史

27 1 例患者为 18 岁的游泳爱好者,其左臂疼痛和肿胀 24 小时,术中造影如下,下一步应采取的最佳治疗措施为:

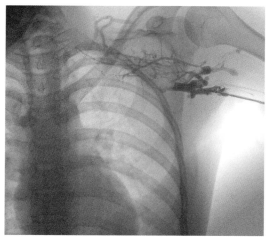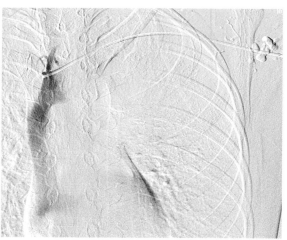

A.弹簧圈栓塞术   B.覆膜支架置入术

C.导管定向溶栓   D. SVC 滤器置入术

28 患儿，2 岁，为行化疗放置静脉输液港。数月后，患儿出现进针困难，正侧位胸片如图所示，下列选
项中最有可能的情况是：

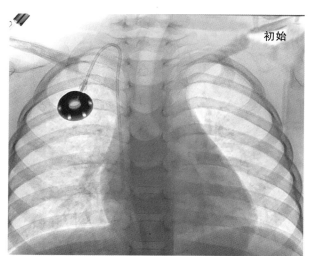

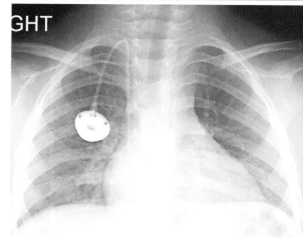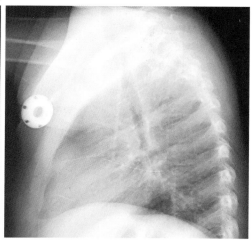

A.导管头端移位   B.港体从导管上脱落

C.纤维蛋白鞘形成   D.港体移位

29 患者,男,33岁,右下肢广泛静脉血栓形成,病变从腘静脉一直累及至髂总静脉。患者接受静脉内肝素抗凝治疗,辅助导管法直接组织纤溶酶原激活剂(tPA)溶栓治疗。此方案几乎清除了所有的急性血栓,患肢肿胀也迅速消退。由于并发获得性肺炎患者住院时间延长,在此期间,患者仍继续全身肝素治疗。术后第8天,患者右下肢再次出现肿胀,超声检查证实再次广泛静脉血栓形成。

	血红蛋白	白细胞	肌酐	血小板
入院日	136g/L	8.7×10⁹/L	9mg/L	380 000/μL
血栓复发日	110g/L	13.2×10⁹/L	1.5mg/L	155 000/μL

下列哪项实验室指标最能解释静脉血栓的复发?

A.血红蛋白 　　　　　　　　　　　　B.白细胞

C.肌酐 　　　　　　　　　　　　　　D.血小板

30 对于下图中的发现,下列哪项是最佳治疗方法?

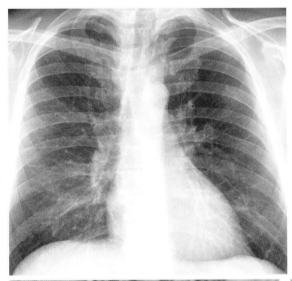

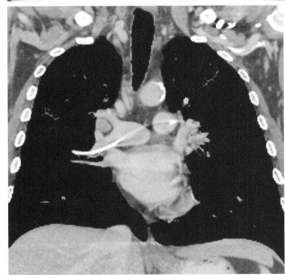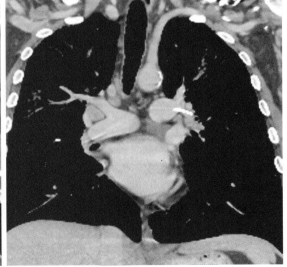

A.经股总静脉通路行介入治疗 　　　　B.经股总动脉通路行介入治疗

C.终身抗凝 　　　　　　　　　　　　D.外科会诊

答案与解析

1 **答案 C**。下腔静脉滤器放置术的适应证分为"治疗性"和"预防性"。这里明显的区别是，有"治疗"指征的患者已确诊为静脉血栓栓塞(VTE)性疾病，而那些"预防"指征的患者被认为存在未来发生重大事件的风险。

表 1　下腔静脉滤器置入适应证

治疗性	预防性
• 抗凝禁忌证	• 严重创伤
• 抗凝并发症	• 闭合性头部损伤
• 抗凝无效(抗凝后出现新的 DVT/PE)	• 脊髓损伤
• 无法维持/获得足够的抗凝	• 高危性正畸伤(长骨骨折,骨盆骨折)
• 具有残余 DVT 的大面积 PE	• 患者被认为有发生 VTE 事件的高风险(长时间制动等)
• 低心肺储备的 DVT	
• 游离髂股静脉或下腔静脉血栓	

Adapted from Caplin DM, Nikolic B, Kalva SP, et al. Quality improvement guidelines for the performance of inferior vena cava filter placement for the prevention of pulmonary embolism. J Vasc Interv Radiol. 2011;22(11):1499–1506.

参考文献：Caplin DM, Nikolic B, Kalva SP, et al. Quality improvement guidelines for the performance of inferior vena cava filter placement for the prevention of pulmonary embolism. *J Vasc Interv Radiol*. 2011; 22(11):1499–1506.

2 **答案 C**。下腔静脉(IVC)造影的原始和减影图像显示通畅的右髂总静脉平稳过渡至IVC肾下段。值得注意的是,肾下 IVC 段管径在假定的髂总静脉汇合水平处没有明显变化,左髂总静脉也没有血液流入。这些发现共同支持重复 IVC 的诊断。左髂总静脉血栓形成可以有相似的临床表现,然而,有一些典型的不规律血流,甚至部分可见在汇合点的静脉入口突出的充盈缺损。在正常的解剖结构下,肾下 IVC 的管径通常比此病例中描述的要大。May-Thurner 综合征是一种典型的发生在左侧的血管现象,原因在于右侧髂总动脉对左侧髂总静脉造成了搏动性压迫损伤。临床表现为左下肢肿胀,受累静脉可以形成血栓或者出现溃疡和侧支静脉网。环主动脉左肾静脉是最常见的肾静脉异常(据报道,患病率高达 17%)。除了主动脉后左肾静脉,还有正常的主动脉前左肾静脉,这是一个重要的异常,因为过滤器放置在左肾静脉,这为下肢的血栓栓塞心脏和肺暴露了一个潜在的途径。IVC 延续为奇静脉是正常肝内 IVC 部分的缺失,本例肾上 IVC段位置和外观正常,因此可除外该选项。

参考文献：Al-Katib S, Shetty M, Jafri SM, et al. Radiologic assessment of native renal vasculature: a multimodality review. *Radiographics*. 2017;37(1):136–156.

Smillie RP, Shetty M, Boyer AC, et al. Imaging evaluation of the inferior vena cava. *Radiographics*. 2015;35(2):578–592.

3 **答案 C**。重复 IVC(患病率为 0.2%~0.3%)是由于两侧上主静脉持续存在,形成了右肾下 IVC 段和左肾下 IVC 段。左肾下 IVC 段典型地流入左肾静脉。右肾下 IVC 段接受右、左肾静脉回流,形成一条正常的肾上 IVC 段。

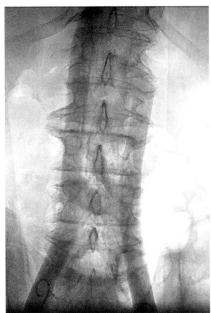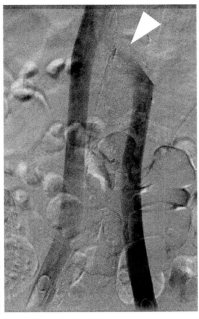

图 1　静脉造影显示重复下腔静脉的解剖结构。注意髂总静脉管径大致和左、右肾下 IVC 段相仿。左肾下 IVC 段在 L1 水平流入左肾静脉(三角箭头所示)。

参考文献:Smillie RP,Shetty M,Boyer AC,et al. Imaging evaluation of the inferior vena cava. *Radiographics*. 2015;35(2):578–592.

4　**答案 B**。在重复 IVC 的情况下 , 传统上有两种解决方法。单个过滤器放置在肾上 IVC 段,或在每一侧肾下 IVC 段各放置一个过滤器。显然,放置在上腔静脉中的过滤器对预防下肢 DVT 引起的 PE 是无效的。

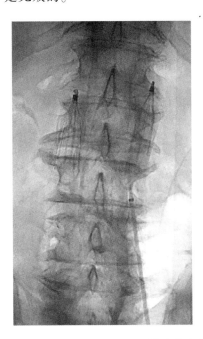

图 2　重复 IVC,双侧肾下 IVC 段各放置 1 枚过滤器。尽管多数病例肾下 IVC 段是完全分开的,但偶尔在肾下 IVC 段之间会存在静脉交通。

参考文献：Malgor RD，Oropallo A，Wood E，et al. Filter placement for duplicated cava. *Vasc Endovascular Surg*. 2011；45（3）：269–273.

Smillie RP，Shetty M，Boyer AC，et al. Imaging evaluation of the inferior vena cava. *Radiographics*. 2015；35（2）：578–592.

5　**答案 B**。IVC 过滤器分为两种：永久性和可回收性过滤器。永久性过滤器在设计上考虑了使滤器保持在原位，没有便于回收的结构设计。可回收过滤器在设计上兼顾了长期（永久）和短期（临时）的使用。过滤器设计包含了位于其顶部的钩子（或与回收装置匹配的其他部件），可被圈套器或其他装置抓住，使过滤器安全可靠地回收到鞘内以完全回收。在过去的几年中，医疗界和外界越来越关注过滤器引起的相关并发症，特别是可回收滤器。并发症包括滤器的倒刺/下肢穿透周围结构、滤器断裂或移位，以及静脉血栓形成。2010 年，FDA 给医疗专业人员发出了一则通告，以帮助指导使用 IVC 过滤器。具体信息可通过 FDA 网站在线获得。选项 B 准确反映了对植入医师的建议。选项 A 错误，通告中并不禁止使用可回收滤器，反而"鼓励"植入医师和负责任的提供者要考虑每位患者滤器回收的风险和益处。通告中没有强制性的规定（选项 C 错误）。研究表明，在 IVC 滤器植入 29~54 天回收滤器，其风险/获益比是有利的（选项 D 错误）。

参考文献：Morales JP，Li X，Irony TZ，et al. Decision analysis of retrievable inferior vena cava filters in patients without pulmonary embolism. *J Vasc Surg Venous Lymphat Disord*. 2013；1（4）：376–384.

Wadhwa V，Trivedi PS，Chatterjee K，et al. Decreasing utilization of inferior vena cava filters in post-FDA warning era：insights from 2005 to 2014 nationwide inpatient sample. *J Am Coll Radiol*. 2017；14（9）：1144–1150.

6　**答案 A**。为了解释超声图像，首先要识别颈内静脉。该静脉是一个卵圆形结构，位于浅表的颈部肌肉和深部的圆形无回声的颈总动脉之间。静脉回声结构不均匀，呈漩涡状。这种表现与急性血栓不一致，后者回声结构较均匀（最常为低回声），并常伴静脉扩张。慢性闭塞的颈静脉体积较小，通常不易被发现，并且往往可见高回声血栓。如果有可见的慢性血栓，则可能存在再通管道。此外，还可经常在颈部看到明显的侧支血管。血流缓慢（选项 A 正确）归因于红细胞堆积，其中，堆积或聚集的红细胞在超声检查上表现为曲线或漩涡状回声，如病例图像所示。下一步是进行超声探头压闭血管腔检查并确认其通畅性。血管内空气可表现为可移动的非依赖性高回声灶并伴有阴影。

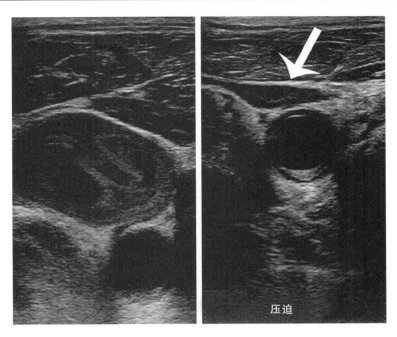

图 3 所示病例超声压迫图像显示静脉腔消失(箭头所示),可确认通畅。但不要忽视血流缓慢,其可能暗示在视野之外存在中心静脉阻塞。

参考文献:Albertyn LE,Alcock MK. Diagnosis of internal jugular vein thrombosis. *Radiology*. 1987;162(2):505-508.

Blanco P,Volpicelli G. Common pitfalls in point-of-care ultrasound:a practical guide for emergency and critical care physicians. *Crit Ultrasound J*. 2016;8(1):15.

7 **答案 A。** 在图片中,值得关注的是右锁骨下方呈矩形形状的钙密度灶。考虑到患者有多次血液透析导管放置的病史,这种异常最可能是先前导管留下的钙化了的聚酯袖套(选项 A 正确),残留袖套并不少见,但并不总会钙化,矩形形状显然不是生理性的,因此不能代表钙化灶或钙化的动脉瘤。其大小和形状不符合静脉支架。

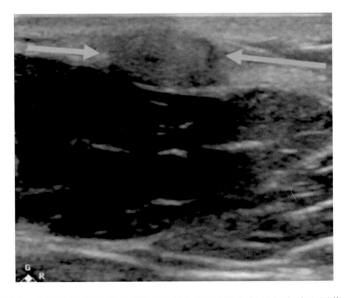

图 4 未钙化残留透析导管袖套(箭头所示)的病例的超声检查图像。

参考文献：Huang BK，Hubeny CM，Dogra VS. Sonographic appearance of a retained tunneled catheter cuff causing a foreign body reaction. *J Ultrasound Med*. 2009；28（2）：245–248.

Kohli MD，Trerotola SO，Namyslowski J，et al. Outcome of polyester cuff retention following traction removal of tunneled central venous catheters. *Radiology*. 2001；219（3）：651–654.

8   **答案 D**。在第一次遇到透析通路的工作时确实令人困惑。此例为右上肢人工血管瘘（AVG）。在 AVG 中，有一条流入动脉与人工血管（移植物）相吻合，移植物作为血流通道和透析针插入的导管，通常为直的或环状的，然后再与较大的引流静脉吻合。在本例中，人工血管段中有 2 条短的血管鞘。一条诊断导管逆行插入（逆血流方向），其尖端位于动脉吻合口上游的肱动脉内，即位置 4。血液将从流入动脉流入移植物（4→1），通过移植物（1→3），最后进入流出静脉（3→5）。位置 2 代表下游肱动脉，当在动脉吻合口附近注入造影剂并充盈动脉和移植物时，可见显影。

参考文献：Quencer KB，Friedman T. Declotting the thrombosed access. *Tech Vasc Interv Radiol*. 2017；20（1）：38–47.

Zaleski G. Declotting，maintenance，and avoiding procedural complications of native arteriovenous fistulae. *Semin Intervent Radiol*. 2004；21（2）：83–93.

9   **答案 C**。体格检查是对血液透析通路功能障碍进行血管造影评估的重要辅助手段。图像显示肘部肱动脉与头静脉之间存在动脉吻合，中上段头静脉有短段严重狭窄，伴侧支静脉形成。由于狭窄增加了阻力，因此向上血流压力增高，在指定位置检查时表现为脉动血流（选项 C 正确）。如果没有狭窄，检查时为非搏动性震颤。如果感知不到任何体征则符合动静脉瘘血栓形成。图像显示了侧支形成，而非活动性出血。

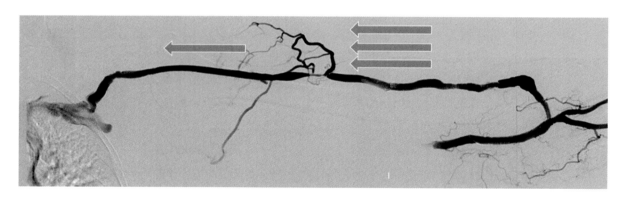

图 5   图像中用箭头代表通路中血流压力。

参考文献：Quencer KB，Arici M. Arteriovenous fistulas and their characteristic sites of stenosis. *AJR Am J Roentgenol*. 2015；205（4）：726–734.

Quencer KB，Friedman T. Declotting the thrombosed access. *Tech Vasc Interv Radiol*. 2017；20（1）：38–47.

Whittier WL. Surveillance of hemodialysis vascular access. *Semin Intervent Radiol*. 2009；26（2）：130–138.

10   **答案 A**。在血液透析通路评估中提供的征象往往可以提示 IR 医生有关病变的部位。如果透析装置或患者主诉拔管后出血延长，这提示流出道可能发生梗阻而导致透析回路内的压力增加。其他迹象包括回路流量减少和透析机的高回流压力。选项 A 图像显示，中央静脉(特别是右无名静脉)严重狭窄,并且逆行流向颈内静脉,由于该位置在针头插管部位的下游,会在回路中产生升高的压力,故选项 A 为最佳答案。选项 B 图像显示出动脉吻合处附近的桡骨头动静脉瘘的严重狭窄。这种病变会导致回路血流减少,透析机上负流入压力升高,临床上常被报道为"插管困难"。选项 C 的图像显示了 AVG 的动脉吻合的正常外观。

参考文献:Quencer KB, Arici M. Arteriovenous fistulas and their characteristic sites of stenosis. *AJR Am J Roentgenol*. 2015;205(4):726–734.

　　Whittier WL. Surveillance of hemodialysis vascular access. *Semin Intervent Radiol*. 2009;26(2):130–138.

　　Zaleski G. Declotting, maintenance, and avoiding procedural complications of native arteriovenous fistulae. *Semin Intervent Radiol*. 2004;21(2):83–93.

11　**答案** B。患者表现出的症状和体征与双下肢静脉双功多普勒超声检查不符合,应怀疑是否有未发现的病变。此例患者有广泛的左下肢股腘深静脉血栓,并具有良好的再通。但其仍具有血栓后综合征恶化的体征和症状。下肢静脉流出道梗阻在双功超声检查中很难评估,如果存在,会导致明显的下肢症状。腹腔盆腔造影是必要的。临床发现提示,正在进行的静脉病理学检查,未提及右下肢问题,因此选项 A 的可能性很小。对于不愈合的伤口,应考虑并发周围动脉疾病,但是此例溃疡的位置和相关症状提示潜在的问题在静脉。此外,由于足背动脉搏动可触及,因此几乎不可能有严重的动脉阻塞。

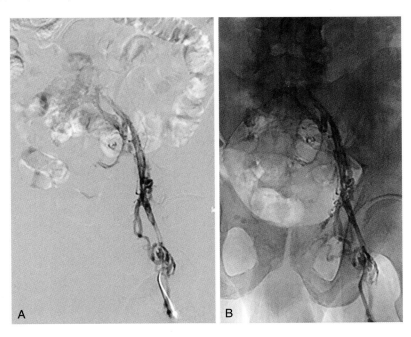

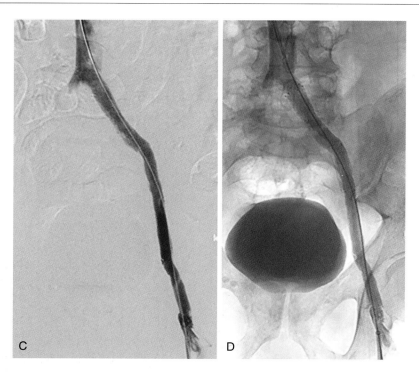

图6　本例患者的盆腔静脉造影显示,左髂外静脉和髂总静脉的慢性血栓形成,伴侧支形成和交叉盆腔充盈(A,B)。在再通和支架置入后,左下肢静脉回流良好(C,D)。患者1个月后溃疡愈合,肿胀明显改善。

此时,最好回顾一下 May-Thurner 综合征(髂静脉压迫综合征)。人体内有一个自然的压迫点,即左侧髂总静脉在较浅的右髂总动脉和较深的腰椎之间走行。这是正常的解剖结构,但在一部分人中,静脉的某些病变可导致急性和慢性静脉阻塞。在静脉造影中,应采用不同的斜位以评估狭窄、急性和慢性血栓、隔膜、开窗术以及侧支充盈情况。血管内超声(IVUS)是一种重要的辅助检查手段,尤其适用于静脉造影正常的情况。

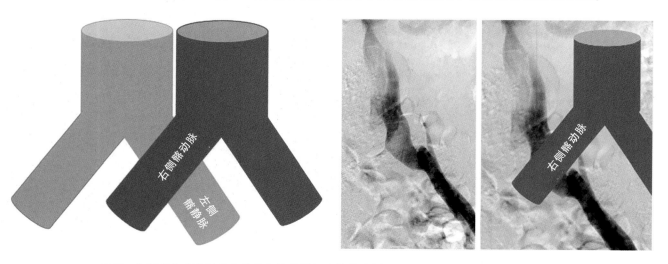

图7　右侧髂总动脉压迫左髂总静脉的图解和静脉造影图。IVUS 显示左髂总静脉腔狭窄>60%。

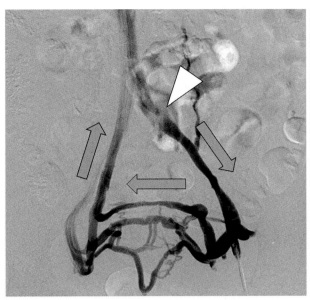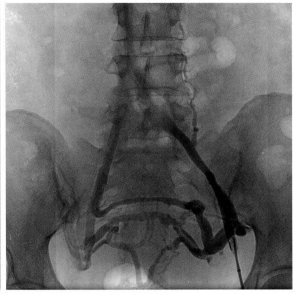

图 8　导管定向溶栓术治疗伴发左下肢广泛深静脉血栓病例。在 tPA 溶栓取得良好效果后,造影图像显示,左髂总静脉有一个潜在的 May-Thurner 病变(白色三角箭头所示),随后进行球囊血管成形术和支架置入术。现有的侧支静脉(灰色箭头所示)通过从左到右的盆腔静脉引流而绕过阻塞点。

参考文献:Knuttinen MG,Naidu S,Oklu R,et al. May-Thurner:diagnosis and endovascular management. *Cardiovasc Diagn Ther.* 2017;7(suppl 3):S159-S164.

　　Neglén P. Chronic deep venous obstruction:definition,prevalence,diagnosis,management. *Phle-bology.* 2008;23(4):149-157.

12　**答案 B**。患者表现出下肢静脉疾病的症状和体征,接受双下肢静脉双功超声检查。上图为左大隐静脉(L GSV)的频谱多普勒超声检查。注意色标、扫描角度和光谱跟踪等参数。患者进行 Valsalva 动作期间,血流在光谱描迹的零线上方持续数秒钟。根据相邻的数字标度,零线上方的血流为正数。当关联检查静脉时,我们看到色标上的正数对应于血流流向传感器,而色标上的负数对应于血流流向背离传感器。解剖学上,传感器指向左侧或朝向患者的头部。这将表明在左大隐静脉有几秒钟的逆流。浅表静脉系统逆流的诊断标准是逆流>0.5 秒(选项 B 正确)。底部的图像为左股总静脉(L CFV)的频谱多普勒超声检查。在光谱跟踪中,流动主要在零线以下,且有短暂的逆流周期。当与检查静脉的色标相关联时,我们看到色标上的负数对应于血流背离传感器,这意味着正常的深静脉血从下肢流向心脏,并伴有短暂的逆转(瓣膜关闭的时间)。深部静脉系统逆流的诊断标准>1.0 秒。动静脉瘘在波形上显示有规律的动脉脉冲。如果在瘘口下游成像,也会出现持续的高舒张流量。盆腔静脉阻塞表现为静脉波形中呼吸相性的丧失和 Valsalva 增强作用减弱。

参考文献:Khilnani NM,Grassi CJ,Kundu S,et al. Multi-society consensus quality improvement guidelines for the treatment of lower-extremity superficial venous insufficiency with endovenous thermal ablation from the Society of Interventional Radiology,Cardiovascular Interventional Radiological Society of Europe, American College of Phlebology and Canadian Interventional Radiology Association. *J Vasc Interv Radiol.* 2010;21(1):14-31.

13 答案 A。静脉功能不全会导致多种临床问题，从轻度肿胀、静脉曲张到持久不愈的溃疡。首次接诊患者时，采用分类方案评估该疾病的临床、解剖、病因和病理生理(CEAP)特征。静脉超声对初次评估至关重要。许多患者会出现症状性浅静脉(大隐静脉或小隐静脉)功能不全。保守治疗包括保持健康的体重、适宜运动、抬高患肢以及穿弹力袜。经过上述治疗无法完全缓解的患者可选择侵入性治疗。对于浅静脉功能不全，治疗的首要目标是消除血流流入扩张反流的大隐静脉的患者，传统方法是采取高位结扎大隐静脉或大隐静脉剥脱术。现在绝大多数的隐静脉治疗都采用微创手术，也称为"闭合术"，即通过在大隐静脉或小隐静脉中插入导管，使用射频能量，激光能量或胶水对整个管腔进行闭合来完成。

参考文献：Khilnani NM，Grassi CJ，Kundu S，et al. Multi-society consensus quality improvement guidelines for the treatment of lower-extremity superficial venous insufficiency with endovenous thermal ablation from the Society of Interventional Radiology，Cardiovascular Interventional Radiological Society of Europe，American College of Phlebology and Canadian Interventional Radiology Association. *J Vasc Interv Radiol.* 2010；21(1)：14–31.

Sydnor M，Mavropoulos J，Slobodnik N，et al. A randomized prospective long-term (>1 year)clinical trial comparing the efficacy and safety of radiofrequency ablation to 980 nm laser ablation of the great saphenous vein. *Phlebology.* 2017；32(6)：415–424.

14 答案 D。病例图像展示了由手术创建的用于血液透析的 HeRO 移植物，该通路类型由两部分组成：第一部分是移植血管，与流入动脉相吻合，类似于一个标准的人工血管。移植物不是通过正常的静脉流出，而是通过放置在中央静脉中的专用导管引流，导管末端插入到右心房或其附近。整个通路位于皮下或静脉内(没有裸露的导管)。尽管不常见，但识别这种通路类型以便进行适当的干预是十分重要的。移植血管和导管部分之间的钛接头和远端的标记环是识别这种血透通路的线索。

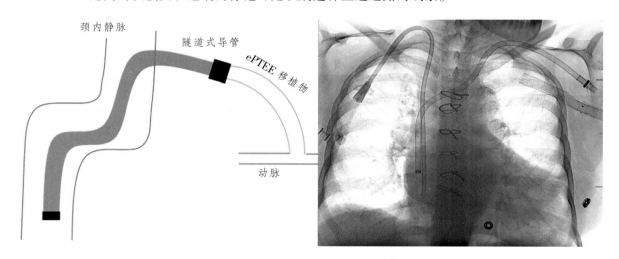

颈内静脉

隧道式导管

ePTEE 移植物

动脉

图 9　左侧 HeRO 移植物的图解和透视图。该患者还有右侧隧道式血液透析导管以进行比较，注意隧道式血液透析导管外部端口和缺少标记环可做鉴别。

参考文献：Al Shakarchi J，Houston JG，Jones RG，et al. A review on the hemodialysis reliable outflow (HeRO)graft for haemodialysis vascular access. *Eur J Vasc Endovasc Surg.* 2015；50(1)：108–113.

15 答案 B。用于血液透析的动静脉移植物是由膨胀的聚四氟乙烯(ePTFE)或类似产品制成的人造管腔。尽管其经久耐用,但也不能完全避免损坏,特别是 1 周内被大号针头多次穿插的情况下。如果移植物在反复穿刺的部位发生破裂,则可能会形成局灶性包囊(可能被周围的瘢痕组织所包围),这被称为移植物变性或假性动脉瘤形成。当出现以下特征时,美国国家肾脏基金会肾脏疾病结果质量倡议(KDOQI)建议进行干预:

- 假性动脉瘤的大小或数量限制了可用的针头插管部位
- 假性动脉瘤威胁上覆皮肤的生存
- 假性动脉瘤引起疼痛
- 有相关感染的证据

传统上,移植物变性可通过外科手术修复。血管内支架置入术在某些情况下也适用。有动脉瘤形成的感染的移植物(选项 A)可能会出现局部感染的迹象(疼痛、发红、窦道引流或移植物材料裸露),反复发生移植物血栓形成或因菌血症和败血病引起的全身性疾病。血管造影术对移植物感染不敏感或不具特异性。随着积极的外渗,延迟时间更长的图像应该显示出对比度的增大而不是消除。病例图像上未显示静脉。

参考文献:Pandolfe LR, Malamis AP, Pierce K, et al. Treatment of hemodialysis graft pseudoaneurysms with stent grafts:institutional experience and review of the literature. *Semin Intervent Radiol.* 2009;26 (2):89–95.

Sequeira A, Naljayan M, Vachharajani TJ. Vascular access guidelines:summary, rationale, and contro-versies. *Tech Vasc Interv Radiol.* 2017;20(1):2–8.

16 答案 C。根据定义,血管成形术是一种控制血管损伤的治疗形式。对狭窄段进行球囊扩张后,存在血管壁破裂和腔外渗漏的小风险。这在治疗大的母血管的明显狭窄而不进行渐进性系列扩张时更常见。在本例中,流出静脉有局灶性破裂伴活动性外渗。虽然动静脉瘘的压力和流量高于正常静脉,但保守治疗措施通常是成功的。最合适的第一步措施是在破裂部位重新充盈球囊以堵塞出血。经过数分钟的球囊充盈后,问题常常能得到解决。如果仍持续出血,可以继续多次充盈球囊或放置支架(通常是覆膜的自扩张型支架)。出现这种情况时若不进行任何干预(选项 A)将导致破裂部位的血肿增大,这是不可接受的结果,会影响透析通路。弹簧圈栓塞(选项 B)将导致整个透析通路阻塞,只可用于无法用球囊填塞或支架治疗的灾难性破裂。同样地,这种类型的并发症也不需要进行急诊手术。值得注意的是,这是一个强调任何病变在介入治疗后能够保持导丝通路的重要性的极佳病例。如果在完成血管造影评估血管成形术结果之前将导丝撤回,则操作者可能无法再将导丝通过病变(因为再狭窄、痉挛、严重损伤)部位来处理由血管成形术或支架置入所引起的血管破裂外渗。在这种情况下,失去导丝通路意味着可能会失去透析通路。在其他情况下,例如,进行复杂的髂动脉再通术时,失去导丝通道可能是致命的。

参考文献:Zaleski G. Declotting, maintenance, and avoiding procedural complications of native arteriovenous fistulae. *Semin Intervent Radiol.* 2004;21(2):83–93.

17 答案 A。"6s 法则"是评估动静脉瘘管是否准备插管的简便方法。通过一段时间的成熟过程(通常为 6~8 周),瘘管静脉流出量应>600mL/min,直径达到>6mm,距皮肤表面<6mm。本质上,大的、高流量管道 1 周内可多次用大号针头穿刺。当然,并非所有的瘘管都达到甚至超过这些标准。对于选项 B 或静脉流出口径不足的情况,诊断超声、瘘管

造影可用于识别潜在的流入或流出道狭窄以及竞争流出静脉。静脉太深时(选项C)，要获得成功穿刺以及拔管后进行止血都具有挑战性。这个问题最好通过外科手术来解决。关于选项D，常规不使用静脉压力测量来评估通路的成熟度。

参考文献：Clinical practice guidelines for vascular access. *Am J Kidney Dis*. 2006;48 (suppl 1):S176–S247.

18 **答案C**。放置带涤纶套隧道式中心静脉导管进行血液透析时，有许多静脉通路可供选择。右颈内静脉是最佳的初始选择。除此之外，没有统一的顺序。在作者的机构使用的静脉通路的顺序是：①右颈内静脉；②左颈内静脉；③右颈外静脉；④左颈外静脉；⑤向中央引流的未命名的左右颈部侧支静脉。本质上尽可能选择颈部静脉入路，这与KDOQI和其他组织的实践指南一致。此外，入路位置还取决于患者将来是选择上肢、下肢或是胸壁动静脉的通道。选项包括经腋锁骨下、股血管、经腰椎、经肝、经肾和经胸腔途径，它们各有利弊，应针对患者个体化设置方案。大多数患者最终会采取上肢AVF或AVG，应避免对新的血液透析患者采取腋锁骨下通路，原因是其与静脉狭窄、血栓形成高度关联。

参考文献：Clinical practice guidelines for vascular access *Am J kidney Dis*. 2006;48(suppl 1):S176–S247.

　　Patel AA，Tuite CM，Trerotola SO. K/DOQI guidelines：what should an interventionalist know? *Semin Intervent Radiol*. 2004;21(2):119–124.

　　Sequeira A，Naljayan M，Vachharajani TJ. Vascular access guidelines：summary，rationale，and controversies. *Tech Vasc Interv Radiol*. 2017;20(1):2–8.

19 **答案C**。IVC过滤器有两种主要类型：永久性和可回收的(出于完整性考虑，市场上有可转换的过滤器)。两者都可长期放置，然而后者的设计旨在方便回收。大多数可回收过滤器在顶部都有一个挂钩(选项C)，可以用套圈或其他装置进行抓捕，然后将过滤器回收到一个管径较大的套管中以便完整取出。有些可回收过滤器在顶部没有正式的挂钩，但是，它们也都是可回收的类型。临床实践中，当患者不再有临床指征或出现与过滤器相关的并发症时，可将过滤器取出。只要过滤器顶部、撑杆没有嵌入或穿透IVC壁，大多数过滤器取回过程都是快速而直接的。即便出现上述情况，也有了先进的技术帮助解决。例如，钢丝吊索、激光鞘管以及使用坚硬的支气管钳，可确保很高的安全取出率。

参考文献：Desai KR，Pandhi MB，Seedial SM，et al. Retrievable IVC filters：comprehensive review of device-related complications and advanced retrieval techniques. *Radiographics*. 2017;37(4):1236–1245.

　　Iliescu B，Haskal ZJ. Advanced techniques for removal of retrievable inferior vena cava filters. *Cardiovasc Intervent Radiol*. 2012;35(4):741–750.

20 **答案B**。在取出过滤器之前，常规应进行静脉造影，以评估过滤器的位置，并确保IVC或过滤器本身没有血栓，否则在过滤器取出过程中或取出后会立即造成栓塞。本例患者的静脉造影图显示在过滤器下方和内部有一个大的附壁血栓(选项A错误)。下一步治疗措施应该保持临时过滤的目标，避免患者面临额外重大风险。因为患者解除暂时禁忌后开始了抗凝治疗，原则上应继续抗凝治疗，1个月内复查静脉造影。如果血栓块已显示明显溶解，则可以安全地取出过滤器。此时放弃回收过滤器(选项C)为时过早，放置肾上段过滤器(选项D)不会带来额外的好处，因为在过滤器上方并没有血栓。

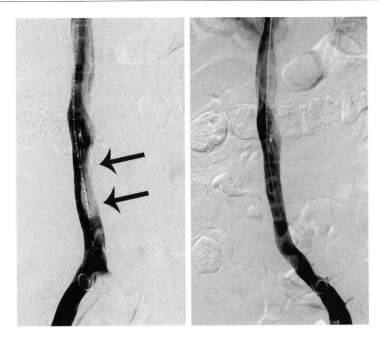

图 10　左图为取出过滤器前静脉造影图,大的附壁血栓(箭头所示)从整个肾下段 IVC 延伸并进入过滤器,但血栓并没有蔓延过滤器头部。右图为该患者继续接受抗凝治疗 3 个月后静脉造影,显示出血栓完全溶解,取出过滤器。

参考文献:Teo TK,Angle JF,Shipp JI,et al. Incidence and management of inferior vena cava filter thrombus detected at time of filter retrieval. *J Vasc Interv Radiol*. 2011;22(11):1514-1520.

21　**答案 A。**放置下腔静脉过滤器之前需常规进行腔静脉造影,目的是:①确定肾静脉位置;②发现异常静脉解剖;③测量下腔静脉直径;④评估下腔静脉中血栓情况。本病例图像显示环主动脉走行的左肾静脉,但在正常位置(L1~L2 水平)呈肾静脉的典型形态,第二部分向尾部引流至下段下腔静脉(有时引流至髂静脉)。发现异常的静脉十分重要,因为静脉通路可以作为血栓绕过位于 L1~L2 水平主肾静脉正下方的过滤器的潜在通道。过滤器位置的最佳选择为左下肾静脉下方或肾上段腔静脉。图中肝静脉未显影并不意味着肝静脉缺如,因为在心动周期的大部分时间血液都是从肝脏流出的。主动脉腔静脉瘘是一种罕见的并发症,主要见于穿透性创伤或腹主动脉瘤。由于血流方向的特征性,其在动脉造影而非静脉造影上,更容易被识别。

参考文献:Bass JE,Redwine MD,Kramer LA,et al. Spectrum of congenital anomalies of the inferior vena cava:cross-sectional imaging findings. *Radiographics*. 2000;20(3):639-652.

Funaki B. Inferior vena cava filter insertion. *Semin Intervent Radiol*. 2006;23(4):357-360.

22　**答案 B。**下腔静脉直径>28mm 被定义为巨大腔静脉。在实践中,这一点非常重要,正如大多数可用过滤器的使用说明(IFU)所指出的那样,其适用于 28mm 以下的下腔静脉直径。如果存在巨大腔静脉,则必须放置经过特别设计的过滤器(例如,美国 Cook 公司的鸟巢式过滤器)或考虑将传统过滤器放置在髂总静脉。

参考文献:Doe C,Ryu RK. Anatomic and technical considerations:inferior vena cava filter placement. *Semin Intervent Radiol*. 2016;33(2):88-92.

23　**答案 C。**解释导管位置有 4 种可能性：①导管在血管外；②经动脉内放置；③经静脉内放置但静脉途径不正确；④经静脉放置，但静脉有解剖变异。在本例中，快速浏览先前影像显示了已知的左侧上腔静脉(SVC)。持久性左侧上腔静脉(PLSVC)是一种偶然的发现，少于总人口的 0.5%。典型的发现是存在右侧 SVC，左侧上腔静脉仅作为右侧的重复，而左头臂静脉缺如。左侧 SVC 几乎总是引流入冠状窦，而很少引流入左心房(已知的心脏异常除外)。

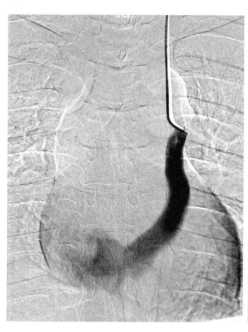
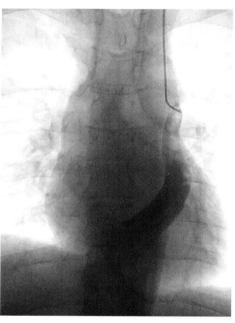

图 11　本例患者先前的经导管静脉造影图像显示 PLSVC。在最初的图像上显示中心静脉导管位置很深，紧贴着左侧上腔静脉壁，出现吸气性导管通畅困难，回撤数厘米后恢复良好。

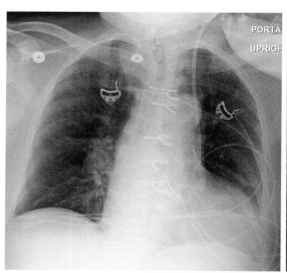
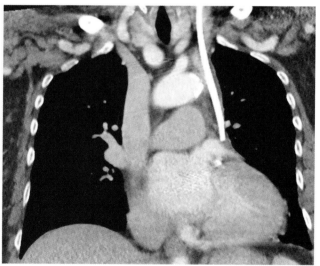

图 12　某患者接受左颈入路中央静脉导管置管，导管走行类似于 PLSVC 所见。导管的远端部分可见扭结。其先前的影像学检查未见静脉异常。胸部 CT 显示静脉内导管穿出左侧无名静脉，尖端位于纵隔脂肪中。治疗是顺利的，在介入血管复合手术室，将导管拔出，同时用球囊填塞静脉通道。最后行静脉造影，未显示外渗或其他损伤迹象。

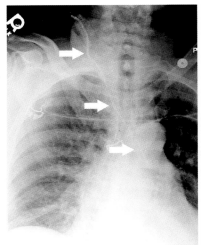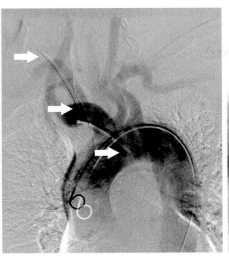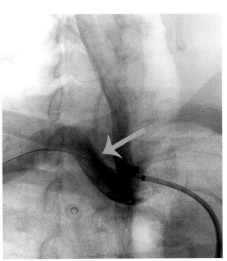

图 13 系列图为在 ICU 放置的中心静脉导管位置错位。胸部 X 线显示从右颈入路的导管(白色箭头所示)从右到左横穿中线,怀疑导管穿出血管外或进入了动脉。因为从静脉插入的导管不会有这样的路径。导管管腔传导时获得动脉波形。拔除导管时的动脉造影显示经颈部插入的导管进入了锁骨下动脉,导管尖端位于主动脉弓内。当导管从颈部拔除时,在锁骨下动脉内放置 1 枚球囊扩张覆膜支架覆盖导管入口部位(灰色箭头所示)来治疗损伤。

参考文献:Bhutta ST,Culp WC. Evaluation and management of central venous access complications. *Tech Vasc Interv Radiol*. 2011;14(4):217–224.

Demos TC,Posniak HV,Pierce KL,et al. Venous anomalies of the thorax. *AJR Am J Roentgenol*. 2004;182(5):1139–1150.

Povoski SP,Khabiri H. Persistent left superior vena cava:review of the literature,clinical implications,and relevance of alterations in thoracic central venous anatomy as pertaining to the general principles of central venous access device placement and venography in cancer patients. *World J Surg Oncol*. 2011;9:173.

24 **答案 A**。要回答这一问题,首先要掌握影像学标志和隧道式中心静脉导管置管的基本技术。在本病例图像中,在右主支气管的头侧,导管向内侧偏移,而不是沿上腔静脉直下至右心房。该径路是奇静脉的经典走行。在本例特殊的患者中,因 SVC 慢性阻塞,选择奇静脉作为隧道式血液透析导管的置管部位。在普通患者中应尽可能避免将导管放置在奇静脉内,因为这会增加并发症:血管穿孔和导管功能障碍。在放置中心静脉导管后,如果担心将其意外放置在奇静脉内,可通过侧位像检查导管是否存在典型的向后偏移。

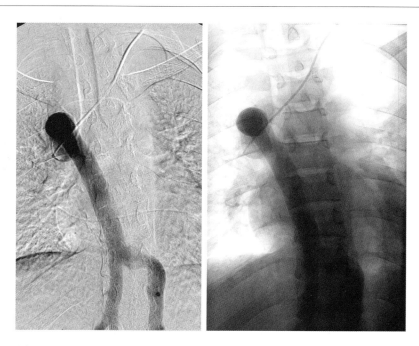

图 14　本例患者经导管血管造影显示上腔静脉因慢性阻塞而不显影，奇静脉肥大，引流上肢和头颈部的血流。将导管插入到奇静脉，常规进行静脉造影以评估奇静脉的大小和走行。

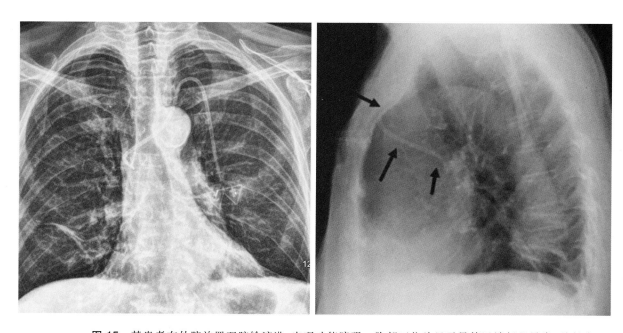

图 15　某患者在外院放置双腔输液港，出现功能障碍。胸部正位片显示导管远端行程异常，总长度显得过短。侧位片显示导管向后走行数厘米（箭头所示），这是典型的奇静脉走行位置。注意港体的位置相对较低，位于左胸第三前肋。该患者的乳房下垂，输液港港体活动度大。调整措施包括将输液港港体缝合固定，使用猪尾导管抓捕错位的远端导管使其重新放置到上腔静脉与右心房交界处。

参考文献：Gibson F，Bodenham A. Misplaced central venous catheters：applied anatomy and practical management. *Br J Anaesth*. 2013；110（3）：333−346.

　　Wong JJ，Kinney TB. Azygos tip placement for hemodialysis catheters in patients with superior vena cava occlusion. *Cardiovasc Intervent Radiol*. 2006；29（1）：143−146.

25 **答案 C。**AVG 是血液透析患者常用的一种通路类型,其以人造血管为移植物,将移植物与流入动脉(动脉吻合术)和流出静脉(静脉吻合术)缝合,作为血流的通道和穿刺置管的管道。移植物的方向是可变的。移植物可以是直的(如本例所示),也可以是环状的。其可以被放在前臂、上臂、胸壁或腹股沟部位。对功能异常的 AVG 进行评估时,应评估从动脉吻合端开始到右心房的完整通路。在本特殊病例中,血管造影显示移植物在肘关节水平与肱动脉相连。移植物本身通畅,没有明显的狭窄。移植物与动静脉瘘的流出静脉的区别在于前者管径粗细均匀,壁光滑,无静脉分支。在静脉吻合处有严重的局灶性狭窄,中心静脉通畅,AVG 功能障碍最常见的原因是静脉吻合口狭窄(占病变的 80%~85%)。根据 KDOQI 指南,透析通路狭窄(最小狭窄 50%)的初始治疗是球囊血管成形术。虽然这几乎适用于所有通路中的血流限制性病变,但对于上肢 AVG 功能障碍的患者来说,随机数据支持初次治疗在静脉吻合处的狭窄部位放置自膨胀覆膜支架。在一项随机研究中,与单纯球囊血管成形术相比,初次支架置入术 6 个月后,血管通畅度几乎加倍。

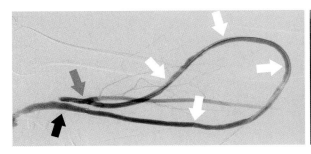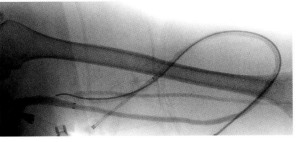

图 16 上臂环状移植物。动脉吻合端(灰色箭头所示);移植物(白色箭头所示);放置支架的静脉吻合端(黑色箭头所示)。

参 考 文 献 :Dariushnia SR,Walker TG,Silberzweig JE,et al. Quality improvement guidelines for percutaneous image-guided management of the thrombosed or dysfunctional dialysis circuit. *J Vasc Interv Radiol*. 2016;27(10):1518-1530.

Haskal ZJ,Trerotola S,Dolmatch B,et al. Stent graft versus balloon angioplasty for failing dialysis-access grafts. *N Engl J Med*. 2010;362(6):494-503.

Vesely T,Davanzo W,Behrend T,et al. Balloon angioplasty versus Viabahn stent graft for treatment of failing or thrombosed prosthetic hemodialysis grafts. *J Vasc Surg*. 2016;64(5):1400- 1410.e1.

26 **答案 C。**股蓝肿是一种罕见的危重血管疾病。当肢体急性血栓性的静脉阻塞非常严重时,血液流动几乎完全被阻断,间质压力升高,动脉灌注受损,也即筋膜室综合征,最终导致组织严重缺血。临床表现为肢体明显肿胀、变色、触诊时触痛。这是一种紧急情况,如果不积极治疗可能导致截肢甚至死亡。除了迅速发现并启动抗凝治疗外,血管内静脉血栓切除术通常是当代临床实践中的首选,在某一些医疗机构仍以外科手术切除静脉血栓作为首选的治疗。在处理静脉血栓病例时,各选项均需了解,但最重要的是进行肢体脉搏检查。

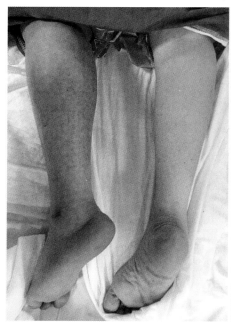
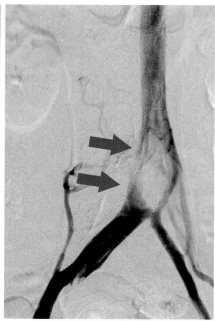
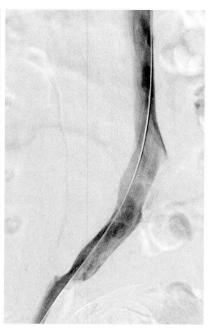

图17　患者，女，54岁，无静脉血栓病史，出现左下肢肿胀，弥散性触痛和皮肤变色。左侧足背动脉搏动不明显，踏板多普勒信号弱。运动和感觉良好。急诊CT扫描显示左下肢腘静脉到左髂总静脉的急性血栓形成。立即予抗凝及血管内血栓切除术。急性凝块溶解后，行静脉造影确认病变的元凶是左髂总静脉的May-Thurner病变（箭头所示），予以自膨胀支架治疗。入院后48小时内，临床症状迅速改善，肿胀和变色几乎完全消失。

参考文献：Chinsakchai K，Ten Duis K，Moll FL，et al. Trends in management of phlegmasia cerulea dolens. *Vasc Endovascular Surg.* 2011；45（1）：5-14.

　　Oguzkurt L，Ozkan U，Demirturk OS，et al. Endovascular treatment of phlegmasia cerulea dolens with impending venous gangrene：manual aspiration thrombectomy as the first-line thrombus removal method. *Cardiovasc Intervent Radiol.* 2011；34（6）：1214-1221.

27　**答案C。**此例为Paget-Schroetter综合征的典型病例，该病也称静脉性胸廓出口综合征（TOS）或腋静脉-锁骨下静脉受挫性血栓形成。在这些患者中，穿过胸腔出口的静脉反复遭受慢性损伤，内皮的损伤引起凝血级联反应的激活，最终导致静脉血栓形成。患者通常存在潜在的解剖异常，如涉及颈肋和剧烈上肢运动的职业危险因素（如游泳者、棒球投手）。潜在的凝血异常可能发挥了作用。治疗有不同的方法，如果是急性血栓且不存在禁忌证，导管定向溶栓通常为首选。一旦恢复静脉通畅，即可对胸腔出口进行手术减压。减压后仍有可能存在慢性静脉狭窄，此时可行球囊血管成形术治疗。另一种具有相似疗效的替代方法是先单独抗凝治疗，然后对胸部出口进行手术减压，从而避免tPA的风险。

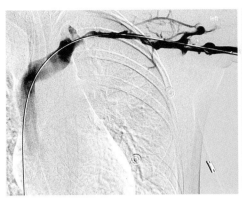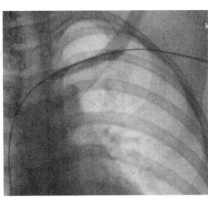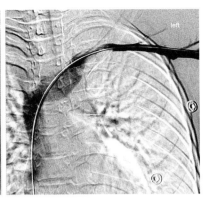

图 18　本例患者的术中图像。经过一昼夜的导管定向 tPA 溶栓治疗,造影显示静脉恢复通畅,但锁骨下静脉有狭窄(左图)。经球囊血管成形术后,血流明显改善(右图),侧支静脉消失。但由于锁骨下静脉仍有潜在病理过程的风险,因此随后进行了第一肋骨切除术。

　　无论是否采取手术减压,对于静脉 TOS,通常要避免行支架置入术。中心静脉支架在该位置的长期通畅性相对较差,并且许多是年轻患者。其他选项均不适合治疗急性静脉血栓形成。值得注意的是,尽管已有人提出放置 SVC 过滤器以防止来自上肢血栓的肺动脉栓塞,但还没有一个装置获批可用于 SVC。有医师将 IVC 过滤器用于 SVC(超说明书使用),然而,也会出现一些独特的并发症,如气胸和心包穿孔合并心脏压塞。

参考文献:Guzzo JL,Chang K,Demos J,et al. Preoperative thrombolysis and venoplasty affords no benefit in patency following first rib resection and scalenectomy for subacute and chronic subclavian vein thrombosis. *J Vasc Surg.* 2010;52(3):658-662.

　　Owens CA,Bui JT,Knuttinen MG,et al. Pulmonary embolism from upper extremity deep vein thrombosis and the role of superior vena cava filters:a review of the literature. *J Vasc Interv Radiol.* 2010; 21(6):779-787.

　　Sheeran SR,Hallisey MJ,Murphy TP,et al. Local thrombolytic therapy as part of a multidisciplinary approach to acute axillosubclavian vein thrombosis (Paget-Schroetter syndrome). *J Vasc Interv Radiol.* 1997;8(2):253-260.

28　**答案 D**。从初始图像和数月后复查图像可看出,静脉输液港港体方向发生了明显变化。侧位像是非常有用的,其显示透明的硅胶隔膜(港体的针头进入的部分)与先前相比指向了后方,表明港体发生了翻转。由于市面上有许多不同品牌和型号的静脉输液港,因此仅凭正位片难以识别翻转,尤其是在没有前片的情况下。通常可以尝试通过实时透视引导穿刺,并使用透视旋转来确定其是否翻转。

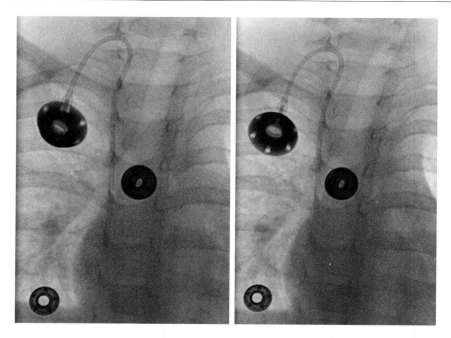

图 19　本例患者翻转的静脉输液港在修正前(左图)和修正后(右图)的正位图像。

参考文献:Etezadi V,Trerotola SO. Comparison of inversion ("flipping") rates among different port designs:a single-center experience. *Cardiovasc Intervent Radiol.* 2017;40(4):553–559.

29　**答案 D**。近期应用肝素治疗后出现意外或无法解释的血管内血栓形成,应怀疑是否为肝素诱导的血小板减少症(HIT)。HIT 是近期应用肝素治疗(通常在前 5 天)引起的一种免疫介导的反应。血小板水平下降是这种情况的标志。重要的是,血小板水平不需要降至 150 000/μL 以下,只要下降到低于应用肝素前水平的 50%。肝素注射部位的皮肤损伤和全身反应也是需要怀疑的临床线索。抗 PF4 抗体会激活血小板,可引起潜在的灾难性静脉或动脉血栓形成。一旦怀疑是 HIT,应停止使用所有形式的肝素,并改用比伐卢定等抗凝药物。抗体检测可以确诊病情。

参考文献:Resnick SB,Resnick SH,Weintraub JL,et al. Heparin in interventional radiology:a therapy in evolution. *Semin Intervent Radiol.* 2005;22(2):95–107.

Warkentin TE,Greinacher A. Management of heparin-induced thrombocytopenia. *Curr Opin Hematol.* 2016;23(5):462–470.

30　**答案 A**。图像显示横跨左右肺动脉的断裂导管。幸运的是,血管内异物取出通常是一个简单的过程,可避免外科手术。为进入肺动脉树,需要建立静脉通路,通常选择股总静脉或颈内静脉通路。预成型导管可以帮助进入肺动脉系统。通常情况下,长鞘要抵近异物,尽可能使用内径足够大的鞘管来容纳要取回的物体。大多数取出异物的过程涉及圈套器的使用,圈套器有多种类型和配置。其中单环圈套器是最简单的一种类型,适用于导管和导丝的取出。一旦套环通过异物,拉紧导丝以紧紧抓住物体而安全捕获。导管和圈套器在反向用力下一起缩回,将异物拉入鞘内安全取出。此外,在取出物体时有时可能还需要用到更复杂的圈套器、套索、球囊、导丝和镊子。

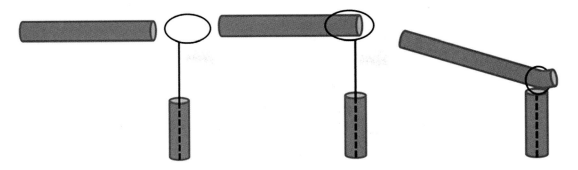

图 20 使用单环圈套器捕获目标的示意图。

参 考 文 献 : Woodhouse JB,Uberoi R. Techniques for intravascular foreign body retrieval. *Cardiovasc Intervent Radiol*. 2013;36(4):888-897.

（余微微 虞希祥 李秋艳 邵国良 译）

第 4 章　胸部

1 在大量咯血患者的支气管动脉造影征象中最不常见的是：

A.新生血管　　　　　　　　　B.血管增多

C.动静脉瘘　　　　　　　　　D.支气管动脉扩张、迂曲

E.活动性出血

2 支气管动脉栓塞治疗咯血最常用的一线栓塞剂是：

A.线圈　　　　　　　　　　　B.氰基丙烯酸正丁酯(nBCA)胶水

C.吸收性明胶海绵浆　　　　　D.永久栓塞微粒

E.血管封堵器

3 肺动脉假性动脉瘤最常见的病因是：

A.医源性　　　　　　　　　　B.穿透性损伤

C.先天性　　　　　　　　　　D.感染

E.胶原血管疾病

4 患者,女,48岁,患有多发性骨髓瘤且左胸壁可见输液港,其检查图像如下所示。为行血浆置换,需放置双腔中心静脉导管。放置后,新导管仅吸入少量透明液体。患者主诉胸痛,并伴有心动过速及低血压。下列选项中最需要考虑的是：

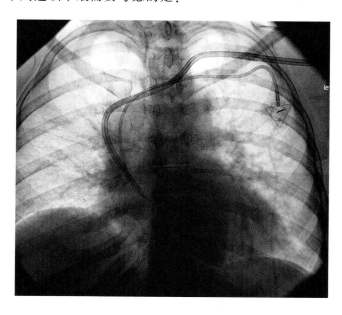

A.张力性气胸　　　　　　　　　　　　　　B.心脏压塞

C.腔静脉损伤合并失血性休克　　　　　　　D.静脉镇静的不良反应

5　下列哪项为心脏压塞的患者会表现出的症状?

A.体检时颈内静脉塌陷　　　　　　　　　　B. X 线片上纵隔向左侧移位

C.超声心动图上的心腔塌陷　　　　　　　　D.心电图上的高电压 QRS 波

6　患者,男,38 岁,由于驾车撞击电线杆被弹出而昏迷在路边。随后被送至急诊科行胸部 CTA 检查。下列哪项是最有可能的诊断?

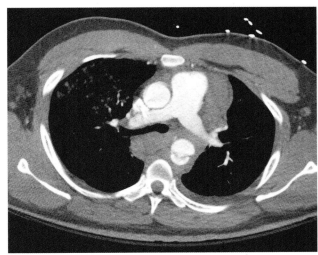 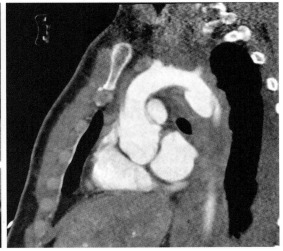

A.急性创伤性主动脉损伤(ATAI)　　　　　B.慢性主动脉夹层合并动脉瘤形成

C.主动脉炎　　　　　　　　　　　　　　　D.运动伪影

7　1 例成人患者因钝性创伤引起 Ⅲ 级胸降主动脉损伤,被送至 ICU。患者血流动力学稳定。此类创伤性主动脉损伤的治疗方法是:

A.立即手术切除并置入移植物

B.药物控制血压

C.出院前急诊行胸主动脉腔内修复术(TEVAR)

D.出院后择期行胸主动脉腔内修复术(TEVAR)

8　图像为左前斜位的胸主动脉造影图。对胸部降主动脉夹层行急诊胸主动脉腔内修复术后,能最好地解释其左上肢的血流得以保留的原因的是:

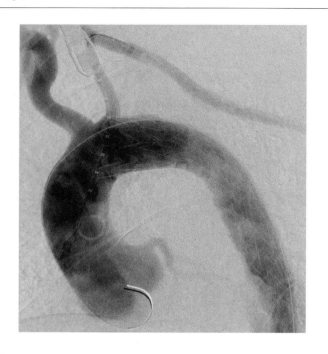

A.正常动脉变异   B.外科搭桥

C.动静脉瘘   D.血流未得到保留

9 1 例患者在接受治疗时，由当地外科医师放置单腔输液港。患者在接受经输液港化疗后出现胸部和颈部肿胀。用碘对比剂进行输液港造影，图像如下所示。其诊断结果是：

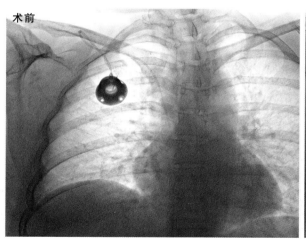

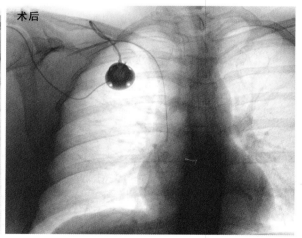

A.纤维蛋白鞘   B.出血口凝血池

C.夹闭综合征伴外渗   D.输液港正常

10 患者，女，55 岁，因慢性血液透析导管功能障碍而接受评估，图像如下所示。造影剂可经透析导管注射进入，但无法回抽。图像（左图）显示导管头端位置适合，位于上腔静脉和右心房的交界点。松开导管并回撤数厘米。经导管注射造影剂，造影图像（右图）显示了哪种病变？

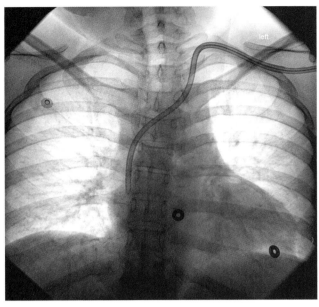
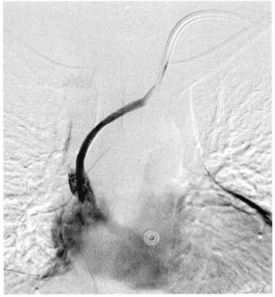

A.正常造影表现 B.静脉穿孔伴外渗

C.纤维蛋白鞘形成 D.左侧无名静脉及上腔静脉血栓形成

11 以下哪项是导管相关纤维蛋白鞘形成的持久治疗方法？

A.球囊碎裂术 B.抗凝

C.通过导丝换管 D.血液透析时线路反转

12 患者,女,18 岁,接受口服避孕药治疗,因胸痛和呼吸急促而就诊于急诊科,其影像学检查图像如下所示。其诊断结果是：

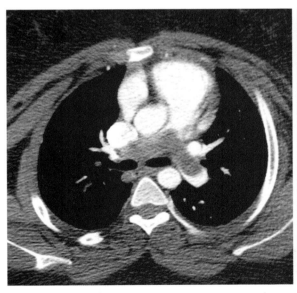
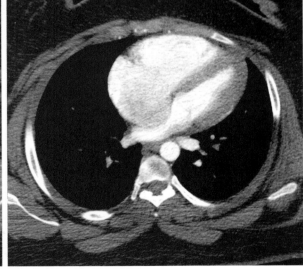

A.主动脉夹层 B.肺栓塞

C.肺血管肉瘤 D.淋巴瘤

13   对于急性肺栓塞(PE)患者，诊断右心劳损的最小右左心室容积比是：

  A. >0.5　　　　　　　　　　　　　B. >0.9

  C. >1.5　　　　　　　　　　　　　D. >2.0

14   患者出现大的肺动脉栓子，栓塞了左主肺动脉。CTA 显示有右心劳损。心动过速达 130bpm，血压 83/48mmHg。该患者的 PE 临床类型是：

  A.低风险肺栓塞　　　　　　　　　B.中风险(次大面积)肺栓塞

  C.高风险(大面积)肺栓塞

15   以下哪项是最适合大面积肺栓塞患者的治疗方法？

  A.下腔静脉滤器置入　　　　　　　B.肺栓塞的导管介入治疗

  C.仅全身抗凝治疗

16   患者，女，53 岁，有卒中史，因胸痛在急诊室就诊。胸部 CTA 图像如下所示。最有可能的诊断是：

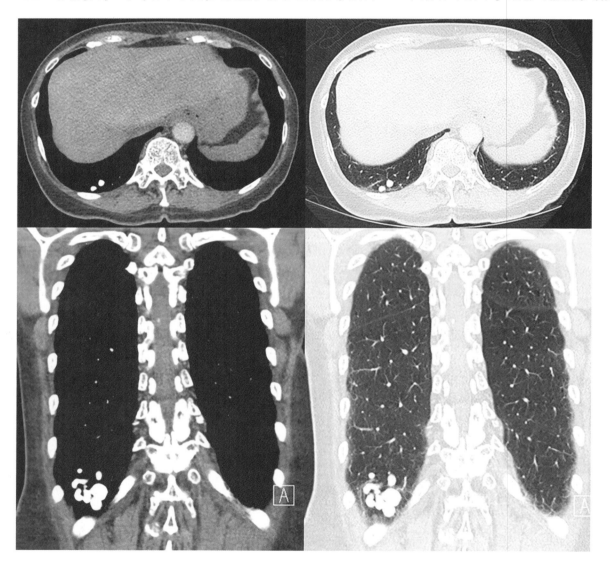

  A.肺动静脉畸形　　　　　　　　　B.原发性肺癌

  C.肺动脉假性动脉瘤　　　　　　　D.肺静脉曲张

17　肺动静脉畸形患者通常患有以下哪种疾病？

A.Klippel-Trenaunay 综合征　　　　　　　　B.遗传性出血性毛细血管扩张症

C.结节性硬化　　　　　　　　　　　　　　　D.Sturge-Weber 综合征

18　对于成人肺动静脉畸形的栓塞治疗，下列哪项准确反映了目前的治疗建议？

A.对肺动静脉畸形有症状患者进行治疗；对无症状患者进行观察

B.当肺动静脉畸形供血动脉直径>5mm 或引流静脉直径>10mm 时进行治疗

C.当肺动静脉畸形供血动脉直径>3mm 时进行治疗，当供血动脉直径<3mm 时可适当进行治疗

19　以下哪项是治疗肺动静脉畸形的首选栓塞剂？

A.带纤毛的线圈　　　　　　　　　　　　　　B.永久性颗粒

C.nBCA 胶　　　　　　　　　　　　　　　　D.吸收性明胶海绵浆

20　患者，男，43 岁，有淋巴瘤治疗史，出现头晕、胸痛和头颈肿胀 3 天。其胸部 X 线片如下所示，以下哪项是最应考虑的诊断结果？

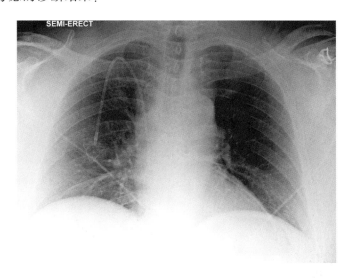

A.胸主动脉瘤破裂　　　　　　　　　　　　　B.心包积液伴压塞

C.复发性胸部淋巴瘤　　　　　　　　　　　　D.上腔静脉闭塞

21　1 例患者的诊断图像如下所示。根据图像，下列哪项是该患者最令人担忧的并发症？

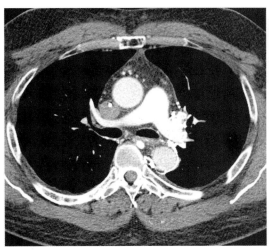 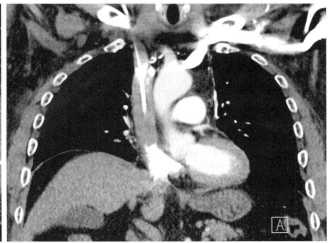

A.气道损伤 　　　　　　　　　　　　B.心脏压塞

C.纵隔积血 　　　　　　　　　　　　D.卒中

22 患者,男,61 岁,鳞状细胞癌侵蚀到左腋窝,接受了姑息性放射治疗。治疗部位活动性出血,加压包扎不能控制出血。该患者被急诊送至介入放射部门进行诊断性血管造影。根据下列所示的序列图像,对该病变的最佳血管内治疗方法是什么(病变直接来自腋动脉,而不是侧支)?

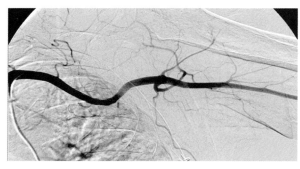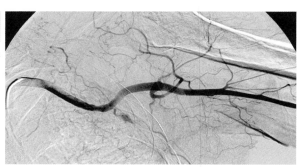

A.放置覆膜支架 　　　　　　　　　　B.线圈栓塞

C.颗粒栓塞 　　　　　　　　　　　　D.nBCA 胶栓塞

23 根据以下连续的血管造影图像,该患者最可能的临床表现是:

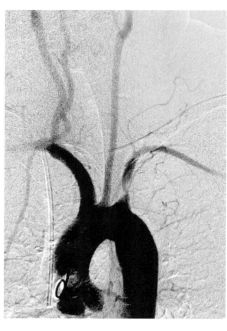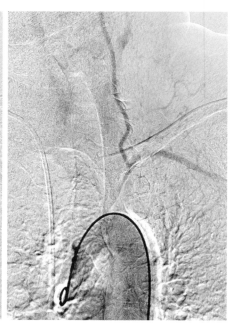

A.晕厥 　　　　　　　　　　　　　　B.左侧上肢间歇性跛行

C.共济失调 　　　　　　　　　　　　D.复视

E.卒中

24 下列哪项是治疗左锁骨下动脉狭窄的指征?

A.左椎动脉逆流 　　　　　　　　　　B.收缩期峰值血流速度>300cm/s

C.舒张末期血流速度>140cm/s 　　　D.计划经胸廓内动脉行左冠状动脉搭桥术

25　在如下所示图像中,输液港静脉导管尖端的最佳放置位置是?

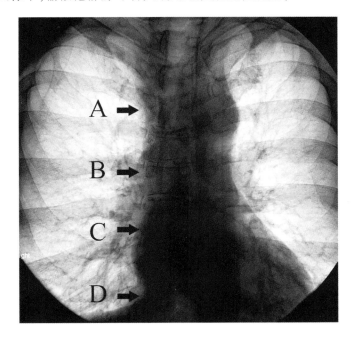

A. A

B. B

C. C

D. D

26　下列哪项可以认为是复杂性的 B 型胸主动脉夹层?

A.肾脏灌注受损

B.主动脉直径 3.3cm

C.假腔血栓形成

D.假腔/真腔比值>1.0

27　下图所示动脉(箭头所示)最直接地与以下哪条血管有共同的供血区域?

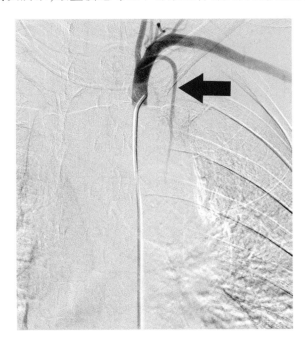

A.左上腹壁下动脉

B.左肺动脉

C.左膈下动脉

D. L2 腰动脉

28 在如下所示图像中,对肺结节进行经皮穿刺活检的最佳路径是:

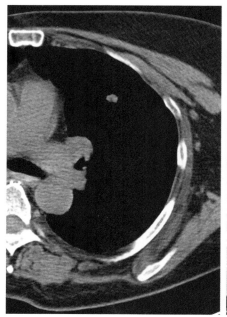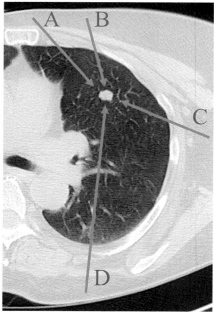

A. A   B. B

C. C   D. D

29 以下哪项是 CT 引导下肺部病变活检术后气胸放置胸管治疗的适应证?

A.气胸>10%胸腔容积   B.所有的气胸均足以容纳 1 根胸管

C.呼吸急促   D.氧饱和度<94%

30 下列哪项是成人肺脓肿介入治疗的最佳方法?

A.如果患者不适合手术,可以选择经皮穿刺引流

B.考虑到支气管胸膜瘘的高风险,禁忌使用

C.如果管径<10 F,引流管可以不加考虑地放置

D.如果有存在恶性肿瘤的可能性,这是首选的治疗方法

31 患者,女,45 岁,行双侧胸腔穿刺术,并在 CT 引导下在 2 个独立的腹腔积液灶放置引流管,其 CT 扫描图像如下。由于患者基线水平呼吸急促,因此首先进行双侧胸腔穿刺术。

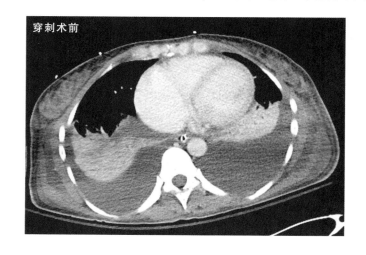

通过双侧胸腔穿刺从每个胸膜腔引出 1L 余的液体。患者取仰卧位,在放置腹腔引流管前进行 CT 扫描,图像如下所示。

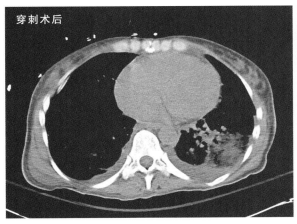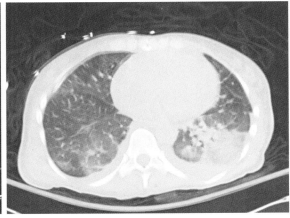

在放置腹腔引流管后,患者呼吸状况非但未改善反而开始恶化。在放置腹腔引流管后获得的最后的 CT 图像如下所示。

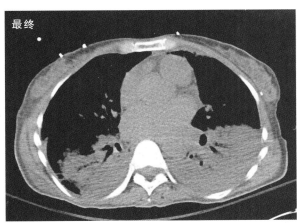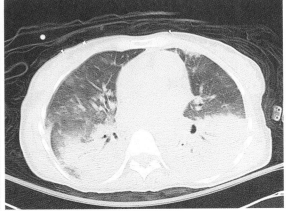

下列哪种情况可以解释该患者影像学的变化和临床症状的恶化?

A.急性心肌梗死　　　　　　　　　　B.血胸

C.潜在恶性肿瘤　　　　　　　　　　D.复张性肺水肿

32a　患者,男,56 岁,有左侧胸部植入心脏起搏器病史,其左侧上肢明显肿大。上臂触诊时有轻微震颤,怀疑有潜在动静脉瘘。根据初期的上臂动脉造影的结果(如图所示),下一步应进行哪项评估?

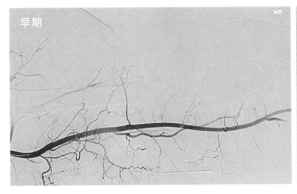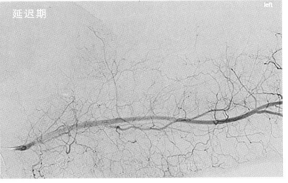

A.更具有选择性的(远端)导管位置　　　　B.选择性弱的(近端)导管位置

C.同一导管位置行二氧化碳血管造影　　　D.动脉内给予硝酸甘油,然后重复血管造影

32b　导管被回撤到一个更近端的位置。根据以下左锁骨下动脉造影的系列图像,诊断为:

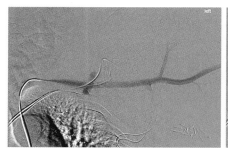 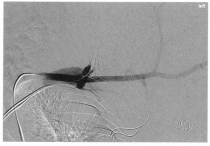 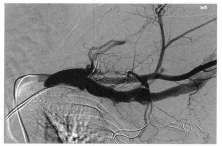

A.动静脉瘘　　　　　　　　　　　　　　B.正常变异

C.肿瘤血管　　　　　　　　　　　　　　D.活动性渗出

33　1例患者的影像学检查图像如下所示。该患者近期没有任何创伤或接受介入操作的情况,则其最可能的病变是:

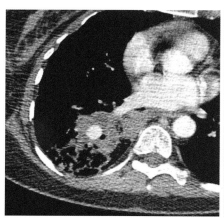 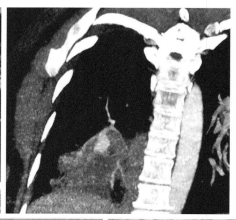

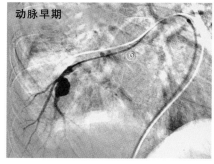 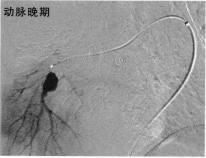 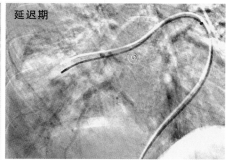

A.肺动脉活动性渗出　　　　　　　　　　B.肺动静脉瘘

C 肺动脉霉菌性动脉瘤　　　　　　　　　D.富血管性肿瘤

34 患者,男,41 岁,接受经皮穿刺肺结节活检术。活检术后立即出现大量咯血,血氧饱和度降低。根据其影像学检查图像,下列哪项是最佳的下一步的处理方法?

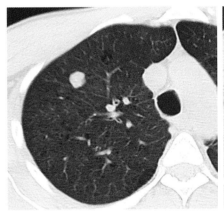 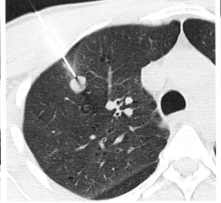 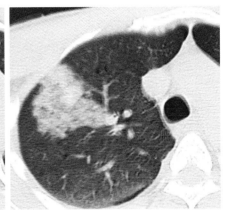

A.放置右胸导管   B.右侧向下卧位

C.反向 Trendelenburg 位   D.转送至介入科行急诊栓塞

35 关于影像引导下经皮热消融治疗肺部恶性肿瘤的表述,下列哪项正确?

A.支气管胸膜瘘是一种常见的并发症

B.在可能的情况下,经皮热消融较外科手术更是首选的一线治疗方法

C.在肺实质内不能使用微波(相对于射频或冷冻)热消融

D.无论对于原发性还是转移性病灶,该方法都是一种合适的治疗方法

36 患者,女,57 岁,接受 CT 引导下的右下肺结节的活检术。根据以下图像,该患者面临的风险为:

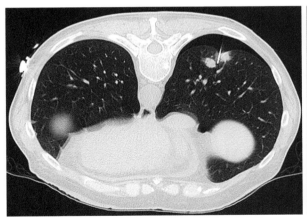 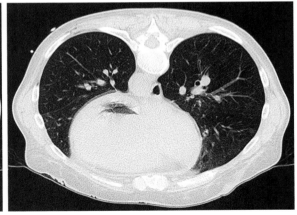

A.卒中   B.肿瘤播散

C.心脏压塞   D.脓胸

答案与解析

1   **答案 E。**大咯血的术语定义不同;然而在实际工作中,其大致相当于在 24 小时内至少咯出 300mL 血液。典型的患者会有慢性肺部疾病史,如囊性纤维化或结节病、慢性感染(如真菌或分枝杆菌)或恶性肿瘤(如原发性肺癌)。虽然由咯血引起的失血几乎不会引起血流动力学的不稳定,但由于潜在的气道和肺实质的损害,其仍然危及生命。最初的处理包括对于出血侧肺采取特定体位来保护气道,以及常在患侧气道插管及放置支气管封堵器。在控制肺出血的不同策略中,血管造影及栓塞术的作用越来越重要。在介入治疗室,支气管动脉插管是主要的目的,而支气管动脉通常起源于降主动脉的 T5~T6 水平段。动脉可以增粗和扭曲。受影响的肺段常可见密集的新生血管网和丰富的血供。可能存在肺静脉或肺动脉的直接分流,但并不代表这是栓塞术的禁忌证,虽然栓塞技术可能会有所调整。活动性出血在血管造影上几乎不可见,栓塞治疗应该在没有活动性出血的情况下进行。此外,在已接受过动脉栓塞术或有长期慢性肺部疾病的患者中,可以有广泛的寄生血管,其可来自肋间、膈下、胸廓内、肋颈干和甲状颈干等动脉。

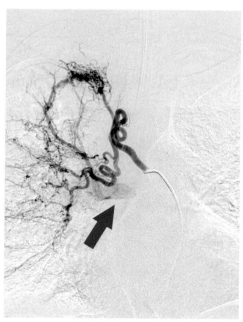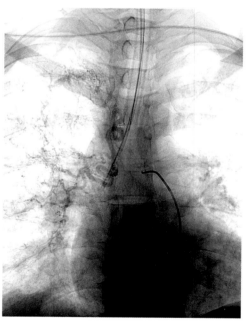

图 1 右侧支气管动脉插管减影(左图)和未减影(右图)的血管造影图像,显示支气管动脉迂曲扩张、新生血管及血管增多,并向右肺上静脉(箭头所示)分流。注意右侧主支气管的支气管封堵器。此患者系肺囊性纤维化,并伴有大咯血。

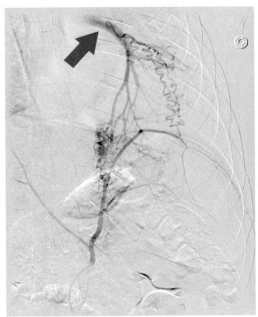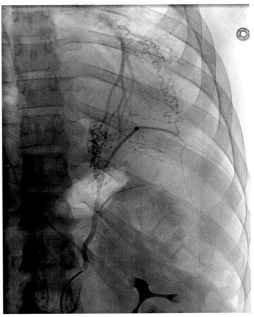

图 2 变应性支气管肺曲菌病患者,发生多次咯血,采用支气管动脉栓塞治疗。胸主动脉造影未见支气管动脉充盈。左膈下动脉造影提示左肺寄生血管伴新生血管增多,并分流至左肺动脉(箭头所示)。

参考文献:Lorenz J,Sheth D,Patel J. Bronchial artery embolization. *Semin Intervent Radiol*. 2012;29(3): 155–160.

Yoon W,Kim JK,Kim YH,et al. Bronchial and nonbronchial systemic artery embolization for life–threatening hemoptysis:a comprehensive review. *Radiographics*. 2002;22(6):1395–1409.

2 **答案 D**。支气管动脉栓塞治疗咯血依赖于支气管动脉的选择性插管,支气管动脉起源于降主动脉。存在多种解剖结构,其中包括左、右支气管动脉和肋间支气管动脉干。一旦选定了支气管动脉,就要将诊断性导管(通常是经同轴引入的微导管)推进至一个稳定的位置,以确保将栓塞剂输送到目标区域。如果存在脊髓动脉,则可能发生非目标性栓塞,主动脉及其下游分支也可发生该问题。理想的情况下,栓塞剂栓塞远端动脉,但不会位于过远的末端而导致组织缺血梗死。我们视颗粒为理想的栓塞剂,因为其可以相应地调整大小, 注入精确的数量, 并可与碘对比剂混合以实现可视化。聚乙烯醇(PVA)和三丙烯基明胶微球(TAGM)是常用的永久性颗粒栓塞剂。短效的栓塞剂(如吸收性明胶海绵)是不可取的,因为早期可再通而导致再出血。由于咯血经常发生在慢性肺疾病的基础上,因此应该预见有再出血的可能性。要避免使用线圈和封堵器,因为其会产生近端动脉的永久性闭塞,如果(当)再次发生出血,就没有插管的血管途径。胶水是一种液体栓塞剂,很难控制,可产生动脉远端闭塞,造成组织梗死。

参考文献:Lorenz J,Sheth D,Patel J. Bronchial artery embolization. *Semin Intervent Radiol*. 2012;29(3): 155–160.

Yoon W,Kim JK,Kim YH,et al. Bronchial and nonbronchial systemic artery embolization for life–threatening hemoptysis:a comprehensive review. *Radiographics*. 2002;22(6):1395–1409.

3 **答案 A**。以生理监测和心肺功能评估为目的的肺动脉插管是引起肺动脉假性动脉瘤的最常见的原因。 在操作导管时,球囊充气、放气可使肺动脉分支发生包含性穿孔,导致假性动脉瘤形成。血管内治疗包括肺动脉分支的选择性插管,以及在理想的情况下栓塞假性动脉瘤的远端和近端分支,将其有效地排除在血液循环之外,在这种情况下使用线圈或封堵器效果较好。穿透性创伤、先天性感染和胶原性血管疾病是较少见的病因。

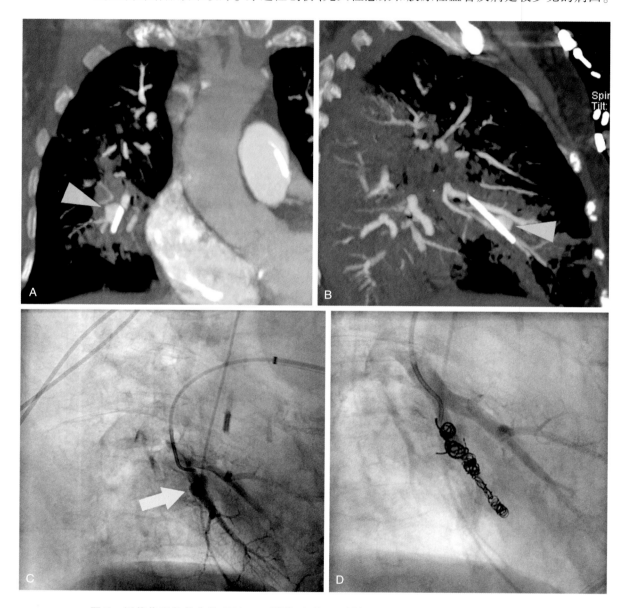

图 3   冠状位和矢状位的 CTA MIP 图像 (**A、B**) 显示插入 Swan-Ganz 导管的右肺中叶肺动脉分支及假性动脉瘤(三角箭头所示)。出血导致周围肺实质广泛实变。选择性插管和弹簧线圈栓塞(**C、D**)假性动脉瘤(箭头所示)的远端和近端,使其隔绝于血循环之外,消除了未来破裂的风险。

参考文献:Lafita V,Borge MA,Demos TC. Pulmonary artery pseudoaneurysm:etiology,presentation, diagnosis,and treatment. *Semin Intervent Radiol*. 2007;24(1):119-123.

4   **答案 B**。中心静脉置管是最基本的介入放射操作技术之一。手术并发症尽管不常见,却是致命的。本病例图像显示左侧胸部输液港和大管径的中央静脉导管。注意导管右侧走行在上腔静脉预期区域外,要考虑在血管外的位置。X 线片检查显示无大量的气胸、血胸或纵隔增宽,故排除选项 A 和 C。静脉镇静的反应更常引起呼吸减慢、缺氧、心动过缓和低血压。要记住,心包反射的范围远超越心腔,还包括了部分上腔静脉、下腔静脉、主肺动脉、升主动脉和肺静脉。在该病例中,上腔静脉下段的右外侧壁穿孔,使得血液在静脉压力下充填心包腔。最后,采用了上腔静脉内穿孔处球囊填塞及剑状下心包置管引流的联合治疗。

参考文献:Gibson F,Bodenham A. Misplaced central venous catheters:applied anatomy and practical management. *Br J Anaesth.* 2013;110(3):333-346.

Mitchell SE,Clark RA. Complications of central venous catheterization. *AJR Am J Roentgenol.* 1979; 133(3):467-476.

5 **答案 C**。心脏压塞患者查体时常表现出颈静脉扩张、心音减弱、心动过速、奇脉和精神状态改变。X 线片常为正常表现或由于心包积液的增多(常见于慢性积液)而表现为心脏轮廓影增大。心电图上可见窦性心动过速、电交替和低压 QRS 波群。在心动图上,心包积液的量取决于积液的速度。此外,由于心包压力超过心内压力,因此心脏腔室表现为舒张期充盈受损和塌陷,通常首先发生在右侧腔室。

参考文献:Bayer O,Schummer C,Richter K,et al. Implication of the anatomy of the pericardial reflection on positioning of central venous catheters. *J Cardiothorac Vasc Anesth.* 2006;20(6):777-780.

Spodick DH. Acute cardiac tamponade. *N Engl J Med.* 2003;349(7):684-690.

6 **答案 A**。ATAI 包含轻度内膜损伤(Ⅰ级)、壁内血肿(Ⅱ级)、假性动脉瘤形成(Ⅲ级)和伴有活动性出血的横向断裂(Ⅳ级)。ATAI 通常发生在 3 个固定点:①主动脉根部;②主动脉峡部;③膈肌裂孔。在临床实践中,峡部的损伤占绝大多数,由于主动脉根部损伤患者的死亡率很高,因此很少遇到此类病例。本病例图像显示胸降主动脉外形异常,局灶性梭形扩张,主动脉周围及纵隔血肿。根据病史、CT 表现和继发的改变(如主动脉周围血肿和肺挫伤)可知选项 B 和 C 错误。

参考文献:Lee WA,Matsumura JS,Mitchell RS,et al. Endovascular repair of traumatic thoracic aortic injury:clinical practice guidelines of the Society for Vascular Surgery. *J Vasc Surg.* 2011;53(1):187-192.

Raptis CA,Hammer MM,Raman KG,et al. Acute traumatic aortic injury:practical considerations for the diagnostic radiologist. *J Thorac Imaging.* 2015;30(3):202-213.

7 **答案 C**。血管外科学会的临床实践指南建议对 Ⅱ~Ⅳ 级的主动脉损伤采用 TEVAR 而非开放手术和药物治疗。此外,对选定的患者应在诊断后 24 小时内或出院前进行 TEVAR 治疗。Ⅰ型损伤可以用连续的横断面成像来进行相应处理。

参考文献:Lee WA,Matsumura JS,Mitchell RS,et al. Endovascular repair of traumatic thoracic aortic injury:clinical practice guidelines of the Society for Vascular Surgery. *J Vasc Surg.* 2011;53(1):187-192.

8 **答案 B**。胸主动脉弓的正常分支为右头臂动脉、左颈总动脉和最远端的左锁骨下动脉。在胸主动脉内支架植入术中,有时需要覆盖/排除左锁骨下动脉开口以充分治疗疾病并且使支架有足够的锚定区。本例中可见右侧头臂动脉和左侧颈总动脉,而正常的左侧锁骨下动脉未见填盈。取而代之的是,采用人造血管移植物实施了左颈总动脉到左锁骨下动脉的搭桥术,以保留左上肢的血流。鉴于旁路移植物与左侧颈总动脉(端侧吻合)垂直相交,以及旁路移植物缺乏血管分支,因此很容易将其与正常的血管变异区别开来。造影没有静脉的显示表明不存在动静脉瘘,左侧上肢亦不能通过动静脉瘘来维持血流。

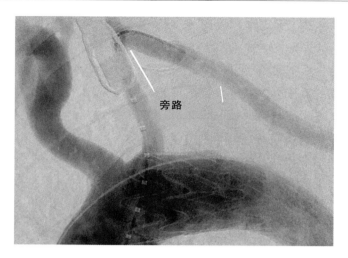

图 4　左侧颈动脉–锁骨下动脉人造血管旁路血管造影表现。

参 考 文 献 :Morgan TA,Steenburg SD,Siegel EL,et al. Acute traumatic aortic injuries:posttherapy multidetector CT findings. *Radiographics*. 2010;30(4):851–867.

9　**答案 C**。本病例图像显示右侧腋锁骨下静脉入路的单腔输液港,导管前端位于上腔静脉内。通过注射针头注射造影剂后,港体和导管显影良好。然而,在导管经过右侧第 1 肋外侧缘时,在锁骨下区可见有造影剂从导管向外侧喷射(图 5,箭头所示)。

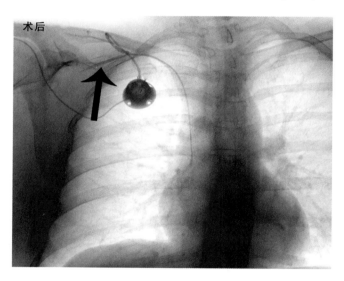

图 5　输液港造影显示导管穿孔并外渗入软组织的"夹闭综合征"(箭头所示)。

　　这些征象符合"夹闭综合征"。输液港植入时,当导管进入紧贴第 1 肋外侧缘内侧的锁骨下静脉时,就会发生"夹闭综合征"。导管夹在上面的锁骨和下面的第 1 肋骨之间,导致反复性创伤和导管损坏。从导管的微小扭结到导管完全断裂且导管碎片造成右心腔和肺动脉的栓塞,情况各不相同。当确定有导管夹闭时,建议对输液港进行调整。该病例轴位 CT 图像(图 6)显示静脉入路过于靠近锁骨下静脉的内侧。在使用说明书(IFU)中,许多制造商明确规定,锁骨下植入输液港时禁止在第 1 肋骨外侧缘的内侧入路。

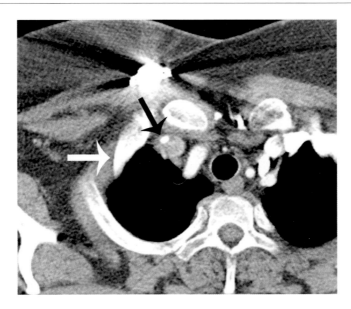

图 6 患者的轴位 CT(增强 CT)图像显示导管的静脉入口(黑色箭头所示)位于第 1 肋骨外侧边界的内侧(白色箭头所示)。

参 考 文 献 :Hinke DH,Zandt -Stastny DA,Goodman LR,et al. Pinch -off syndrome:a complication of implantable subclavian venous access devices. *Radiology.* 1990;177(2):353-356.

10　**答案 C**。图像显示隧道式血液透析导管位置正常。通过回撤的导管注射造影剂见细长管状影,从左侧无名静脉直至上腔静脉,而不是粗大的中央静脉。注意上腔静脉尾段的双重密度影,对比剂充盈纤维蛋白鞘内,使正常血管显影。长期留置中心静脉导管容易沿导管形成纤维蛋白鞘,最后会部分或全部阻塞导管腔,患者有呼吸困难史是提示该情况存在的一个线索。当负压抽吸导管时,纤维蛋白鞘会阻塞导管端孔或侧孔,造成阻塞(类似于单向阀)。通常情况下,导管要进行适当的冲洗。

参 考 文 献 :Janne d'Othée B,Tham JC,Sheiman RG. Restoration of patency in failing tunneled hemodialysis catheters:a comparison of catheter exchange,exchange and balloon disruption of the fibrin sheath,and femoral stripping. *J Vasc Interv Radiol.* 2006;17(6):1011-1015.

11　**答案 A**。导管相关的纤维蛋白鞘的形成可以通过多种方法处理。研究表明,通过导管短时间持续灌注 tPA、导管剥离和纤维蛋白鞘球囊碎裂能有效地恢复导管功能。对于导管相关性静脉血栓形成,3 个月的抗凝治疗是合适的,但不太可能影响纤维蛋白鞘。如果通过导丝更换导管,新导管仍将驻留在纤维蛋白鞘内,并很快就会发生功能障碍。患者接受了球囊碎裂术,重复静脉造影显示纤维蛋白鞘碎裂,正常中央静脉充盈(图 7)。

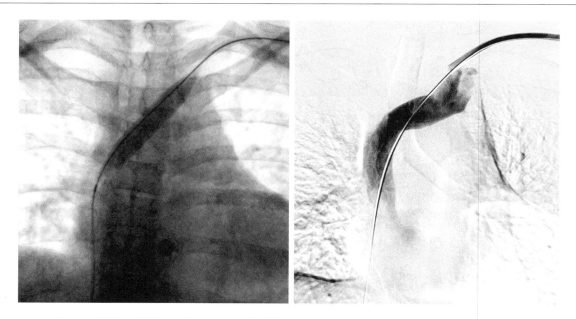

图 7　导管相关纤维蛋白鞘球囊碎裂（见问题 10 的术前图像）。新导管在介入处理后 9 个月仍保持正常功能。

参 考 文 献 ：Janne d'Othée B，Tham JC，Sheiman RG. Restoration of patency in failing tunneled hemodialysis catheters：a comparison of catheter exchange，exchange and balloon disruption of the fibrin sheath，and femoral stripping. *J Vasc Interv Radiol*. 2006；17（6）：1011−1015.

Savader SJ，Ehrman KO，Porter DJ，et al. Treatment of hemodialysis catheter−associated fibrin sheaths by rt−PA infusion：critical analysis of 124 procedures. *J Vasc Interv Radiol*. 2001；12（6）：711−715.

12　　**答案 B**。CTA 图像显示一个相对均匀的低密度充盈缺损，横跨肺动脉主干分叉处，并向左、右肺动脉延伸。充盈缺损与血管一致，没有向外延伸。外周肺动脉分支也可见额外的充盈缺损。右心房、右心室异常扩张，左心房、左心室塌陷。根据患者的病史，这些表现符合急性肺栓塞（伴有严重的右心劳损），而主动脉是正常的。肺血管肉瘤是一种罕见的肿瘤，可起源于肺动脉壁。肿瘤具有局部侵袭性，常形成不规则、分叶状、强化的软组织肿块，充填肺动脉（类似于血块）并能侵犯邻近的结构。

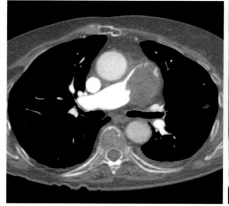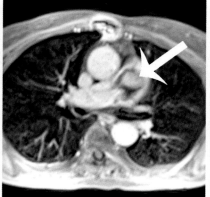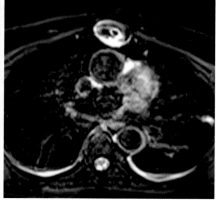

图 8　疑似伴发肺栓塞的病例。轴位 CTA 图像（左图）显示主肺动脉有一个巨大的中央性充盈缺损。虽然凝块无强化的证据，但远端无栓子，建议通过 MRI 进一步评估。轴位增强 T1 VIBE（中图）显示充盈缺损的中心强化（箭头所示），T2 FS（右图）表现为高信号。这些 CT 和 MRI 征象符合肿瘤表现，活检证实为肺血管肉瘤。

参考文献：Liu M，Luo C，Wang Y，et al. Multiparametric MRI in differentiating pulmonary artery sarcoma and pulmonary thromboembolism：a preliminary experience. *Diagn Interv Radiol.* 2017；23（1）：15–21.

Wittram C，Maher MM，Yoo AJ，Kalra MK，Shepard JA，Mcloud TC. CT angiography of pulmonary embolism：diagnostic criteria and causes of misdiagnosis. *Radiographics.* 2004；24（5）：1219–1238.

13　答案 B。RV/LV 比值是在轴位或重建的横断面图像上测量的短轴直径之比。正常值<0.9。任何>0.9 的情况都被认为是右心劳损。

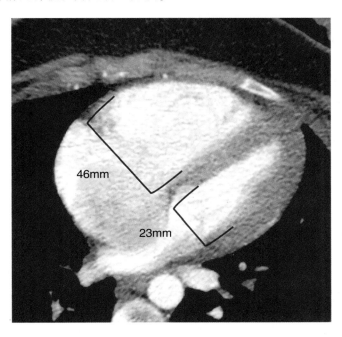

图 9　急性肺栓塞和右心劳损患者。轴位 CTA 图像上的测量 RV/LV 比值为 2.0。所测短轴直径为室间隔至垂直于心长轴的心内缘的最大距离。

参考文献：Kamel EM，Schmidt S，Doenz F，et al. Computed tomographic angiography in acute pulmonary embolism：do we need multiplanar reconstructions to evaluate the right ventricular dysfunction？ *J Comput Assist Tomogr.* 2008；32（3）：438–443.

Kumamaru KK，George E，Ghosh N，et al. Normal ventricular diameter ratio on CT provides adequate assessment for critical right ventricular strain among patients with acute pulmonary embolism. *Int J Cardiovasc Imaging.* 2016；32（7）：1153–1161.

14　答案 C。该病例为急性肺栓塞伴血流动力学不稳定（低血压或休克）的患者，其处于高风险状态或属于急性大面积肺栓塞的类型。对于血流动力学稳定的急性肺栓塞患者，如生物标志物阳性（肌钙蛋白或 BNP 升高）和（或）有右心劳损的影像学证据，则被认为是中度风险或次大面积肺栓塞。急性肺栓塞患者血流动力学稳定，无右心劳损的证据，则被认为是低风险的肺栓塞。在该分类体系中不考虑血凝块的数量和（或）位置。

参考文献：Konstantinides SV，Barco S，Lankeit M，et al. Management of pulmonary embolism：an update. *J Am Coll Cardiol.* 2016；67（8）：976–990.

Piazza G，Goldhaber SZ. Management of submassive pulmonary embolism. *Circulation.* 2010；122（11）：1124–1129.

15　答案 B。在患者处于高风险或属于大面积肺栓塞时，目前的国家指南支持不仅进行单纯的抗凝治疗。在这种情况下，如果不治疗，死亡率会很高。治疗的选择包括静脉注射

tPA(或其等效物)的系统性纤溶治疗、导管介入或手术取栓术。当存在大量的下肢静脉血凝块时,静脉滤器可能是一个有用的辅助治疗工具。当然,这不是主要的治疗方法。需要注意的是,中危(次大面积)肺栓塞的处理可以采用从单纯抗凝治疗到手术取栓治疗的相应治疗方法。

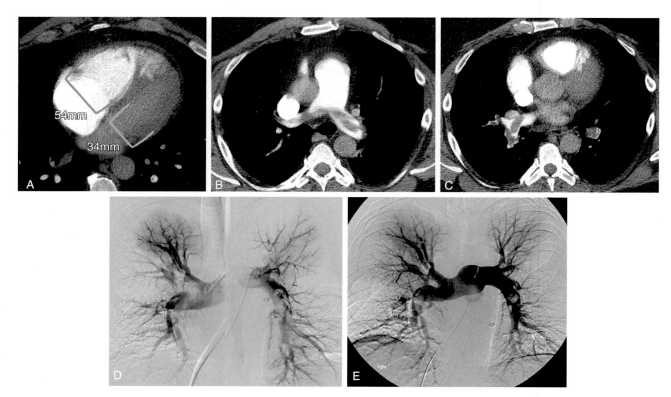

图 10   大面积肺栓塞病例。初期的胸部 CTA(A~C)显示鞍状栓子伴两肺下叶大面积栓塞。RV/LV 比为 1.5。患者有低血压和系统性 tPA 治疗的禁忌证。最初的肺部血管造影(D)显示大量的栓子和两肺动脉充盈不佳。采用旋转猪尾导管破碎血凝块和导管抽吸治疗,并通过留置在两下肺动脉的多侧孔导管进行 24 小时低剂量 tPA 输注,患者低血压快速恢复,第二天复查肺部血管造影(E)显示血凝块明显消退,两肺灌注显著改善。

参考文献:Kearon C,Akl EA,Comerota AJ,et al. Antithrombotic therapy for VTE disease:antithrombotic therapy and prevention of thrombosis,9th ed. American College of Chest Physicians Evidence-Based Clinical Practice Guidelines. *Chest*. 2012;141(2 suppl):e419S-e496S.

Xue X,Sista AK. Catheter-directed thrombolysis for pulmonary embolism:the state of practice. *Tech Vasc Interv Radiol*. 2018;21(2):78-84.

16   **答案 A**。轴位 CTA 图像显示右肺下叶外围有 2 支增粗的血管。冠状位图像显示右肺基底部有一团杂乱的血管聚集在一起。结合患者的病史,该情况符合肺动静脉畸形。增粗的血管代表粗大的供血肺动脉和引流肺静脉(略大于动脉),血管团代表扩张的静脉囊。肺动静脉畸形为一种右向左的分流,给患者带来了反常性栓塞和脑脓肿等感染的风险。肺动脉假性动脉瘤和肺静脉曲张的血管异常,看起来可能与肺动静脉畸形的静脉囊相似,但没有增粗的供血动脉和引流静脉。所有的肺动脉假性动脉瘤都应该进行治疗,而肺静脉曲张一般是无症状的,对患者而言没有危险。选项 B 是软组织肿瘤,不是血管异常。

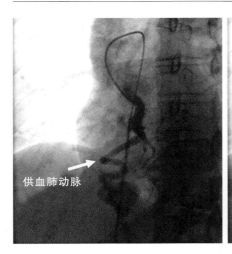
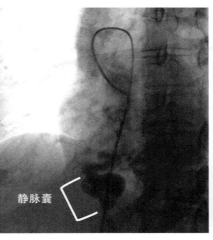
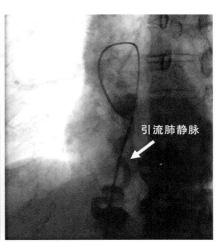

供血肺动脉

静脉囊

引流肺静脉

图 11 位于左侧的选择性右肺下叶动脉插管非减影动脉期造影图像显示一支 6mm 粗的向下走行的供血肺动脉分支和分叶状的静脉囊团。在延迟期图像上(右图),可以见到引流肺静脉。这是一种简单的肺动静脉畸形,包含单支流入动脉、形态清晰的静脉囊和单支引流静脉。当有多支供血动脉和(或)引流静脉,或当广泛累及肺的一个节段或肺叶时,即成为复杂型肺动静脉畸形。

参考文献:Gill SS,Roddie ME,Shovlin CL,et al. Pulmonary arteriovenous malformations and their mimics. *Clin Radiol*. 2015;70(1):96–110.

17 答案 B。遗传性出血性毛细血管扩张症(HHT)或 Osler-Weber-Rendu 是一种常染色体显性遗传的遗传病,其特征为反复发作的自发性鼻出血(黏膜毛细血管扩张症),皮肤和胃肠道内多发毛细血管扩张症,以及内脏器官(通常为肺、肝、脑)动静脉畸形。在美国有几个 HHT 卓越中心专门研究 HHT 的诊断和治疗。库拉索(Curaçao)标准帮助医师评估疑似 HHT 的患者。

Klippel-Trenaunay 综合征是一种血管畸形综合征,其特征是毛细血管畸形、静脉畸形和肢体生长异常,通常还存在淋巴畸形。Klippel-Trenaunay 综合征患者的 PIK3CA 基因经常发生突变。结节性硬化症是一种复杂的遗传疾病(9 号或 16 号染色体上的遗传突变),患者可在中枢神经系统、皮肤、肺、肾脏、心脏、眼睛和胰腺发生良性肿瘤和囊肿。Sturge-Weber 综合征是一种遗传性疾病,在出生时或出生后不久即出现面部毛细血管畸形。相关的颅内软脑膜血管异常导致脑缺血,产生发育迟缓、癫痫和其他神经症状。

参考文献:Faughnan ME,Palda VA,Garcia-Tsao G,et al. International guidelines for the diagnosis and management of hereditary haemorrhagic telangiectasia. *J Med Genet*. 2011;48(2):73–87.

18 答案 A。多年来,公认的做法是只有当肺动静脉畸形的供血动脉>3mm 时,才需要进行栓塞。这一指南仅基于有限的数据,同时栓塞技术在过去几年有了很大的改进。对于供血动脉较小的肺动静脉畸形引起的并发症已有报道,目前对该类别的患者进行的栓塞治疗正在成功地进行中。目前的 HHT 指南建议,对于肺动静脉畸形的成年患者,不管是否有症状都需要进行栓塞治疗。对栓塞治疗肺动静脉畸形病灶的选择仍然基于供血动脉的直径大小,3mm 是考虑栓塞治疗的公认阈值。然而,当供血动脉直径为 2~3mm 时,术者也可以考虑栓塞。

参考文献:Narsinh KH,Ramaswamy R,Kinney TB. Management of pulmonary arteriovenous malformations in hereditary hemorrhagic telangiectasia patients. *Semin Intervent Radiol*. 2013;30(4):408–412.

Trerotola SO,Pyeritz RE. PAVM embolization:an update. *AJR Am J Roentgenol*. 2010;195(4):837–845.

19 **答案 A。** 由于肺动静脉畸形代表了一种从右到左的分流，因此栓塞过程和栓塞剂的选择需要非常谨慎，以避免对体循环系统动脉的非靶向栓塞。此外，栓塞应该是永久性的，再通率低。线圈(推进性的和可脱卸的)可以通过诊断性导管和微导管进行输送。必须要有良好的技术以尽量降低线圈移位或误栓塞肺静脉系统的风险。可脱卸的裸血管塞和带膜血管塞已在临床得到应用并取得成功，有时可加上辅助线圈一起使用以减少将来的血管再通。

栓塞颗粒要比病理性的动−静脉连接口小得多，如果使用，颗粒将直接分流到肺静脉，转而进入体循环的动脉。胶水是一种液体栓塞物，很难控制，也很可能立即分流到肺静脉，可能导致灾难性的后果。吸收性明胶海绵浆不仅是一种相对快速再通的临时栓塞剂，而且其大小变化较大，确信会分流到引流肺静脉。

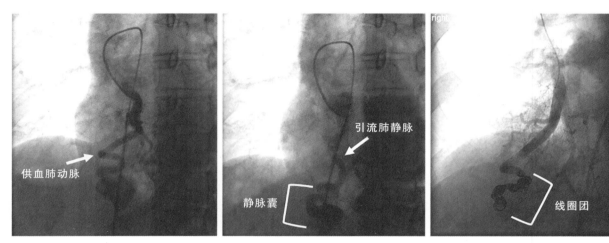

供血肺动脉

引流肺静脉

静脉囊

线圈团

图 12 简单型肺动静脉畸形线圈栓塞前(左图，中图)、后(右图)未减影图像。使用多个推进性可脱卸线圈栓塞后，静脉囊或引流静脉不再显影。与线圈今后再通相关的因素包括供血动脉粗大、使用单个线圈、线圈尺寸过大以及线圈与静脉囊距离过远(>1cm)。

参考文献：Narsinh KH，Ramaswamy R，Kinney TB. Management of pulmonary arteriovenous malformations in hereditary hemorrhagic telangiectasia patients. *Semin Intervent Radiol.* 2013；30（4）：408–412.

Trerotola SO，Pyeritz RE. PAVM embolization：an update. *AJR Am J Roentgenol.* 2010；195（4）：837–845.

20 **答案 D。** 胸部 X 线片示正常心脏轮廓及右颈内静脉入路的单腔输液港导管，导管头端靠近上腔静脉与心房连接处。如果出现选项 A、B 或 C 的情况，就会有一些异常，如纵隔增宽、肺门肿块、胸腔积液或心脏轮廓增大。该患者病史支持急性上腔静脉闭塞的诊断。

参考文献：Rachapalli V，Boucher LM. Superior vena cava syndrome：role of the interventionalist. *Can Assoc Radiol J.* 2014；65（2）：168–176.

Shaikh I，Berg K，Kman N. Thrombogenic catheter-associated superior vena cava syndrome. *Case Rep Emerg Med.* 2013；2013：793054.

21 **答案 A。** CECT 图像显示通过左上肢周围静脉注射对比剂。注意左侧中心静脉呈高密度影，在右心房、右心室、肺动脉和胸主动脉也可见对比剂。唯一未见造影剂的结构是上腔静脉。输液港导管显示，其周围可见低密度影，充满整个上腔静脉，符合急性血栓的表现。如果中央静脉严重阻塞而且发生突然，则不能形成足够的侧支循环，并将导致上腔静脉综合征。患者会出现明显的头部、颈部和上肢肿胀，面部充血，呼吸困难。下图(图 13)是另一例需要急诊气管插管的急性上腔静脉血栓形成患者的图示。

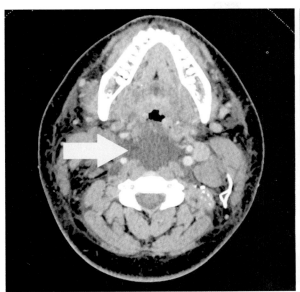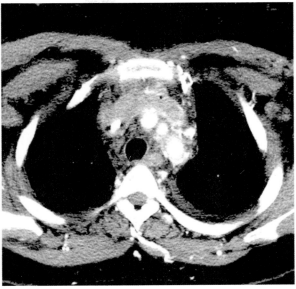

图 13　该年轻女性患者有镰状细胞病史并留置有输液港,头颈部突然出现肿胀。颈部和胸部的 CECT 成像显示广泛的咽后水肿(箭头所示)伴气道狭窄,以及急性左侧无名静脉和上腔静脉血栓形成(右图)。注意侧支静脉的数量很少。该患者因迫近的气道狭窄而接受了气管插管,在接下来的 2 天内通过直接的导管介入法成功地接受了治疗。

急性导管相关性血栓形成的治疗包括抗凝治疗和考虑移除刺激导管。如果患者有明显的症状,可能需要更积极的治疗,如导管介入(tPA 输注、吸引取栓术/吸引术)。重要的是要区分急性上腔静脉血栓形成(急性良性上腔静脉综合征)和恶性阻塞。因为恶性上腔静脉综合征的治疗通常是外放疗、化疗和(或)支架血管再通术。恶性上腔静脉综合征常由淋巴结病压迫上腔静脉或肿瘤(如支气管肺癌)侵犯纵隔引起。在慢性良性上腔静脉阻塞中,经常可见长期使用的血液透析导管,局部血管不显影,偶尔可见钙化,在颈部和胸部可见大量侧支静脉。

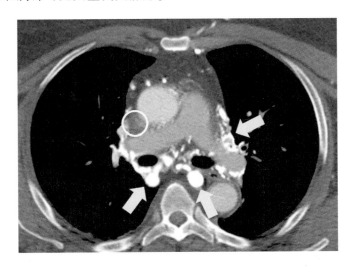

图 14　慢性良性上腔静脉阻塞:一例终末期肾病(ESRD)患者,曾多次放置血液透析导管。在预期的上腔静脉位置(白色圆圈所示)未见静脉显影。纵隔静脉、奇静脉和半奇静脉侧支(箭头所示)代偿性扩张,以弥补中央静脉的阻塞。

参考文献:Rachapalli V,Boucher LM. Superior vena cava syndrome:role of the interventionalist. *Can Assoc Radiol J.* 2014;65(2):168-176.

Shaikh I,Berg K,Kman N. Thrombogenic catheter-associated superior vena cava syndrome. *Case Rep Emerg Med.* 2013;2013:793054.

22　**答案 A。** 患者表现为左腋动脉的"血管爆裂"。这种情况通常发生在曾接受过手术、放疗和(或)化疗的晚期恶性肿瘤患者中。受累的血管变得脆弱或被肿瘤侵袭,久而久之血管暴露,使患者面临大出血的危险。血管爆裂的 3 种临床类型包括威胁性(血管暴露、肿瘤累及或假性动脉瘤)、迫近性(用局部措施控制前哨出血)和急性出血(无法控制的出血)。在腔内治疗出血时,术者必须考虑是否有必要保留血流(防止终末器官损伤)或是否可牺牲出血的动脉。在该病例中,如果在出血的部位用线圈栓塞腋动脉,则必然会威胁到上肢。PVA、TAGM 等颗粒可以在出血部位外渗,治疗创伤。然而,大部分的栓塞剂会沿上肢向下流,停留在远端动脉,造成肢体缺血。胶水也会有同样的问题,并可能产生近端和远端动脉闭塞,导致肢体受到威胁。放置带盖支架覆盖血管损伤处可以隔绝出血点,并维持上肢的血流。如果有明显的动脉暴露,则必须考虑的潜在并发症是支架感染。除加压包扎等局部措施外,在合适的情况下可行外科搭桥和手术结扎。

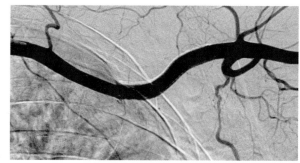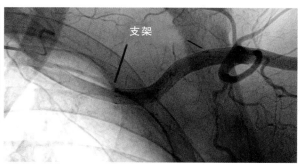

图 15　图例为跨越左腋动脉出血处放置自膨胀带膜支架的减影和未减影图像。为使出血点近端和远端均得到封闭,所选的支架应比动脉略大。

参考文献:Huntress LA,Kogan S,Nagarsheth K,et al. Palliative endovascular techniques for management of peripheral vascular blowout syndrome in end-stage malignancies. *Vasc Endovascular Surg.* 2017;51(6):394-399.

Mousa A,Chong B,Aburahma AF. Endovascular repair of subclavian/axillary artery injury with a covered stent. A case report and review of literature. *Vascular.* 2013;21(6):400-404.

23　**答案 B。** 病例图像显示早期和延迟期的左前斜位胸主动脉造影图。初始图像显示左侧锁骨下动脉的起始处有一个不规则的、中度至重度的狭窄。在延迟期造影图上,造影剂已经从主动脉和近端分支血管廓清,而左侧椎动脉显影。这是由于颅循环的逆行充盈,又名锁骨下动脉窃血。虽然这种生理情况通常是无症状的,但患者可以表现为慢性左侧上肢跛行,一般情况下后循环症状(如晕厥、共济失调和复视)少见。

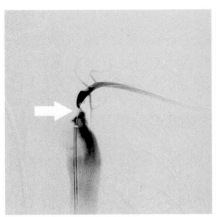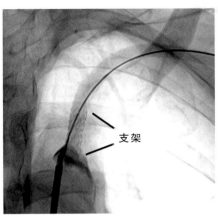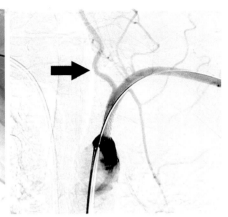

支架

图 16 左锁骨下动脉狭窄的内支架治疗。一旦导丝通过狭窄处(白色箭头所示),就可植入球囊扩张支架,在病变上方和下方固定好位置。完成血管造影后显示左侧椎动脉造影剂顺行性充盈(黑色箭头所示)。有趣的是,椎动脉顺行血流的恢复通常发生在治疗后的不同时间段(不是立即恢复)。

参考文献:Potter BJ,Pinto DS. Subclavian steal syndrome. *Circulation*. 2014;129(22):2320-2323.

　　Wholey MH,Wholey MH. The supraaortic and vertebral endovascular interventions. *Tech Vasc Interv Radiol*. 2004;7(4):215-225.

24 **答案 D**。锁骨下动脉窃血生理学上通常是无症状的。单纯的椎动脉逆向血流(选项 A)并不能作为介入治疗的指征。与颈动脉系统不同,椎动脉逆向血流没有速度参数作为介入治疗的指引。有上肢间歇性跛行或椎基底动脉供血不足的症状可视为介入治疗的指征。其他的适应证包括计划进行同侧胸廓内动脉(内乳动脉)和冠状动脉搭桥术或已经建立的旁路,这些受到近端狭窄的不利影响。

参考文献:Ochoa VM,Yeghiazarians Y. Subclavian artery stenosis:a review for the vascular medicine practitioner. *Vasc Med*. 2011;16(1):29-34.

　　Patel SN,White CJ,Collins TJ,et al. Catheter-based treatment of the subclavian and innominate arteries. *Catheter Cardiovasc Interv*. 2008;71(7):963-968.

25 **答案 C**。关于中心静脉导管尖端的理想位置存在争议,但公认的是其应该在或接近上腔静脉与右心房汇合处。在透视下,其位于隆突下的两个椎体。

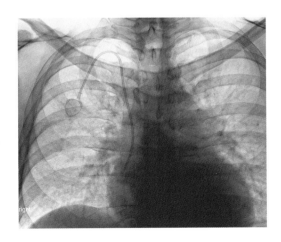

图 17 单腔输液港放置后的透视点片图像。港体位于锁骨中线的第 2 前肋。静脉通路入口在颈下部。导管尖端位于隆突下 2 个椎体。在作者的研究机构,这是输液港的理想位置。

如果导管过短,会导致纤维蛋白鞘形成、尖端位置移位、静脉狭窄和(或)静脉血栓形成。以下(图18和图19)是一些输液港的示例,其尖端位于上腔静脉的中段,随着时间的推移出现了功能障碍。如果导管在右心房的放置位置过深,则可能会出现心律失常、血栓形成和导管功能障碍等并发症(图20)。

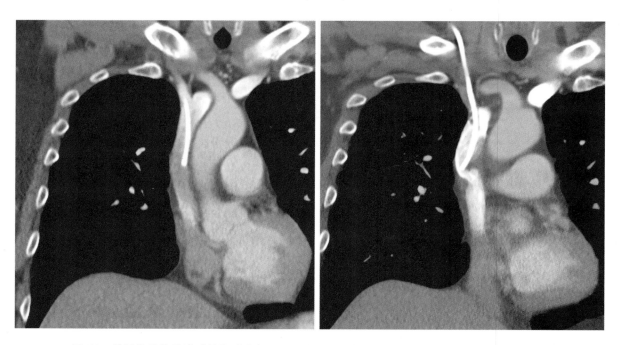

图18 放置单腔输液港后的即时胸部CT(左图)和12个月后胸部CT(右图)。导管尖端位于上腔静脉中部,起初非常通畅。随着时间的推移,由于导管尖端上腔静脉的进行性狭窄和畸形,导管发生功能障碍。应用球囊血管成形术治疗狭窄,改变输液港位置,使导管尖端位于右心房上方。

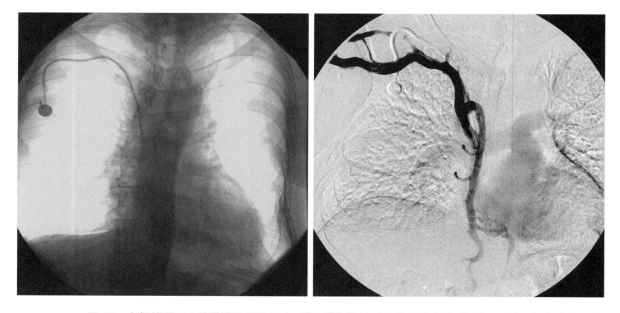

图19 右侧锁骨下入路单腔输液港置入,其导管头端置于上腔静脉中段(左图)。数年后,患者出现输液港导管堵塞。静脉造影显示在导管尖端处上腔静脉慢性阻塞,并有扩张的奇静脉逆行充盈(右图)。采用导管和导丝通过闭塞处,单独用球囊血管成形术进行治疗。

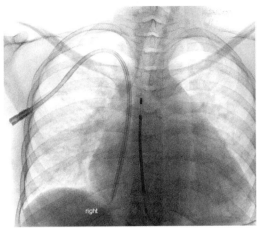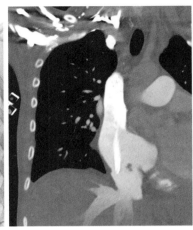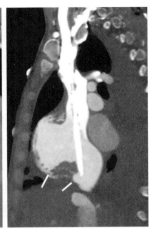

图 20　右胸隧道式血液透析导管，导管放置于上腔静脉与右心房交界处的下端，可能与心房壁接触（左图）。5 个月后，患者出现急性发作性呼吸急促，胸部 CTA 表现为广泛的肺栓子和右心房深部与导管尖端相关的大块血栓（中图为冠状位图像。右图为矢状位图像）。对患者采用全身抗凝和大口径抽吸导管系统进行心房血凝块清除治疗。

参 考 文 献：Baskin KM，Jimenez RM，Cahill AM，et al. Cavoatrial junction and central venous anatomy：implications for central venous access tip position. *J Vasc Interv Radiol*. 2008；19（3）：359-365.

Vesely TM. Central venous catheter tip position：a continuing controversy. *J Vasc Interv Radiol*. 2003；14（5）：527-534.

26　**答案 A**。急性 B 型主动脉夹层的处理方法仍在继续发展。夹层可分为复杂性夹层和非复杂性夹层。非复杂性夹层通常采用药物治疗。复杂性夹层常需要介入治疗，如使用覆膜支架的胸主动脉腔内修复术（TEVAR）或开放手术。复杂性夹层是指接近破裂的夹层或导致脊髓、内脏、肾脏或下肢等部位灌注不良的夹层。顽固性胸痛是夹层接近破裂的一种临床症状，该夹层属于复杂性。复杂 B 型夹层患者的住院生存率约为 50%，而 90% 的非复杂性患者可存活至出院。其他选项在于对夹层特征的评估，与其是否为复杂性无关。

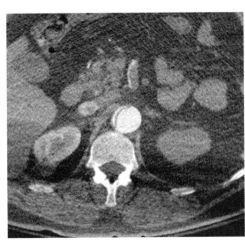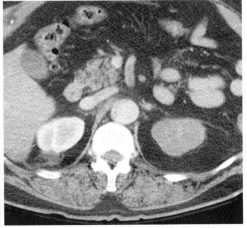

图 21　图为急性 B 型主动脉夹层并发左肾缺血/梗死的 CTA 图像（左图为动脉期，右图为延迟期）。注意近端肠系膜上动脉（SMA）的累及情况。该病例与无创成像的 Q35 相反，慢性 B 型夹层只导致灌注充分的左肾的延迟增强（只是对比剂的到达需要更长的时间）。

参考文献:Nauta FJ,Trimarchi S,Kamman AV,et al. Update in the management of type B aortic dissection. *Vasc Med.* 2016;21(3):251–263.

Scott AJ,Bicknell CD. Contemporary management of acute type B dissection. *Eur J Vasc Endovasc Surg.* 2016;51(3):452–459.

27 **答案 A**。导管位于左锁骨下动脉的起始处。标记的血管是左侧胸廓内动脉(内乳动脉),该动脉是锁骨下动脉发出的第一条血管,与向头侧走行的椎动脉几乎正好相反。胸廓内动脉沿胸骨外侧向下走行,延续为腹壁上动脉,最终在前腹壁与腹壁下动脉(起源于髂外动脉)的分支汇合。这条通路(锁骨下>>胸廓内>>腹壁上>>腹壁下>>髂外)被称为Winslow 通路(图 22)。在主动脉存在闭塞性疾病的背景下,这条通路的血管可肥大,使盆腔和下肢得以保持血流灌注。

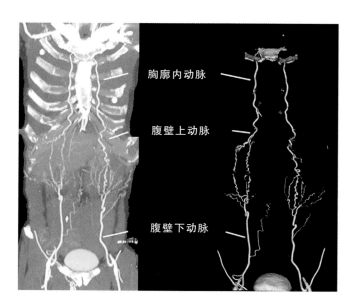

图 22 图示患者为男性吸烟者,患有慢性肾下腹主动脉闭塞并继发 Winslow 通路肥大,图为该患者冠状位 MIP(左图)和 3D VR(右图)CTA 图像。

该通路与患者的腹壁出血也有密切关系,此情况偶尔见于抗凝治疗中、穿刺术后、手术或创伤后。如果出血发生在下腹部,可以选择腹壁下动脉栓塞,并尽可能抵近损伤处。在某些情况下,特别是当损伤位于分水岭区域时,出血可能会持续或复发,因为从上述的侧支通路可使受伤血管持续得到灌注。以下病例(图 23)显示,尽管先前对腹壁下动脉进行了栓塞,但腹壁仍持续出血。

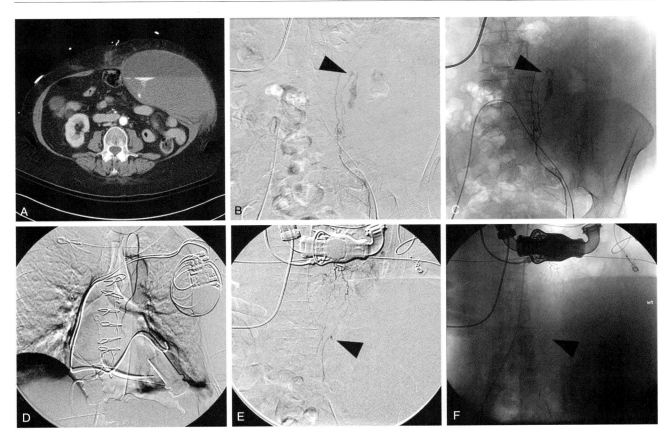

图 23　图示患者戴有左心室辅助装置(LVAD)，正在接受抗凝治疗，出现血红蛋白大幅下降。CECT 图像显示左侧腹直肌巨大血肿，在脐平面周围有快速活动性出血。选择左侧腹壁下动脉(A~C)进行血管造影，显示靠近分水岭区域的远端分支有活动性出血(三角箭头所示)。出血采用吸收性明胶海绵浆和线圈栓塞治疗。2 天后，血红蛋白水平进一步下降。选择左侧胸廓内动脉(D~E)再次进行血管造影，结果显示同一部位再发出血，由腹壁上动脉分支供血。采用吸收性明胶海绵浆和线圈栓塞治疗，出血不再复发。

参考文献：Hardman RL，Lopera JE，Cardan RA，et al. Common and rare collateral pathways in aortoiliac occlusive disease：a pictorial essay. *AJR Am J Roentgenol*. 2011；197(3)：W519-W524.

28　**答案 B**。经皮肺穿刺活检术通常有几种可接受的穿刺路径。与其他路径相比，一些路径有更高的并发症发生率。选项 A 贯穿胸廓内动脉，并且其以一个斜角穿过胸膜表面，增加了气胸的风险。选项 C 贯穿胸外侧动脉，呈斜角穿过胸膜表面，需要卧位。选项 D 需要穿过一个主要的肺裂，需要较长的针道，两者都增加了气胸的风险。选项 B 是最佳选择，因为针道最短，不贯穿动脉、大的肺血管或肺裂。其尽可能地接近垂直穿过胸膜表面。增加活检后气胸风险的其他因素包括操作人员经验不足、病灶<2cm 以及存在潜在的慢性阻塞性肺病。

参考文献：Tsai IC，Tsai WL，Chen MC，et al. CT-guided core biopsy of lung lesions：a primer. *AJR Am J Roentgenol*. 2009；193(5)：1228-1235.

　　Winokur RS，Pua BB，Sullivan BW，et al. Percutaneous lung biopsy：technique，efficacy，and complications. *Semin Intervent Radiol*. 2013；30(2)：121-127.

29　**答案 C**。经皮肺活检术后的气胸是最常见的并发症，发生率为 17%~26%。幸运的是，其中大多数气胸具有自限性,不需要侵入性治疗。典型的术后处理包括密切的临床监测和穿刺后2小时拍摄胸部X线片。如果气胸呈进行性或有症状,提示需要放置胸管。气胸量的多少和容积通常难以精确地量化,也不能作为放置胸管的指征。如果病情发生变化,氧饱和度有助于对这些患者进行分类,但氧饱和度<94%可能是患者的基线,单独的氧饱和度指标不是判断是否使用胸管的标准。

参考文献:Winokur RS,Pua BB,Sullivan BW,et al. Percutaneous lung biopsy:technique,efficacy,and complications. *Semin Intervent Radiol.* 2013;30(2):121–127.

Wu CC,Maher MM,Shepard JA. Complications of CT-guided percutaneous needle biopsy of the chest:prevention and management. *AJR Am J Roentgenol.* 2011;196(6):W678–W682.

30 **答案A**。肺脓肿常见于酒精依赖、精神状态异常、胃食管反流和(或)牙列不良的患者。高达90%的患者可仅使用抗生素进行保守治疗。对于难治性病例,需要介入治疗。传统上这一直属于胸外科的领域,但最近,经皮或甚至支气管内引流已成为可接受的方法。经皮引流确实存在支气管胸膜瘘的风险,因此,强烈建议术前与胸外科进行商讨。该风险不构成绝对禁忌证,因此选项B不正确。经皮引流管的大小逻辑上可能与出血、气胸或瘘形成的风险相关,但是没有指定大小阈值。此外,潜在的恶性肿瘤对于治疗没有明显的影响作用。选项A是最佳选择。此外,除了采用经皮穿刺引流术改善脓肿的愈合外,在放置导管时进行液体取样也同样有重要的益处。与外周血、支气管镜或痰培养相比,直接液体取样培养的致病菌生长率更高。在一系列的临床实践中,采用直接液体采样的结果改变了超过50%的患者的抗生素治疗方案。

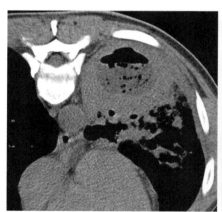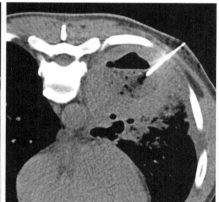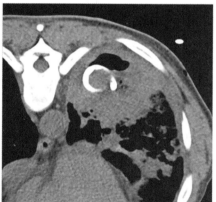

图24 CT引导下将一根10F猪尾引流管置入顽固性左下叶肺脓肿。

参考文献:Duncan C,Nadolski GJ,Gade T,et al. Understanding the lung abscess microbiome:outcomes of percutaneous lung parenchymal abscess drainage with microbiologic correlation. *Cardiovasc Intervent Radiol.* 2017;40(6):902–906.

Klein JS,Schultz S,Heffner JE. Interventional radiology of the chest:image-guided percutaneous drainage of pleural effusions,lung abscess,and pneumothorax. *AJR Am J Roentgenol.* 1995;164(3):581–588.

31 **答案D**。再扩张性肺水肿是一种罕见的并发症,据报道,该病在胸腔积液引流后发生率<1%。不幸的是,其死亡率高达20%,并且其病理生理机制尚不完全清楚。症状通常发生在进行胸腔积液和(或)空气引流1小时内,可能与液体/空气的引流量有关。然而,关于引流量的限值并无一致意见。如其所描述的典型征象,该病例显示病变从磨玻璃

样改变进展到实变征象。血胸是指胸膜腔内积血,在所提供的图像中未显示。潜在的恶性肿瘤不能够解释 CT 表现的快速改变。急性心肌梗死可引起急性肺水肿,但本例表现与双侧胸穿有关,故选项 D 是最有可能的。

参考文献:Dias OM,Teixeira LR,Vargas FS. Reexpansion pulmonary edema after therapeutic thoracentesis. *Clinics(Sao Paulo)*. 2010;65(12):1387-1389.

Verhagen M,Van Buijtenen JM,Geeraedts LM. Reexpansion pulmonary edema after chest drainage for pneumothorax:a case report and literature overview. *Respir Med Case Rep*. 2015;14:10-12.

32a 答案 B。在所提供的图像中,导管位于肱动脉近端,造影仅有动脉显示。在上臂(或就上臂远端而言)未见提示动静脉瘘的静脉早期显影征象。根据先前有心脏起搏器放置的线索,病变有可能位于更近端。导管的位置可能位于瘘管之外,故应将其回撤到选择性弱的位置(选项 B)。导管超选择性插管通常有助于寻找细微的出血或确认动静脉瘘的供血血管。二氧化碳气体血管造影术是一种查找隐匿性病变的有用技术,但通常作为最后的手段,在该病例中并未体现明显的益处。如果存在血管痉挛的证据,由于其有可能会掩盖病变,因此可以在动脉内使用硝酸甘油。本例患者造影图像上无痉挛的征象。

参考文献:Kumins NH,Tober JC,Love CJ,et al. Arteriovenous fistulae complicating cardiac pacemaker lead extraction:recognition,evaluation,and management. *J Vasc Surg*. 2000;32(6):1225-1228.

O'Connor DJ,Gross J,King B,et al. Endovascular management of multiple arteriovenous fistulae following failed laser-assisted pacemaker lead extraction. *J Vasc Surg*. 2010;51(6):1517-1520.

32b 答案 A。导管尖端位于左锁骨下动脉,血管造影显示,由于存在动静脉瘘,因此在动脉显影后,左侧锁骨下静脉和腋静脉即刻早期显影。有趣的是,左侧上肢静脉的对比剂是从近端向外周方向充盈,这是由于在左无名静脉位置潜在中央静脉闭塞。这种大型获得型动静脉瘘合并中央静脉闭塞导致患者广泛的上肢肿胀。胸肩峰动脉干是瘘形成的部位,采用多个线圈对其进行精准栓塞。

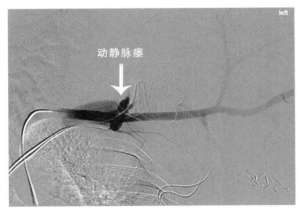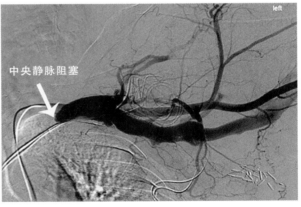

图 25 左锁骨下动脉造影示左锁骨下静脉与胸肩峰干间的动静脉瘘 DSA 图像。由于潜在的中央静脉阻塞,上肢静脉以逆行方式显影。最终造影剂经胸部和颈部粗大的侧支静脉,回流到上腔静脉(未显示)。这些血管并发症均由放置起搏器导线引起,是患者高发病率的一个原因。栓塞后,左上臂周长从 58cm 减至 25cm,与右侧上肢相比已没有明显的不对称。

参考文献:Kumins NH,Tober JC,Love CJ,et al. Arteriovenous fistulae complicating cardiac pacemaker lead extraction:recognition,evaluation,and management. *J Vasc Surg*. 2000;32(6):1225-1228.

O'Connor DJ, Gross J, King B, et al. Endovascular management of multiple arteriovenous fistulae following failed laser-assisted pacemaker lead extraction. *J Vasc Surg.* 2010;51(6):1517-1520.

33 **答案 C**。CECT 图像显示右肺下叶有卵圆形病变,密度与显影的血管相似。病灶周围有肺实变。肺动脉造影显示一个边缘清晰、充满造影剂的卵形结构,与右肺动脉分支相邻,随着时间的推移,造影剂逐渐廓清。这种征象符合霉菌性动脉瘤(更准确地说是假性动脉瘤)。由于引流肺静脉没有早期显影,因此不提示是动静脉瘘或动静脉畸形。假性动脉瘤内的造影剂有残留且廓清延迟,没有提示活动性出血的造影剂积聚。患者在存在肺炎的情况下有咯血。霉菌性动脉瘤(假性动脉瘤)最常见于葡萄球菌和链球菌感染,随着感染性动脉炎破坏动脉壁而发展,导致包含性破裂而形成动脉瘤。其可以迅速增大,造成灾难性的出血。最近重新出现的一个类似病变是 Rasmussen 动脉瘤,这是一种肺动脉假性动脉瘤,尤其多出现于分枝杆菌性空洞病变中。

关于如何治疗,在该位置放置覆膜支架将是一个挑战。载瘤动脉很小,限制了支架的选择,并导致通畅率低。此外,由于肺动脉系统分支广泛,因此很难实现单纯的治疗区域。这里选择的血管内治疗是线圈栓塞治疗。虽然栓塞了看似大片的肺动脉区域,但患者耐受性良好,长期的随访影像显示仅在线圈团的周围有一小片瘢痕组织。

参考文献:Keeling AN, Costello R, Lee MJ. Rasmussen's aneurysm:a forgotten entity? *Cardiovasc Intervent Radiol.* 2008;31(1):196-200.

Lee WK, Mossop PJ, Little AF, et al. Infected (mycotic)aneurysms:spectrum of imaging appearances and management. *Radiographics.* 2008;28(7):1853-1868.

34 **答案 B**。活检过程的 CT 图像显示,在活检针针道和结节周围有新出现的广泛的磨玻璃影,这符合肺出血的征象,并解释了咯血发作的原因。最佳的早期处理措施是将患者活检侧朝下,此体位可避免对侧肺吸入血液而进一步损害肺通气和气体交换。因为病理改变在肺实质内而不是胸膜腔内,所以不需要用胸部引流管。反向 Trendelenburg 位或"头高"位可能有助于控制出血;然而,该方法不能很好地保护对侧未受影响的肺。即刻栓塞不是合适的方法。气道和呼吸的管理是最重要的。如果出血不停止并伴有肺损害,则可能需要进行插管和支气管阻塞。可以考虑血管造影和栓塞术,但在此类情况下很少有必要使用。

参 考 文 献:Khankan A, Sirhan S, Aris F. Common complications of nonvascular percutaneous thoracic interventions:diagnosis and management. *Semin Intervent Radiol.* 2015;32(2):174-181.

35 **答案 D**。只要有可能,对于原发性和寡转移性肺恶性肿瘤,外科手术均是一线的治疗方法。如果不能手术,治疗方法的选择可以包括立体定向放射治疗(SBRT)和经皮热消融。冷冻、射频和微波热消融都已得到实际应用。其并发症发生率各不相同,气胸较常见(10%~50%),支气管胸膜瘘相对少见(<1%)。局部肿瘤的控制率与目标肿瘤的大小成反比。

参 考 文 献:Egashira Y, Singh S, Bandula S, et al. Percutaneous high-energy microwave ablation for the treatment of pulmonary tumors:a retrospective single-center experience. *J Vasc Interv Radiol.* 2016;27(4):474-479.

Healey TT, March BT, Baird G, et al. Microwave ablation for lung neoplasms:a retrospective analysis of long-term results. *J Vasc Interv Radiol.* 2017;28(2):206-211.

Mouli SK, Kurilova I, Sofocleous CT, et al. The role of percutaneous image-guided thermal ablation for the treatment of pulmonary malignancies. *AJR Am J Roentgenol*. 2017;209(4):740-751.

Rose SC, Thistlethwaite PA, Sewell PE, et al. Lung cancer and radiofrequency ablation. *J Vasc Interv Radiol*. 2006;17(6):927-951.

36　**答案 A**。患者术中俯卧位 CT 图像显示右侧少量气胸和左心室内的游离气体，及早发现这种并发症十分重要。在手术过程中容易产生视野狭隘,只专注于将活检针穿刺入目标病灶。据报道,经皮肺穿刺活检术引起的体循环系统空气栓塞的发生率为 0.02%~0.07%,并且与发病率和死亡率相关。少至 2mL 的空气进入脑血管则可致命,而 0.5~1mL 的空气进入肺静脉中会栓塞冠状动脉而导致心脏骤停,精神状态的改变则通常是一种表现症状。一旦确认,手术应中止,并撤出活检针,以减少空气的进一步进入。关于患者的体位,有人主张采用 Trendelenburg 位以预防空气栓子进入大脑。从理论上讲,右侧卧位可以将空气截留在左心室尖部。但至少有 1 例病例报告,采用左侧卧位有利于将空气截留在左心房。左心的流速可能过快,无法可靠地捕捉任何位置的空气。高压氧治疗是一些中心可用的辅助治疗。血液中高浓度的氧气迫使氮从血管内空气中释放出来,减少了气泡的体积和栓子引起的相关炎性反应。

参考文献:Kok HK, Leong S, Salati U, et al. Left atrial and systemic air embolism after lung biopsy: importance of treatment positioning. *J Vasc Interv Radiol*. 2013;24(10):1587-1588.

Ramaswamy R, Narsinh KH, Tuan A, et al. Systemic air embolism following percutaneous lung biopsy. *Semin Intervent Radiol*. 2014;31(4):375-377.

（曾晖　徐燕萍　邵国良　译）

第 **5** 章　胃肠道系统

1 下列哪项被认为是肝细胞癌(HCC)潜在的治愈方法?

A.热消融

B.常规肝动脉化疗栓塞术(cTACE)

C.药物洗脱微球肝动脉化疗栓塞术(DEBTACE)

D.索拉非尼

2 以下胃造瘘管的透视图像可提示哪种并发症?

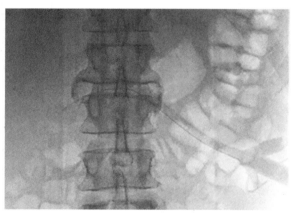

A.胃造瘘管堵塞 　　　　　　　　B.内固定球囊移位

C.造影剂渗入小网膜囊 　　　　　D.造影剂沿导管通道渗出

3 对于腹水患者的胃造瘘管放置请求,介入放射科如何做到合理分类?

A.转诊给胃肠病学科,因为内镜下放置是唯一安全的选择

B.拒绝请求,因为腹水是放置胃造瘘管的绝对禁忌证

C.术前穿刺引流腹水,再行经皮胃造瘘管置入

D.行经皮胃造瘘管放置术,但不触及腹水以保持无菌状态

4　下列哪项是图示患者行经皮胆囊造瘘管放置术的最佳途径？

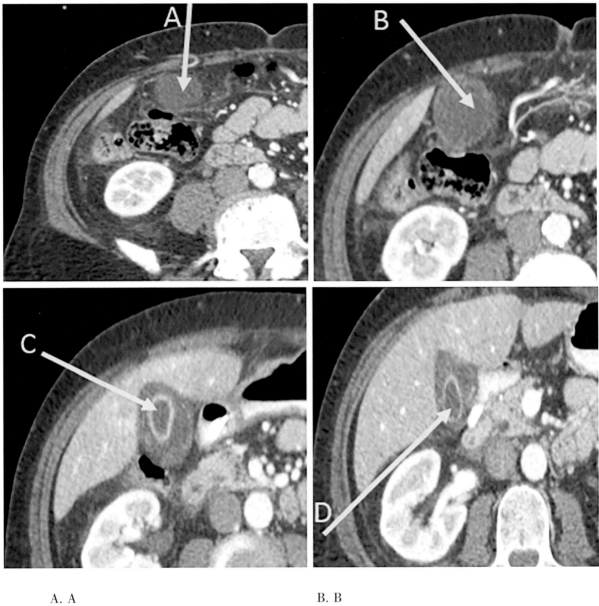

A. A

B. B

C. C

D. D

5 在如下所示的顺行胆道造影图上,该征象(箭头所示)最可能的病因是:

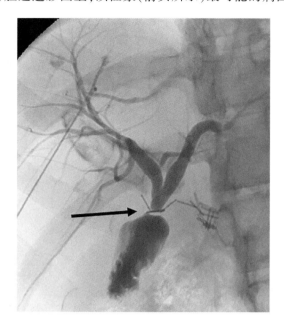

A.良性狭窄
B. Mirizzi 综合征
C.胆总管囊肿
D.原发性硬化性胆管炎(PSC)

6 经颈静脉肝穿刺活检术(TJLB)标准技术的活检装置应位于:

A.肝左静脉向前
B.肝左静脉向后
C.肝右静脉向前
D.肝右静脉向后

7 下列哪项是对选择性经颈静脉肝内门体静脉分流术(TIPS)死亡率最有用的预测因子?

A. MELD 评分
B.是否存在肝细胞癌
C.是否存在腹水
D.术前门静脉压力

8 1 例肝衰竭和顽固性腹水患者的肝静脉造影图如下所示。下列哪项为对该患者的最佳干预措施?

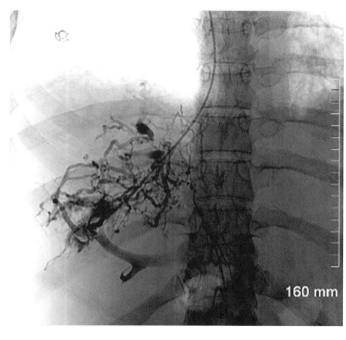
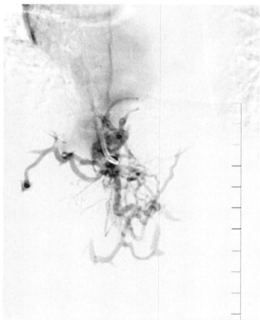

A.球囊血管成形术　　　　　　　　　B. tPA 经导管直接灌注

C.经颈静脉肝内门体静脉分流通道的建立　D.全身抗凝

9　TIPS 手术包含在肝内门静脉和肝静脉之间建立分流通道,下列哪项是保持通道畅通的标准方法?

A.高压球囊血管成形术　　　　　　　B.药物涂层球囊血管成形术

C.自膨式裸支架　　　　　　　　　　D.自膨式覆膜支架

E.自膨式覆膜/未覆膜混合型支架

10　根据以下 DSA 图像,最有可能的诊断是:

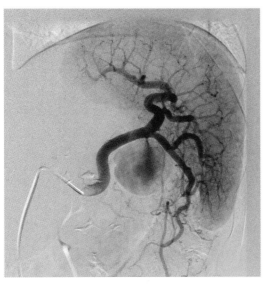
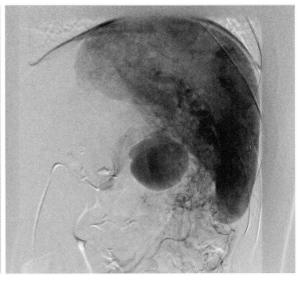

A.动静脉瘘　　　　　　　　　　　　B.动脉活动性出血

C.静脉活动性出血　　　　　　　　　D.动脉瘤

11　对于健康无症状男性患者,治疗真性脾动脉动脉瘤最常用的阈值是:

A. >0.5cm　　　　　　　　　　　　B. >1.5cm

C. >2.5cm　　　　　　　　　　　　D. >3.5cm

12　在下图所示的栓塞后,哪支动脉(三角箭头所示)提供了脾脏的侧支血供?

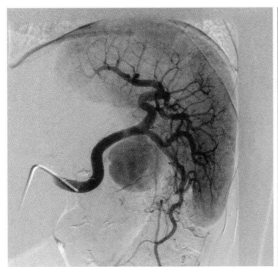
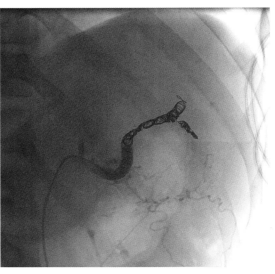

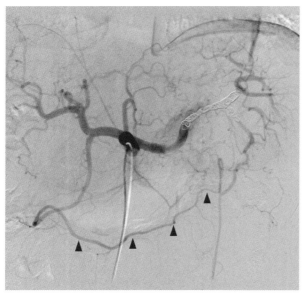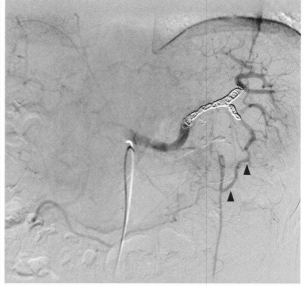

A. Riolan 动脉弓   B. Drummond 缘动脉

C.胰背动脉   D.胃网膜动脉

13 以下血管造影图像显示了一种慢性病变,以下哪项是最可能的临床表现?

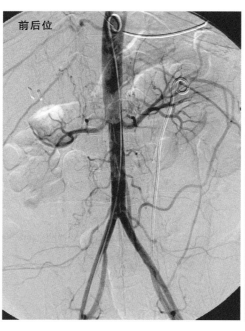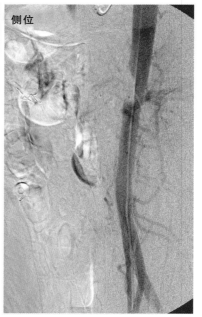

A.肠危象   B.转氨酶升高

C.体重减轻   D.慢性肾脏病

14 肝移植术后,对图示患者进行评估。在以下腹腔动脉造影的 DSA 图像上(同一过程的 2 个投影),
病变位于:

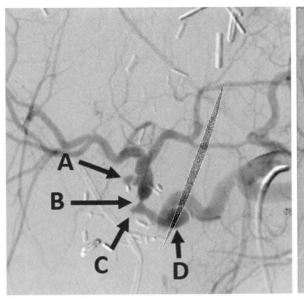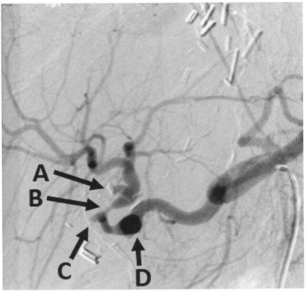

A. A

B. B

C. C

D. D

15 以下是 3 例不同患者的血管内压力测量结果。哪例患者最有可能从 TIPS 手术中受益?

A.自由肝静脉压 18mmHg;肝静脉楔压 25mmHg

B.自由肝静脉压 6mmHg;肝静脉楔压 22mmHg

C.自由肝静脉压 6mmHg;肝静脉楔压 9mmHg

16 在胃食管静脉曲张出血的 TIPS 手术中,以下哪项是治疗后合适的门体压力梯度?

A. 2mmHg

B. 8mmHg

C. 16mmHg

D. 24mmHg

17 以下哪项是限制 TIPS 术后分流通道的指征?

A.门体静脉压力梯度为 14mmHg

B.复发性腹水

C.难治性脑病

D.新发肝细胞癌

18 下列哪项是图示手术的适应证?

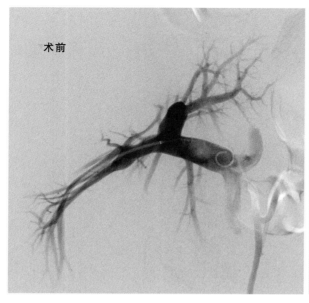
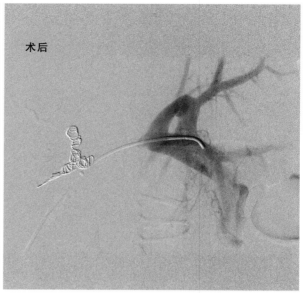

A.肝右叶肝细胞癌手术前   B.不受控制的右肝胆管漏

C.门静脉高压   D. Budd-Chiari 综合征

19 在 1 例疑有胆囊炎的危重患者体内放置了一根胆囊造瘘管,患者最终完全康复。在将该患者的胆囊造瘘管移除之前,以下哪项是最关键的步骤?

A.透视胆囊造影确认无胆结石   B.透视胆囊造影确认胆囊管和胆总管通畅

C.确认引流管排出量为每天<10mL   D.同位素闪烁扫描确认无胆漏

20 1 例疑似肠系膜缺血的患者的血管造影图像如下所示。根据图像,该患者最可能的病因是:

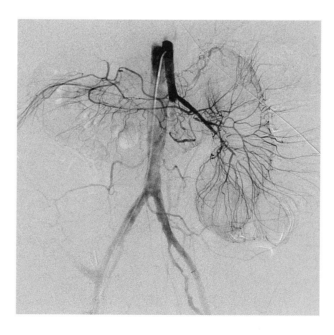

A.动脉粥样硬化伴原位血栓形成   B.栓子

C.非闭塞性肠系膜缺血   D.静脉血栓形成

21　患者,男,49 岁,为结直肠癌肝转移患者。考虑用钇–90 微球对肝叶病灶进行分期治疗,进行肝叶病灶的放射性栓塞治疗的总胆红素界限值是:

A. 2mg/L

B. 10mg/L

C. 20mg/L

D. 80mg/L

22　多发结节型肝癌患者肝的左右叶进行钇–90 放射栓塞治疗(两次肝叶治疗时间间隔 4 周)。术前患者胆红素为 20mg/L,完成治疗后 8 周,患者出现严重疲劳,总胆红素水平为 120mg/L(正常<13mg/L),下列哪项是对这种情况的最佳解释?

A.细菌性胆管炎

B.放射性栓塞引起的肝脏病变

C.肝动脉血栓形成

D.预期结果

23　1 例经活检证实为胰腺癌的患者需要进行胆道梗阻的治疗,下图显示其胆管解剖结构正常,则下一步应如何治疗?

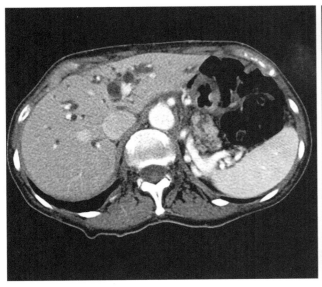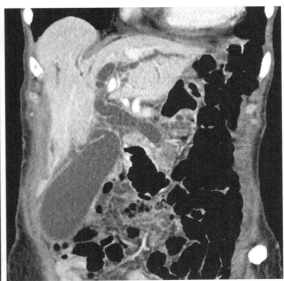

A.内镜下支架置入

B.经皮胆道造影并放置支架

C.开放式的肝内胆管空肠吻合术进行胆道减压

D.动脉栓塞术缩小阻塞性肿块

24　患者,男,54 岁,肝硬化,肝功能 Childs-Pugh A 级,伴肝右叶孤立性肿块。肿瘤多学科会诊,讨论如何治疗。由于内科并发症患者无法行开放手术,因此根据以下增强 CT 图像,首选的治疗方法是:

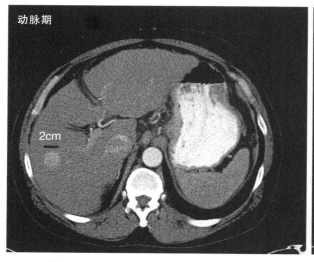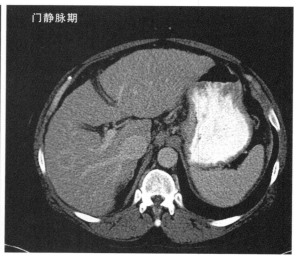

A.药物洗脱微球的化疗栓塞　　　　　B.钇-90 放射性栓塞

C.微波热消融　　　　　　　　　　　D.索拉非尼

25　肝细胞癌推荐的最小消融边界是:

A. 1mm　　　　　　　　　　　　　　B. 5mm

C. 15mm　　　　　　　　　　　　　 D. 30mm

26　对肝右叶单发肝细胞癌微波热消融后即刻行动脉期和门脉期的增强 CT 扫描(门静脉期的 CT 图如下所示),以评估以下哪项内容?

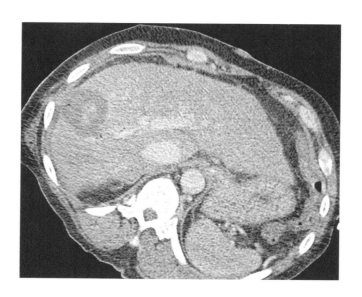

A.局部肿瘤进展　　　　　　　　　　B.肝外恶性肿瘤

C.消融边缘　　　　　　　　　　　　D.确认门静脉仍通畅

27 对 1 例患者进行肝右叶肝细胞癌微波热消融后立即对其进行增强 CT 扫描,图像如下所示。该患者肝脏中的气泡代表:

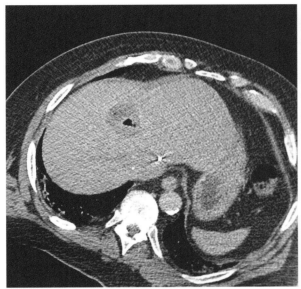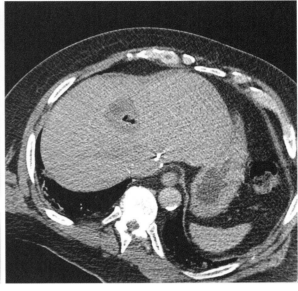

A.肝脓肿形成 　　　　　　　　　　　　B.消融针导致的肠穿孔

C.胆道系统损伤 　　　　　　　　　　　D.微波热消融后即刻 CT 扫描的预期结果

28 患者,女,52 岁,患有肝硬化,6 个月内因精神错乱和健忘多次入院,不能确定任何突发事件,也未检出其他神经精神原因。该患者接受了全剂量乳果糖和利福昔明的治疗,且病情有所改善。尽管严格遵循药物治疗,但其仍然有这些症状,导致再次住院。该患者最有可能的病因是:

A.胆管阻塞 　　　　　　　　　　　　　B.肝性胸腔积液

C.门体分流

29 难治性脑病的门体静脉分流通道栓塞后,会立即发生以下哪种情况?

A.门静脉压力降低 　　　　　　　　　　B.门静脉压力不变

C.门静脉压力增加

30 患者,女,25 岁,因腹痛就诊于急诊科,行三期增强 CT 扫描,图像如下所示。最可能的诊断是:

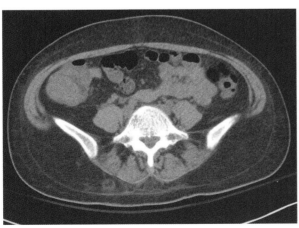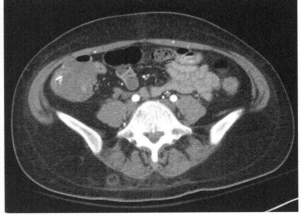

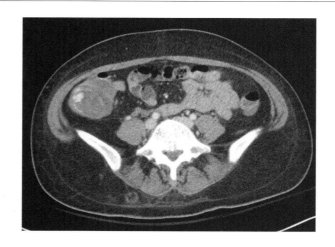

A.胃肠道活动性出血   B.盲肠缺血性坏死

C.右下腹脓肿形成   D.异位静脉曲张

31 1例有肠憩室病史的患者,出现低血压,血红蛋白水平为40g/L(正常为120~150g/L),立即静脉输注液体和血液制品开始复苏。该患者被送至介入放射科进行急诊血管造影。为了评估可疑的右侧结肠出血,应首先选择下列哪支动脉?

A.腹腔干   B.肠系膜上动脉

C.肠系膜下动脉   D.髂内动脉

32 超选择至肠系膜上动脉,然后进行血管造影,图像如下所示,盲肠可见活动性出血,应该在哪一级血管水平进行微弹簧圈栓塞止血(箭头所示)?

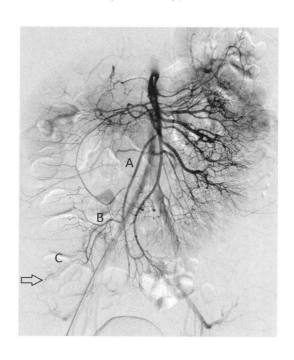

A. A   B. B

C. C

33 患者进行腹腔动脉造影以评估可疑的上消化道出血,图像如下所示。图中的三角箭头所示为哪支动脉?

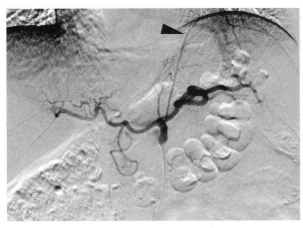
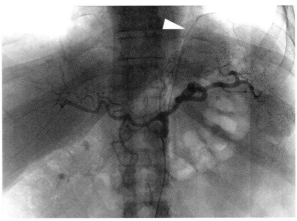

A.腹腔干

B.脾动脉

C.胃左动脉

D.肝总动脉

E.左膈下动脉

34 患者,男,56 岁,有十二指肠溃疡出血和内镜治疗史,因低血压和直肠鲜红色出血急诊送至介入放射科,放大的 DSA 图像(如下所示)显示了胃十二指肠动脉(GDA)的假性动脉瘤,有活动性的出血进入十二指肠肠腔,微弹簧圈应放在哪个位置才能有效地处理出血?

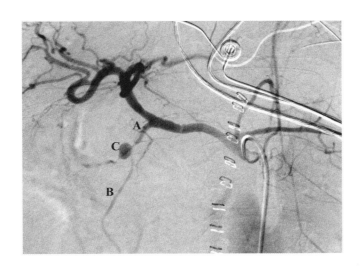

A. A(胃十二指肠动脉近端)

B. B(胃十二指肠动脉远端)

C. C(假性动脉瘤腔内)

D. A 和 B(胃十二指肠动脉的近端和远端)

35　患儿,女,10岁,因穿孔性阑尾炎出现发热和腹痛,增强 CT 扫描(如下所示)显示其骨盆中部有尺寸为 8cm×8cm×6cm 的脓肿(Ab),影像引导下放置引流管的最佳方法是:

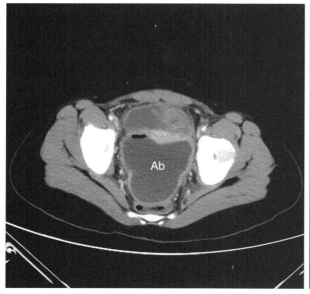 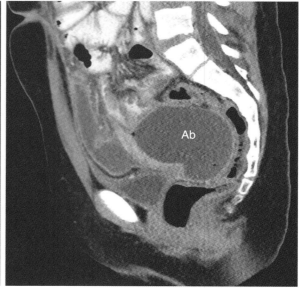

A.超声引导经腹　　　　　　　　　　　　B. CT 引导经臀

C.超声引导经直肠　　　　　　　　　　　D.不需要置管引流

36　患者,女,50岁,既往有肝硬化病史和右髂窝肾脏移植病史,对其行超声引导下的穿刺引流术,从左下腹进针点引流出 8L 液体。用于腹水分析的血清腹水白蛋白梯度(SAAG)计算方法是:

A.血清总蛋白减去腹水白蛋白　　　　　　B.人血白蛋白加腹水白蛋白

C.人血白蛋白减去腹水白蛋白　　　　　　D.血清淀粉酶减去腹水淀粉酶

37　患者,女,15岁,反复呕血,要求进行肠系膜血管造影,图像如下所示。在手术过程中,选择性肠系膜上动脉造影显示的病因是:

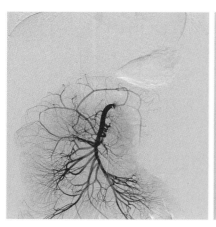 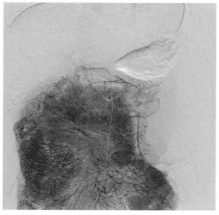 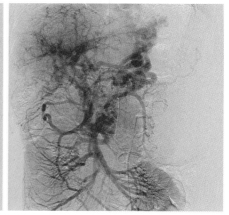

A.结肠动静脉畸形　　　　　　　　　　　B.肝脏钝性外伤伴假性动脉瘤形成

C.慢性门静脉血栓伴海绵样改变　　　　　D.小肠和大肠的弥漫性黏膜出血

38 患者,男,53 岁,患有坏死性胰腺炎,病程约 5 周,增强 CT(如下图所示)显示胰腺和胰周的包裹性坏死。患者伴有疼痛和发热症状,不能耐受鼻肠管营养。介入放射科收到外科会诊申请,要求对该患者行 CT 引导下经皮引流管的放置术。下列哪项是最佳的治疗策略?

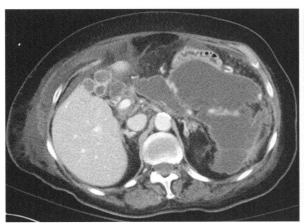

A.经腹中线入路放置 8F 猪尾引流管　　　　B.经左侧腹膜后入路放置 14F 猪尾引流管

C.无引流管放置指征　　　　　　　　　　D.仅使用 20G 穿刺针抽吸

39 患者因恶心和呕吐症状行增强 CT 检查,图像如下所示。根据图像,该患者另外最可能有哪项病史?

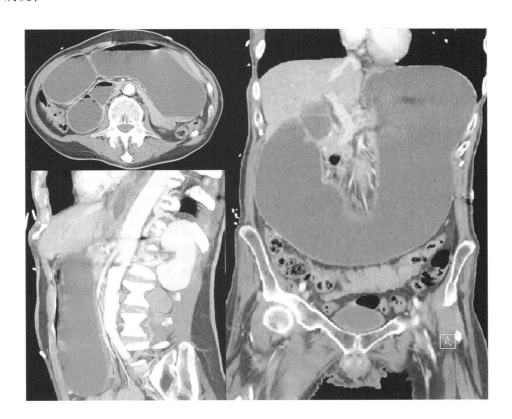

A.时间久远的腹部创伤史　　　　　　　　B.糖尿病控制欠佳

C.长期吸烟史　　　　　　　　　　　　　D.体重明显减轻

40　1例患者因出现便血、黄疸和乏力就诊于急诊室，该患者在2天前进行了经皮肝穿刺活检。其增
　　　强CT扫描检查图像如下所示。以下结论正确的是：

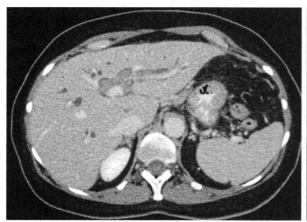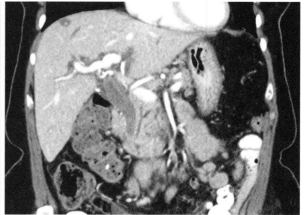

A.肝活检的并发症　　　　　　　　　　B.潜在的胰腺恶性肿瘤

C.小肠活动性出血　　　　　　　　　　D.肝硬化恶变

41　在进行肝动脉化疗栓塞术(TACE)治疗肝内转移的检查过程中，患者报告既往有胆总管空肠吻合
　　　术的手术史，在行栓塞术后患者发生以下哪项并发症的风险会增加？

A.门静脉血栓形成　　　　　　　　　　B.肝脓肿形成

C.肝脏梗死　　　　　　　　　　　　　D.胆道狭窄

42　根据肝细胞癌的米兰标准，以下哪种情况可以接受肝移植治疗？

A.单个肿瘤，5.8cm　　　　　　　　　B. 2个肿瘤，分别为1.7cm和3.3cm

C. 3个肿瘤，分别为1.4cm、2.0cm和2.8cm　　D. 4个肿瘤，分别为1.2cm、1.4cm、1.5cm和1.8cm

43　1例已知为包膜性肝细胞癌(三角箭头所示)的患者因出现严重的急性腹痛而前往急诊室就诊，
　　　根据如下所示的CT扫描图像，该患者发生以下哪项情况的风险增加？

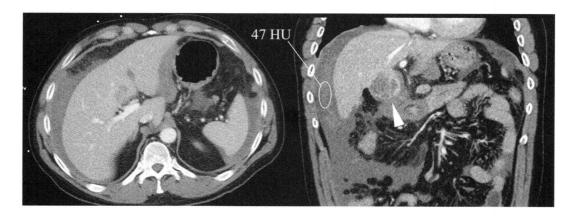

A.自发性细菌性腹膜炎(SBP)　　　　　B.肝肿瘤血栓形成

C. TIPS手术的未来需求　　　　　　　 D.腹腔内转移

44 1 例接受采用肝管空肠吻合术的尸体肝移植的患者发生胆管炎,行 MRCP(图像如下所示)确认了患者主胆管结石(箭头所示)。下列哪项是此类情况的最佳初始治疗方法?

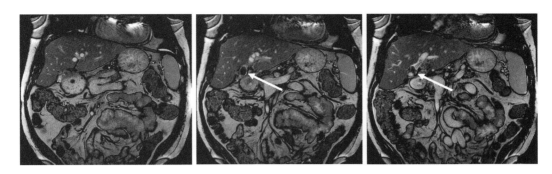

A.经皮引流,然后结合内镜移除结石　　　B.经皮引流,然后行外科剖腹手术移除结石

C.经皮引流,然后经皮移除结石　　　　　D.终身经皮胆道引流

45 对于下图中显示的病变,以下哪项是其处理方法?

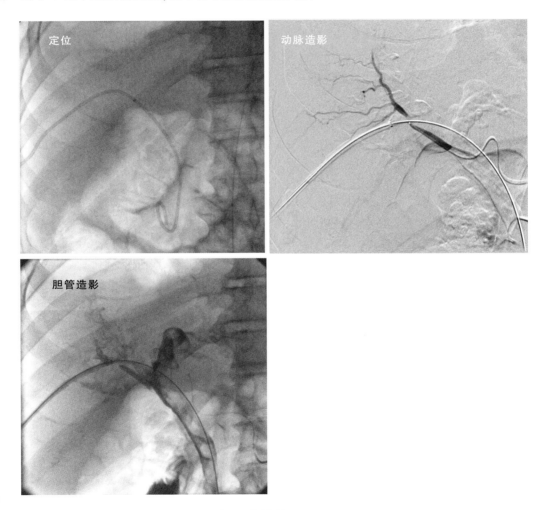

A. 1 周后拔除胆道引流管,置入"新的支撑管"

B.门静脉血栓的抗凝治疗

C.肝动脉弹簧圈栓塞

D.更换胆道引流管,不封管引流

答案与解析

1   **答案 A。**肝细胞癌规范治疗的标准是遵循肝细胞癌分期和治疗指南，例如的巴塞罗那肝癌临床(BCLC)分期。

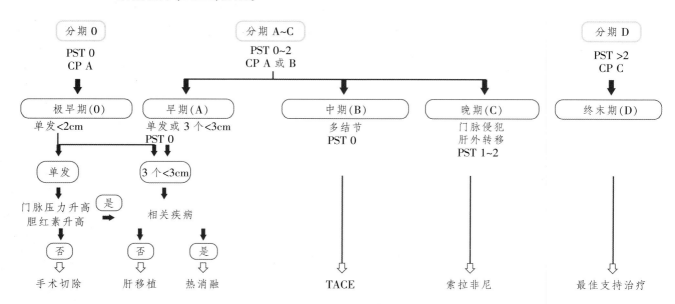

图 1   肝癌治疗的 BCLC 流程图。CP,Child-Pugh 评分;PST,体力状态评分。[Adapted from Forner A, Reig ME,De Lope CR,Bruix J.Current strategy for staging and treatment:the BCLC update and future prospects. *Semin Liver Dis.* 2010;30(1):61-74.]

早期和极早期肝细胞癌的一线治疗要争取取得治愈疗效,即通过手术切除、肝移植或消融治疗(选项 A)。经肝动脉的化疗栓塞术(选项 B 和 C)最常用于中晚期肝癌患者,通常被认为是非治愈性的。当然也有例外,例如,应用钇-90 微球进行放射性肝段切除术以获得类似于消融或外科手术的疗效,但这部分内容不在本书的阐述范围。重要的是,经肝动脉的治疗方法可以缩小或稳定肿瘤,使病灶获得降期从而进行根治性治疗,维持患者等待肝移植的机会和(或)缓解症状/延长生命。

参考文献:Forner A,Reig ME,De Lope CR,et al. Current strategy for staging and treatment:the BCLC update and future prospects. *Semin Liver Dis.* 2010;30(1):61-74.

Hickey R,Vouche M,Sze DY,et al. Cancer concepts and principles:primer for the interventional oncologist-part II. *J Vasc Interv Radiol.* 2013;24(8):1167-1188.

Kinoshita A,Onoda H,Fushiya N,et al. Staging systems for hepatocellular carcinoma:current status and future perspectives. *World J Hepatol.* 2015;7(3):406-424.

Llovet JM,Brú C,Bruix J. Prognosis of hepatocellular carcinoma:the BCLC staging classification. *Semin Liver Dis.* 1999;19(3):329-338.

2   **答案 B。**左侧的初始图像显示胃造瘘管的位置不正确。在定位方面,可以很清楚地看到胃泡,导管尖端位于幽门所在区域的中线的右侧。通过导管注入造影剂,十二指肠在导管尖端处可见(选项 A 不正确),由此确定内部固定球囊位于幽门后。幽门后置管可以导致胃出口梗阻,胃液沿导管通道渗漏并产生腹痛。在图像上仅能识别管腔内的造影剂,排除选项 C 和 D。

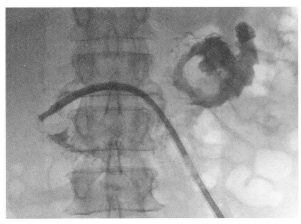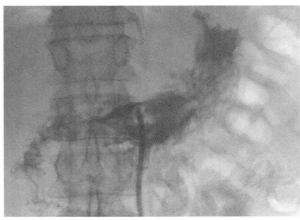

图 2　最初的幽门后置管图像(左图),随后重新将导管放置在胃中(右图)。

参考文献:Lyon SM,Pascoe DM. Percutaneous gastrostomy and gastrojejunostomy. *Semin Intervent Radiol.* 2004;21(3):181–189.

3　**答案 C**。胃造瘘管置入术可以由外科医师、内镜医师或介入放射科医师进行操作。典型的适应证包括吞咽困难或吞咽障碍,不能满足营养需求及胃出口梗阻。最普遍认为的绝对禁忌证包括未经治疗的低凝状态。胃底静脉曲张、无法向胃内充气及没有安全的胃穿刺途径是其他的一些禁忌证。一旦腹水被视为一项禁忌证,则可以通过术前穿刺引流(选项 C)来处理,以减少腹膜炎和穿刺通道化脓的风险。如果术前腹水显著或腹水快速增长,则当引流通道愈合 7~10 天后,可以进行超声定期随访和重复穿刺引流。

参考文献:Lyon SM,Pascoe DM. Percutaneous gastrostomy and gastrojejunostomy. *Semin Intervent Radiol.* 2004;21(3):181–189.

4　**答案 C**。经皮胆囊造瘘管放置的最佳途径是穿过少量肝实质,以填塞任何可能发生的胆漏(选项 C),腹膜入路未经过肝脏(选项 B)为次佳途径,但如果这是唯一选择,如患者同时存在胆囊明显扩张,则可以接受。经后侧入路(选项 D)导致不恰当的较长的穿刺通道,并且穿刺途径未穿过肝实质。对于所有经皮操作的手术,必须要考虑到预设的穿刺路径中的血管。选项 A 显示可能贯穿腹壁下动脉,这可能会导致严重的出血并发症。

参考文献:Bakkaloglu H,Yanar H,Guloglu R,et al. Ultrasound guided percutaneous cholecystostomy in high-risk patients for surgical intervention.*World J Gastroenterol.* 2006;12(44):7179–7182.

5　**答案 A**。胆道造影显示肝总管局灶性短段狭窄。附近的金属钛夹和胆囊管缺失提示该区域曾接受过手术,肝管汇合处与十二指肠之间的距离非常短可以证实这一点。肝管空肠吻合术后的患者约 10%会出现良性狭窄(选项 A)。如果胆囊管缺失,则胆囊也可能已不存在。因此,病因不太可能为 Mirizzi 综合征。胆总管囊肿不表现为狭窄。原发性硬化性胆管炎通常不表现为单一的局灶性狭窄,考虑到术后改变,良性狭窄是最可能的选项。

参考文献:Abdelrafee A,El-Shobari M,Askar W,et al. Long-term follow-up of 120 patients after hepaticojejunostomy for treatment of post-cholecystectomy bile duct injuries:a retrospective cohort study. *Int J Surg.* 2015;18:205–210.

6　**答案 C**。通常用于引导术中活检针的针鞘是弯曲的,因此可以引导穿刺针向前、向后等方向穿刺。该方法的标准技术是将穿刺套件插入肝右静脉，针鞘和穿刺针朝向前方（选项 C）。由于肝右静脉通常位于肝脏的后方，因此将活检针朝前穿刺，不太可能会越过肝包膜，从而降低发生出血并发症的风险。

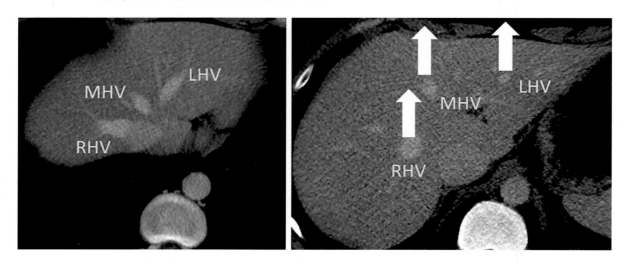

图 3　箭头表示从肝右静脉（RHV）、肝中静脉（MHV）和肝左静脉（LHV）穿刺肝脏的活检针道。

参考文献：Dohan A，Guerrache Y，Boudiaf M，et al. Transjugular liver biopsy：indications，technique and results. *Diagn Interv Imaging*. 2014；95（1）：11–15.

7　**答案 A**。TIPS 的建立是人体生理学的重大转变，即使手术过程十分顺利，其生理转变也会使已经异常的肝脏不堪重负。终末期肝病模型（MELD）是一种评分系统，最初是为了评估 TIPS 术后的短期生存率而开发的。值得注意的是，MELD 评分系统的最新版本包括对钠水平的修正；但是，这尚未在 TIPS 手术的研究中得到验证。我们应用最初的 MELD 评分系统进行 TIPS 手术患者的评估。随后发现，MELD 评分系统可用于肝移植患者的分类，目前该系统在这两个领域仍被常规使用。

$$\text{MELD}=9.6\times\log e（\text{肌酐 mg/dL}）+3.8\times\log e（\text{胆红素 mg/dL}）+11.2\times\log e（\text{INR}）+6.4$$

（注：1mg/dL=88.4μmol/L）

尽管 TIPS 术前尚无 MELD 评分系统的绝对临界值，但这些数据可指导患者和临床医师就风险和获益做出明智的决定。例如，对于 MELD 评分≥18 的患者，在选择性 TIPS 术后 1 个月和 3 个月的死亡率分别为 18% 和 35%。

参考文献：Ferral H，Gamboa P，Postoak DW，et al. Survival after elective transjugular intrahepatic portosystemic shunt creation：prediction with model for end-stage liver disease score. *Radiology*. 2004；231（1）：231–236.

Kamath PS，Wiesner RH，Malinchoc M，et al. A model to predict survival in patients with end-stage liver disease. *Hepatology*. 2001；33（2）：464–470.

Montgomery A，Ferral H，Vasan R，et al. MELD score as a predictor of early death in patients undergoing elective transjugular intrahepatic portosystemic shunt （TIPS）procedures. *Cardiovasc Intervent Radiol*. 2005；28（3）：307–312.

8　**答案 C**。该病例显示了肝静脉造影的严重异常。从图可见肝静脉的侧支循环杂乱无章，无法有效地对肝脏引流。无论在肝脏外围还是中央区域均不能见到正常的肝右静脉。正常的肝右静脉造影图参考图 4。

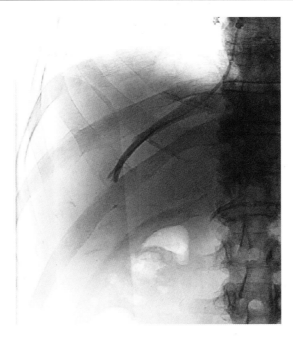

图 4 选择性肝右静脉插管的静脉造影图。

图为肝静脉血栓形成导致 Budd-Chiari 综合征的患者的血管造影图，丰富的弯曲的小管径侧支循环与长期的慢性过程相符合。因此，选项 A、B 和 D 不太可能取得成功。TIPS 的建立(选项 C)和肝移植是该患者的最佳选择。与此对比，提供另一例左侧腋静脉急性血栓形成的患者案例(图 5)。

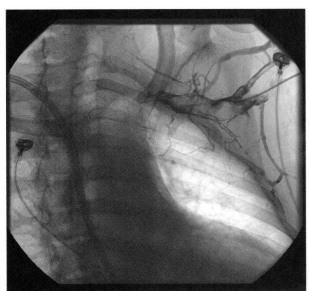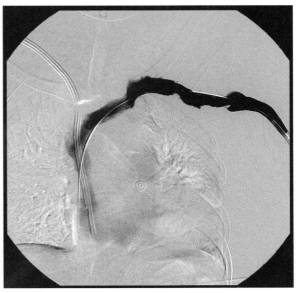

图 5 导管静脉造影显示急性左侧腋静脉的血栓形成(左图)。请注意,较大的充盈缺损使该患者静脉扩张,并且该静脉仍维持了原有的解剖结构(而不是形成侧支)。该血凝块有望对急性血栓的标准治疗产生反应,例如,抗凝、tPA 或血凝块解离/抽吸。经过整夜的导管定向 tPA 溶栓后(右图),左侧腋静脉和中心静脉恢复通畅,无充盈缺损或狭窄。

参考文献:Garcia-Pagán JC,Heydtmann M,Raffa S,et al. TIPS for Budd-Chiari syndrome:long-term results and prognostics factors in 124 patients. *Gastroenterology*. 2008;135(3):808815.

Han G,Qi X,Zhang W,et al. Percutaneous recanalization for Budd-Chiari syndrome:an 11-year retrospective study on patency and survival in 177 Chinese patients from a single center. *Radiology*. 2013;266(2):657-667.

Molmenti EP,Segev DL,Arepally A,et al. The utility of TIPS in the management of Budd-Chiari syndrome. *Ann Surg*. 2005;241(6):978-981.

Smith M,Durham J. Evolving indications for tips. *Tech Vasc Interv Radiol*. 2016;19(1):36-41.

9 **答案 E**。最初在动物实验中研究 TIPS 手术时,仅创建分流通道,通过血管成形术将其扩张。但该技术很快被发现分流道通畅性较差。TIPS 手术演化的下一步是将裸支架放置在分流道中,但发生支架内狭窄(被认为是由在肝实质内部分裸支架周围的胆汁漏引起),最后发现覆膜/未覆膜的混合型支架更为优越。混合型支架的肝实质内部分覆膜,门静脉侧的末端 2cm 未覆膜,以确保门静脉通畅。

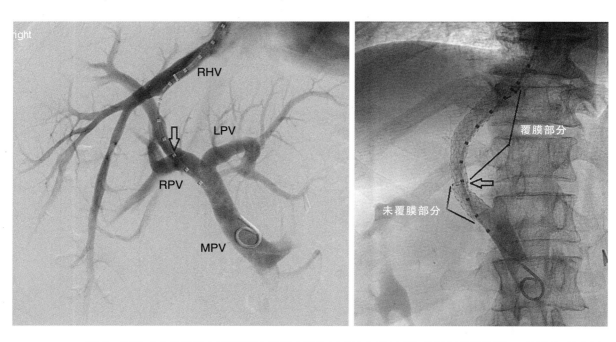

图6 TIPS 术中放置混合型覆膜/未覆膜支架前(左图)和后(右图)的肝门静脉造影。可见标记的猪尾导管从肝右静脉穿过肝实质,并在箭头水平位置进入门静脉右支(TIPS 手术的传统路径)。支架放置后的图像(右图)显示支架从门静脉右支延伸至肝右静脉。请注意,箭头所示的金属环显示位于门静脉右支的支架为未覆膜部分,而支架覆膜部分位于肝实质通道并延伸到肝右静脉内。LPV,门静脉左支;MPV,门静脉主干;RHV,肝右静脉;RPV,门静脉右支。

参考文献:Cejna M. Should stent-grafts replace bare stents for primary transjugular intrahepatic portosystemic shunts? *Semin Intervent Radiol*. 2005;22(4):287-299.

Clark TW. Stepwise placement of a transjugular intrahepatic portosystemic shunt endograft. *Tech Vasc Interv Radiol*. 2008;11(4):208-211.

10 **答案 D。**两幅 DSA 图像显示了端孔导管位于脾动脉主干的近端。左图为动脉期,右图为实质期(流出静脉尚未显示)。动脉期图像显示在脾门附近有造影剂离开脾动脉的正常路径。在更延迟的图像上,由于对比剂的充盈显示边界清晰的球形结构,因此符合囊状动脉瘤(选项 D)。动脉活动性出血造影剂将以随机方式向外散开,因此选项 B 不正确。这些图像的时相早于静脉期,因此排除选项 C(顺便说一下,极少能通过动脉注射造影剂看到真正的静脉出血)。选项 A,动静脉瘘,早期可见流出静脉显影的表现,但在此处未能看到。

参考文献:Lakin RO,Bena JF,Sarac TP,et al. The contemporary management of splenic artery aneurysms. *J Vasc Surg.* 2011;53(4):958–964.

11 **答案 C。**假定不存在其他复杂因素,对于脾动脉真性动脉瘤的治疗,通常可接受的最小直径为 2.0~2.5cm。其他的治疗适应证包括动脉瘤迅速增大或破裂。对于可能妊娠的女性或接受肝移植的患者,有些人建议对所有的真性脾动脉瘤都进行治疗,而不论其大小如何,因为在上述情况下动脉瘤破裂的风险增加。另一类是症状性(疼痛的)动脉瘤,其表明即将发生破裂,并可能导致严重的出血。所有有症状的动脉瘤均应紧急处理。

参考文献:Lakin RO,Bena JF,Sarac TP,et al. The contemporary management of splenic artery aneurysms. *J Vasc Surg.* 2011;53(4):958–964.

12 **答案 D。**内脏器官有强健的侧支供血动脉。从近端(并非在脾门处)阻断脾动脉几乎不会引起终末器官缺血。脾脏的侧支供血动脉包括胰腺动脉分支、胃短动脉及作为胃十二指肠动脉延续的胃网膜动脉。在本例患者中,我们特意用弹簧圈将脾动脉从主干的远端一直栓塞至脾脏的上、下极动脉。这种"隔离"技术关闭了动脉瘤的前门和后门,导致血栓立即形成。栓塞术后,胃网膜动脉与残留未闭的下极脾动脉分支交通良好,使脾实质继续得到血流灌注。

参考文献:Madoff DC,Denys A,Wallace MJ,et al. Splenic arterial interventions:anatomy,indications,technical considerations,and potential complications. *Radiographics.*2005;25(suppl 1):S191–S211.

13 **答案 C。**在腹主动脉造影的前后位和侧位片上,腹腔干和肠系膜上动脉(SMA)均不显影,肠系膜下动脉(IMA)肥大,向头侧发出一支粗大的侧支血管(图 7,小三角箭头所示)。在侧位片可见一个大的、偏心的动脉粥样硬化斑块,位于腹腔干和 SMA 的起源处。这是肠系膜慢性缺血的血管造影表现,通常由动脉粥样硬化疾病引起。随着时间的推移,肠系膜动脉变窄甚至闭塞,伴随着侧支循环通路的形成。后者有助于防止患者出现急性肠缺血和肠坏死。通常直至 3 条肠系膜动脉主要分支中的两条被阻塞时,患者才会出现症状。典型的三联征是餐后腹痛、厌食及随后出现的体重减轻。血管内支架置入术和开放性的外科血管重建术都是可接受的治疗方法。

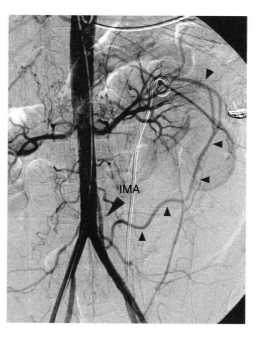

图 7   腹主动脉造影。

当 SMA 或 IMA 受损时,血管分布之间的侧支循环动脉代偿性肥大,可以使肠道有足够血流供应和存活能力。经常会被讨论的两条血流通路是 Riolan 动脉弓和 Drummond 缘动脉。Riolan 动脉弓是指位于肠系膜根部较中央的一根血管,常在中结肠动脉发出不久后出现,并与近端的 IMA 相连。Drummond 缘动脉是指沿着结肠系膜边界,连接远端中结肠动脉分支(起源于 SMA)和远端左结肠动脉分支(起源于 IMA)的一根更加外围的血管。

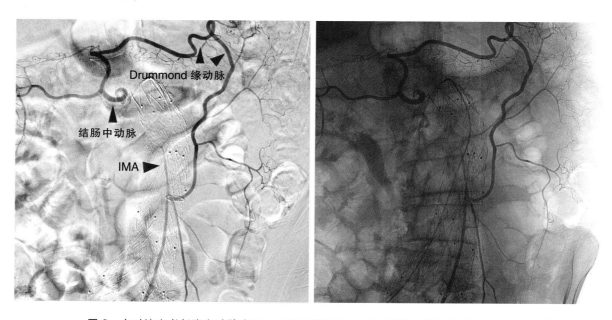

图 8   在对该患者行腹主动脉瘤(AAA)腔内修复术后,通过覆膜支架隔绝了 IMA。SMA 造影显示中结肠动脉充盈,与供应横结肠的中结肠动脉的左、右分支动脉形成典型的"T"字形。连接 SMA 和 IMA 分布的相邻动脉侧支肥大(Drummond 缘动脉)。

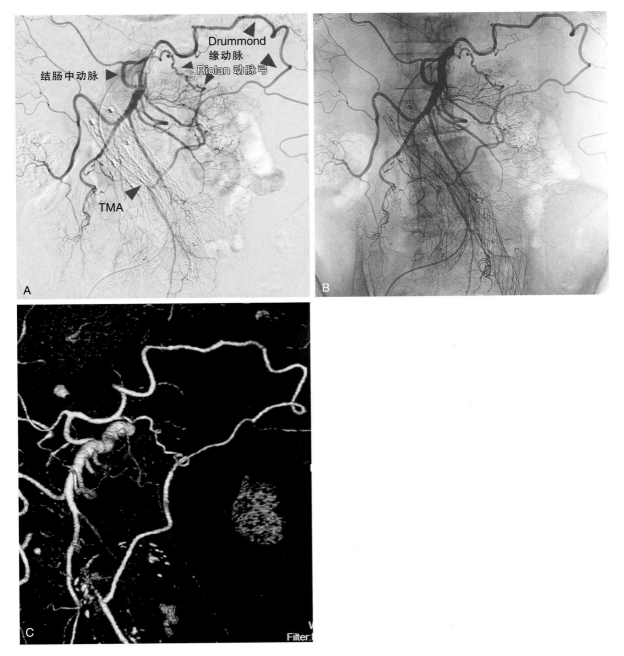

图 9 图为另一例患者，对其进行 AAA 腔内修复术后，通过覆膜支架隔绝 IMA。在本例中，SMA 造影显示了中央 (Riolan 动脉弓) 和外围 (Drummond 缘动脉) 的侧支循环通路，连接 SMA 和 IMA 的血流分布区域。三维容积重建 CT 血管造影图像 (C) 突出显示了该血管通道。

参考文献：Hohenwalter EJ. Chronic mesenteric ischemia：diagnosis and treatment. *Semin Intervent Radiol.* 2009；26(4)：345-351.

14 **答案 B**。该病例图像显示了肝移植后的肝动脉。准确了解动脉的走行和解剖结构对于正确解读影像图像至关重要，同时需要经常回顾手术报告。以下图解和相应的血管造影图显示了外科解剖和相关病理。

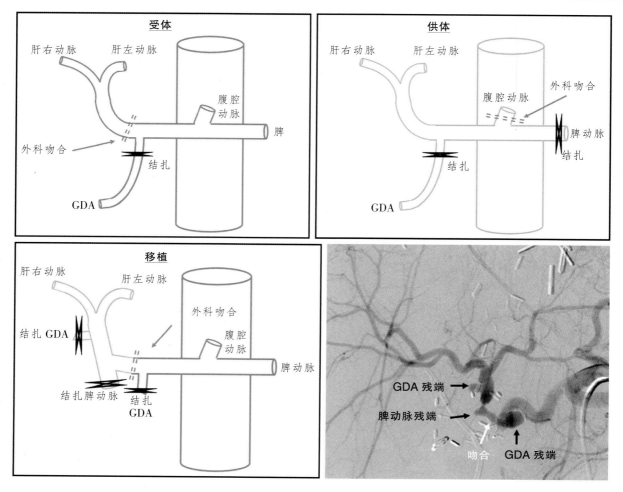

图 10 肝移植后肝动脉解剖。不规则的血管外展必须被认为是外科结扎的血管残端,而不是假性动脉瘤、血管内病理性血栓形成或活动性出血。GDA,胃十二指肠动脉;HA,肝动脉。

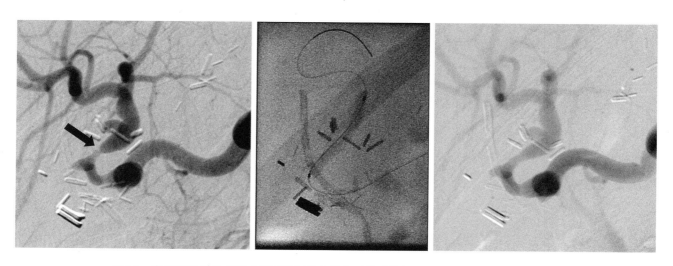

图 11 真正的异常是在手术时可能因钳夹损伤而导致的局灶性动脉狭窄(箭头所示)。球囊血管成形术(中图),完成 DSA 造影(右图)显示动脉无残余狭窄。

参考文献:Amesur NB,Zajko AB. Interventional radiology in liver transplantation. *Liver Transpl.* 2006;12(3):330–351.

15 **答案 B**。门脉高压的病因可分为窦前性、窦性和窦后性。窦前性病因往往来源于肝窦的上游。门静脉血栓形成就是其中一个例子。窦后性病变与肝脏静脉的流出有关,以 Budd-Chiari 综合征或右心衰竭为典型。窦性门静脉高压是由肝实质疾病引起,最常见于肝硬化。进行血管内评估时,导管位于肝右静脉的近端,测量的压力是游离肝静脉压 (FHVP)。随后,可通过将端孔导管楔入肝小静脉或在肝静脉近端将球囊闭塞导管充气来获得门静脉压力的替代值。测量的压力为肝静脉楔压 (WHVP)。肝静脉压力梯度 (HVPG),或肝静脉楔压和游离肝静脉压之差,是衡量肝窦如何影响门静脉压力的一个指标。正常 HVPG<5mmHg,HVPG>10mmHg 是临床上最常用的诊断严重窦性门脉高压的标准。这些患者可能会从 TIPS 手术(选项 B)中获益。选项 A 中的压力代表右心衰竭和 HVPG<5mmHg 的患者。选项 C 中的压力代表正常患者。

参考文献:Fidelman N,Kwan SW,Laberge JM,et al. The transjugular intrahepatic portosystemic shunt:an update. *AJR Am J Roentgenol.* 2012;199(4):746-755.

Silva-Junior G,Baiges A,Turon F,et al. The prognostic value of hepatic venous pressure gradient in patients with cirrhosis is highly dependent on the accuracy of the technique. *Hepatology.* 2015;62(5):1584-1592.

16 **答案 B**。TIPS 作为静脉曲张出血的适应证,最佳的医学证据支持其术后门体静脉系统的目标压力梯度降至 5~12mmHg。如果 TIPS 术后门体静脉之间的压力梯度仍然较高,那么曲张静脉内的压力也会升高,从而增加破裂的风险。如果压力梯度过低,由于大量的血液被分流回右心,因此肝脏的解毒功能可能会受到损害。这会导致无法控制的肝性脑病。对于治疗难治性腹水的指征,虽然许多医师使用与静脉曲张出血相同的标准,但其门体静脉压力梯度的目标值尚未完全明确。

参考文献:Fidelman N,Kwan SW,Laberge JM,et al. The transjugular intrahepatic portosystemic shunt:an update. *AJR Am J Roentgenol.* 2012;199(4):746-755.

17 **答案 C**。TIPS 术后的门体静脉压力梯度通常优化至 5~12mmHg。如果压力梯度过高 (>12mmHg),可以行球囊成形术扩张分流通道,以增加分流直径,从而降低分流阻力,降低压力梯度,增加回流至右心的血流量。如果压力梯度过低,因为大量的血液被分流回右心,所以肝脏的解毒功能可能会受到损害。这可能会导致难治性的肝性脑病(选项 C)。在这种情况下,TIPS 的分流通道应该受到限制,从而减少管腔直径,增加分流阻力,减少从肝脏分流的血液量。有几种技术可以限制 TIPS 的分流通道,在本书的其他章节也已进行讨论。选项 A 和 B 与分流不足相关,因此不正确。肝细胞癌(选项 D)不应该纳入影响 TIPS 作用的因素之中。

参考文献:Madoff DC,Wallace MJ. Reduced stents and stent-grafts for the management of hepatic encephalopathy after transjugular intrahepatic portosystemic shunt creation. *Semin Intervent Radiol.* 2005;22(4):316-328.

18 **答案 A**。图像显示了栓塞前(左图)和栓塞后(右图)的肝脏门静脉系统。在术后图像上,在对比剂增强时仅门静脉主干和左支显影,而门静脉右支和其分支在弹簧圈和颗粒栓塞剂栓塞后不再有血流。门静脉栓塞术(PVE)是一种门静脉血流改道的技术,用于术后剩余肝体积(FLR)不足的患者,在肝部分切除术之前重建门脉血流。对于肝功能正常的患者,FLR 不足通常定义为<20%,而对于肝功能受损的患者,FLR 不足通常定义为<40%

(FLR%=手术后剩余肝体积/健康肝脏总体积×100%)。在本例中，门静脉右支栓塞后将导致无瘤的肝左叶增生肥大，从而为右肝切除术做好准备。门静脉栓塞术(PVE)后 FLR 的生长具有时间依赖性，生长最快的阶段通常发生在 2~6 周。医师通常在 PVE 后 4 周再次复查影像以评估手术的结果。门静脉高压和 Budd-Chiari 综合征将不会从 PVE 后获益(选项 C 和 D)。确定这些图像代表的是门静脉系统，而不是胆道系统，因此可以排除选项 B。

参考文献：Hemming AW，Reed AI，Howard RJ，et al. Preoperative portal vein embolization for extended hepatectomy. *Ann Surg*. 2003；237(5)：686–691.

May BJ，Madoff DC. Portal vein embolization：rationale，technique，and current application. *Semin Intervent Radiol*. 2012；29(2)：81–89.

Wajswol E，Jazmati T，Contractor S，et al. Portal vein embolization utilizing N-butyl cyanoacrylate for contralateral lobe hypertrophy prior to liver resection：a systematic review and meta-analysis. *Cardiovasc Intervent Radiol*. 2018；41(9)：1302–1312.

19　**答案 B**。胆囊造瘘管置入术通常在不能立即接受胆囊切除术的结石或非结石性胆囊炎患者中进行。一旦放置导管，将对患者进行临床随访以确保病情好转。如果患者病情好转，并且没有其他症状，则可以考虑拔除引流管。拔除引流管的时机根据不同情况有所差别，但大多数情况下导管至少要放置 3 周，这样可以使通道上皮化，并降低拔除导管后胆汁渗漏的风险。拔除导管前，最重要的步骤是确认胆囊管和胆总管的通畅性，以确保足够的生理性内引流。这可以通过透视下从导管中注入造影剂来进行确认，该方法较容易进行(选项 B)。如果患者有持续性的胆道梗阻，则胆囊炎很可能再发。尽管胆囊造影时要注意是否存在胆结石的情况，但不论是否存在，均可以考虑拔除引流管。引流管引流量少(选项 C)可能表明胆囊管是通畅的，但也见于由引流管位置不当或梗阻导致的胆囊造瘘管引流功能障碍。虽然闪烁扫描有助于评估可疑的胆漏，但其不是拔除引流管的标准检查方法。

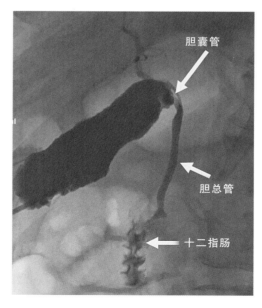

图 12　非结石性胆囊炎患者恢复后的胆囊透视造影图。引流 6 周后，造影显示胆囊和胆总管无结石并且相当通畅。拔除引流管，胆囊炎不再复发。

参考文献：Alvino DML, Fong ZV, Mccarthy CJ, et al. Long-term outcomes following percutaneous cholecystostomy tube placement for treatment of acute calculous cholecystitis. *J Gastrointest Surg.* 2017;21 (5):761-769.

Gulaya K, Desai SS, Sato K. Percutaneous cholecystostomy: evidence-based current clinical practice. *Semin Intervent Radiol.* 2016;33(4):291-296.

Wise JN, Gervais DA, Akman A, et al. Percutaneous cholecystostomy catheter removal and incidence of clinically significant bile leaks: a clinical approach to catheter management. *AJR Am J Roentgenol.* 2005;184(5):1647-1651.

20　**答案 B。**DSA 造影图像显示 SMA 离开口约 4cm 处突然闭塞,刚好超过通畅的空肠动脉的一个大分支。近侧动脉段显示正常,没有潜在的血流限制性狭窄。远端侧支循环较差与患者的急性症状相符合,血管重建图可见空肠动脉远端的另一血管节段不显影。一系列的发现表明栓子是潜在的病因。原位血栓形成通常发生在 SMA 开口的前几厘米处,往往发生在先前存在动脉粥样硬化性狭窄的部位。由于潜在的动脉狭窄,部分血管通常已经形成了侧支循环。由于侧支循环的建立,临床症状可能变得不那么突然。选项 C 常发生在输注血管活性药物的危重症患者,血管造影常显示弥漫性的细小的肠系膜动脉分支,并伴有短段或长段狭窄。静脉血栓形成是肠系膜缺血的另一重要原因,但最好在血管造影的静脉期或多期增强 CT 中进行评估。一旦患者被诊断为急性肠系膜缺血,治疗往往取决于病因、病程以及是否有肠坏死的证据。抗凝是最初治疗的主要手段,后续是外科治疗或血管重建。外科干预具有明显的优势,既能重建闭塞动脉的血运,又能对肠道进行肉眼观察,必要时可进行手术切除。

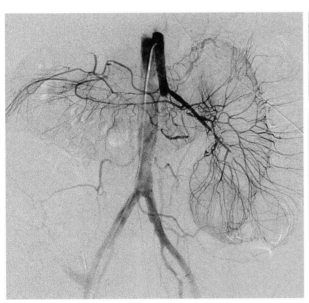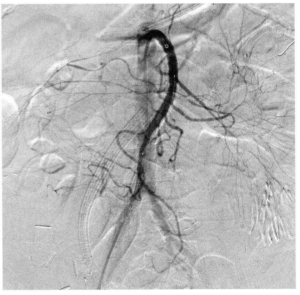

图 13　肠系膜上动脉(SMA)内的急性血栓血管内再通术,图为术前(左图)和术后(右图)的 DSA 图像。大部分血栓是用抽吸导管取出的,然后对该动脉进行球囊扩张和支架植入,使远端动脉分支的血流恢复良好。

参考文献：Clair DG, Beach JM. Mesenteric ischemia. *N Engl J Med.* 2016;374(10):959-968.

Stone JR, Wilkins LR. Acute mesenteric ischemia. *Tech Vasc Interv Radiol.* 2015;18(1):24-30.

Salsano G，Salsano A，Sportelli E，et al. What is the best revascularization strategy for acute occlusive arterial mesenteric ischemia：systematic review and meta-analysis. *Cardiovasc Intervent Radiol*. 2018；41（1）：27-36.

21 答案 C。使用钇-90 微球进行肝叶放射性栓塞治疗的可接受胆红素临界值为 20mg/L。胆红素水平是介入医师在考虑放射性栓塞治疗时应评估的几个参数指标之一。选项 A 和 B 处于正常范围内，选项 D 是明显升高的胆红素水平，涉及胆道梗阻或肝功能衰竭。放射性栓塞治疗的实践指南改编自美国放射学会介入放射学分会。

适应证：

　　1.不能切除的原发性或继发性肝脏恶性肿瘤。肿瘤负荷应以肝脏为主或仅有肝脏。患者的体力状态评分能使其从治疗中获益（ECOG 体力状态评分为 0 或 1，或 Karnofsky 评分≥70）。

　　2.预期生存期>3 个月。

相对禁忌证：

　　1.肿瘤负荷>肝实质的 70%。

　　2.总胆红素>20mg/L（无梗阻原因导致）。当胆红素水平升高超过 20mg/L 时，操作者可以选择性行栓塞治疗（亚肝叶或肝段）。

　　3.治疗前 ^{99m}TC-MAA 研究表明肝与肺实质之间存在不可接受的分流。

　　4.之前的放射治疗覆盖了相当大的肝脏体积。

　　5.已知 4 周前的化疗药物与放射性栓塞治疗同时应用是不安全的。

　　6.妊娠。

绝对禁忌证：

　　1.无法通过肝动脉插管安全地递送钇-90 微球。

　　2.暴发性肝功能衰竭。

　　3.术前 ^{99m}TC-MAA 的研究显示存在胃肠器官的明显反流或非靶向沉积，并且无法纠正。

参考文献：Coldwell D，Sangro B，Wasan H，et al. General selection criteria of patients for radioembolization of liver tumors：an international working group report. *Am J Clin Oncol*. 2011；34（3）：337-341.

Kennedy A，Nag S，Salem R，et al. Recommendations for radioembolization of hepatic malignancies using yttrium -90 microsphere brachytherapy：a consensus panel report from the radioembolization brachytherapy oncology consortium. *Int J Radiat Oncol Biol Phys*. 2007；68（1）：13-23.

Padia SA，Lewandowski RJ，Johnson GE，et al. Radioembolization of hepatic malignancies：background，quality improvement guidelines，and future directions. *J Vasc Interv Radiol*. 2017；28（1）：1-15.

Sangro B，Salem R，Kennedy A，et al. Radioembolization for hepatocellular carcinoma：a review of the evidence and treatment recommendations. *Am J Clin Oncol*. 2011；34（4）：422-431.

22 答案 B。经动脉放射性栓塞术（TARE）的副作用是常见的，通常发生在治疗后的前 3 周，并且会持续数天。据报道，疲劳症状最常见，通常与恶心、呕吐、低热和腹痛伴随发生。长期的疲劳加上胆红素水平的显著升高是危险的事件。一般来说，肝脏对辐射不太耐受。从历史上看，初期尝试对肝脏进行外照射治疗时，人们发现在杀死肿瘤所需的剂量下，辐射引起的肝脏损伤风险相当高。这也在一定程度上导致了选择性内放射疗法（SIRT）或 TARE 的发展，即通过动脉递送放射性的微球颗粒，不成比例地输送到富血供肝脏肿瘤中,并尽可能地保留健康肝脏。不幸的是,即使采用经动脉技术,也会出现肝脏对放射治疗不敏感和发生放射栓塞性肝病(REILD)的情况。术前仔细地进行评估,筛选出不适合进行 TARE 治疗的患者,有助于降低此类风险。REILD 通常表现为治疗后 4~8 周出现胆红素、转氨酶升高和腹水恶化。最终,这可能是一个致死的过程,或者患者可以在数月内康复。如果对诊断存在质疑,肝脏活检可能有所帮助。而细菌性胆管炎会更严重地表现为高热、黄疸和腹痛,这是一个重要的考虑因素。应用抗生素和引流梗阻的胆管是最重要的恢复措施。肝动脉血栓可以发生在任何时候,可以用导管检查动脉是否存在血栓。当肝动脉血栓确实发生在自然的肝脏中时,其对临床的影响通常可以忽略不计。

参 考 文 献 :Gil -Alzugaray B,Chopitea A,Iñarrairaegui M,et al. Prognostic factors and prevention of radioembolization-induced liver disease. *Hepatology*. 2013;57(3):1078-1087.

Hamoui N,Ryu RK. Hepatic radioembolization complicated by fulminant hepatic failure. *Semin Intervent Radiol*. 2011;28(2):246-251.

Riaz A,Awais R,Salem R. Side effects of yttrium-90 radioembolization. *Front Oncol*. 2014;4:198.

23 **答案 A**。内镜检查是一种既可用来诊断又可用来治疗的腔内操作。经皮胆道造影和支架置入显然更具有侵袭性,因为在手术过程中,术者必须穿刺具有丰富血供的肝脏组织。目前美国放射学会建议对大多数良性和恶性胆道梗阻患者实施内镜下支架置入术。一个明显的例外是当患者胆道梗阻水平在肝管汇合处(例如,Klatskin 瘤)或其以上时,在此类患者中,经皮胆道支架置入术更可能取得成功。另外,如果患者进行过外科手术,导致内镜无法到达壶腹部(例如,胃旁路术),则首选经皮的手术方式。在采用经内镜或经皮胆道减压术之前,几乎不采用外科手术的方法。而动脉栓塞术在缩小阻塞性肿块方面则起不到作用。

参 考 文 献 :Ray CE,Lorenz JM,Burke CT,et al. ACR appropriateness criteria radiologic management of benign and malignant biliary obstruction. *J Am Coll Radiol*. 2013;10(8):567-574.

24 **答案 C**。图像显示肝右叶有一个直径为 2cm 的动脉期强化、门脉期廓清的圆形肿块。注意肝脏的硬化形态,肝左外侧段肥大,表面呈结节状。根据 BCLC 分期和治疗模式(本章前文已讨论过),这是进行热消融治疗的理想患者。该患者处于肝硬化早期和肝细胞癌早期,可用的消融技术包括化学消融(经皮乙醇注射)和能量消融(微波、射频、冷冻、激光、超声波和不可逆电穿孔)。基于其他消融技术方面取得的进展,以及消融较大病灶相对较差的疗效,经皮乙醇注射消融已不再受临床青睐。选项 A、B 和 D 适用于中晚期疾病,主要用于降期或姑息/延长生存期。

参 考 文 献 :Ahmed M,Solbiati L,Brace CL,et al. Image -guided tumor ablation:standardization of terminology and reporting criteria-a 10-year update. *Radiology*. 2014;273(1):241-260.

Foltz G. Image-guided percutaneous ablation of hepatic malignancies. *Semin Intervent Radiol*. 2014; 31(2):180-186.

25 **答案 B**。对于原发性和继发性的肝脏恶性肿瘤,目前专家的意见是消融 5~10mm 的边界。预期的消融边界通常由几个因素决定,包括肝脏的储备和邻近的关键脏器结构,如胆囊或肠道。为了确保可以完全覆盖目标肿瘤,并处理目前影像技术无法显示的贴近周围的微小肿瘤或转移灶,必须要有一个安全的消融边界。在作者的机构,在可行的情况下,消融目标边界为 10mm。

参考文献：Foltz G. Image-guided percutaneous ablation of hepatic malignancies. *Semin Intervent Radiol*. 2014;31(2):180–186.

26 **答案 C。**肝肿瘤热消融术后,立即进行增强 CT 检查有助于评估残留的未消融肿瘤,评估消融范围(及相关的消融边界),及时发现即刻并发症。CT 扫描的方案各不相同,但作者通常在每次肝肿瘤消融术后,行包含动脉期和门静脉期图像的增强 CT 检查。动脉期图像可显示强化的残留肿瘤(尤其是肝癌和其他动脉期强化的继发性恶性肿瘤),门静脉期图像可显示消融范围(与增强肝实质相邻的无增强的低密度区域)。为了评估诸如出血或邻近结构损伤等并发症,要增大 CT 扫描视野,包括整个肝脏和手术中使用的任何器械的完整路径。局部肿瘤进展是在消融边缘出现了一个新发肿瘤病灶(选项 A),应在随访的影像学图像上进行评估。在肿瘤治疗之前,就应该知道肝外肿瘤的存在(选项 B)。肿瘤治疗后并不适合立即进行分期。当然,新的肝外肿瘤的发生将通过长期的影像学随访来评估。

表 1　肝脏恶性肿瘤热消融后的横断面影像

即刻影像(技术成功)	评估残留未消融的肿瘤
	确定消融范围
	确定消融边界
	评估即刻并发症
1 个月后(技术疗效)	评估残留未消融的肿瘤
	评估并发症
3 个月后	评估局部肿瘤进展
	评估远处肿瘤
	评估迟发性的并发症

Adapted from Bouda D, Lagadec M, Alba CG, et al. Imaging review of hepatocellular carcinoma after thermal ablation: the good, the bad, and the ugly. *J Magn Reson Imaging*. 2016;44(5):1070–1090.

参考文献：Ahmed M, Solbiati L, Brace CL, et al. Image-guided tumor ablation: standardization of terminology and reporting criteria—a 10-year update. *Radiology*. 2014;273(1):241–260.

Bouda D, Lagadec M, Alba CG, et al. Imaging review of hepatocellular carcinoma after thermal ablation: the good, the bad, and the ugly. *J Magn Reson Imaging*. 2016;44(5):1070–1090.

27 **答案 D。**在热消融后的即刻增强 CT 图像上,消融区域显示为圆形或椭圆形、无增强的低密度区。与门脉期图像相比,在动脉期图像上显示得不太清晰,因为门脉期图像周围的肝实质强化相对更加明显。在消融区域内,可能有气体(圆形和线形)和密度不均匀的坏死物质。消融针道通常呈线样延伸至肝包膜的低密度区。随着时间的推移,消融区边缘可能出现环形的强化/充血带,可持续 1~4 个月。只要该环形强化带是薄的且密度相对均匀,就是在预料之中的。若出现不连续的不规则强化结节并随着时间的推移而增大,要高度关注肿瘤消融不彻底的情况或局部肿瘤的进展。在该区域内,气体逐渐分解(可持续数周),内部坏死物逐渐变得均匀和低密度。消融后数月,该区域逐渐收缩,可能与包膜收缩、钙化和小的扩张的胆道有关。

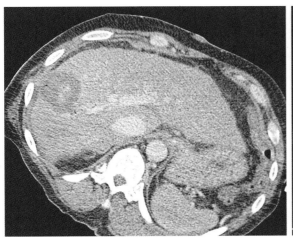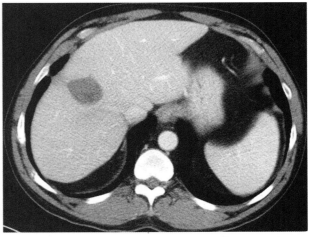

图 14　肝右叶孤立性肝细胞癌微波热消融后的即刻(左图)和 9 个月后随访时(右图)的增强 CT 图像。在消融术后即刻图像上,消融区域在肝右叶显示为圆形无增强的低密度区。注意内部较高密度的片影,这在预期之中,并不意味着肿瘤消融不彻底或是活动性出血。在 9 个月的随访图像上,消融区域无强化,且呈均匀的低密度。实测尺寸变小,并且周围的肝实质有相应的收缩。

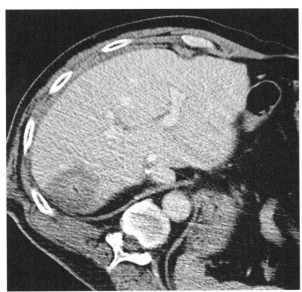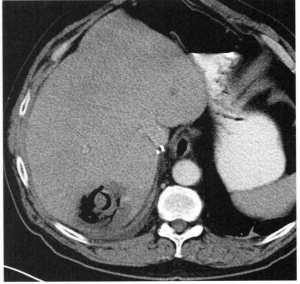

图 15　消融区域伴发脓肿病例。左图为移植肝患者肝细胞癌复发热消融后获得的即刻 CT 图像。注意消融区域中央存在少许线形气体。约 2 周后,患者出现疼痛和发热。增强 CT 显示整个消融区的气体增多。应用抗生素和经皮置入引流管治疗后好转。

参考文献:Bouda D,Lagadec M,Alba CG,et al. Imaging review of hepatocellular carcinoma after thermal ablation:the good,the bad,and the ugly. *J Magn Reson Imaging.* 2016;44(5):1070-1090.

　　Kim KR,Thomas S. Complications of image-guided thermal ablation of liver and kidney neoplasms. *Semin Intervent Radiol.* 2014;31(2):138-148.

28　**答案 C**。在肝硬化和门脉高压患者中,肝性脑病很常见,通常可以通过乳果糖和利福昔明等药物治疗。肝性脑病可能是由于肝功能衰竭(合成功能障碍)和(或)与潜在的门体静脉分流有关。分流的生理学改变,使门静脉血通过侧支通道流向体循环静脉血中,导致大脑对某些代谢物（如氨和锰）的暴露增加。最常见的例子就是 TIPS 术后发生肝性脑病。当未进行 TIPS 手术时，尽管患者接受了最大限度的药物治疗，但肝性脑病仍反复发作，且没有其他明确的原因，则应当考虑患者体内存在潜在的自发性门体静脉分流通道。胆道梗阻会出现黄疸，虽然肝性胸腔积液是门脉高压的一种表现，但其并不会产生脑病。

参考文献：Philips CA，Kumar L，Augustine P. Shunt occlusion for portosystemic shunt syndrome related refractory hepatic encephalopathy −A single −center experience in 21 patients from Kerala. *Indian J Gastroenterol*. 2017；36（5）：411−419.

Saad WE. Portosystemic shunt syndrome and endovascular management of hepatic encephalopathy. *Semin Intervent Radiol*. 2014；31（3）：262−265.

29　**答案 C**。门体静脉分流通道是门静脉系统（肝硬化时门脉高压）和全身静脉系统（低压）之间的低阻力连接通道。即使在门静脉通畅的情况下，分流道也可能将大量血液从肝脏转移到全身静脉系统，最终回到右心。通过栓塞封闭门体静脉分流道，从而限制了低阻力通路，导致门静脉血流和压力立即增加。如果患者已经存在胃食管静脉曲张，则栓塞后增加的压力可导致急性静脉曲张出血，腹水也可能开始积聚。

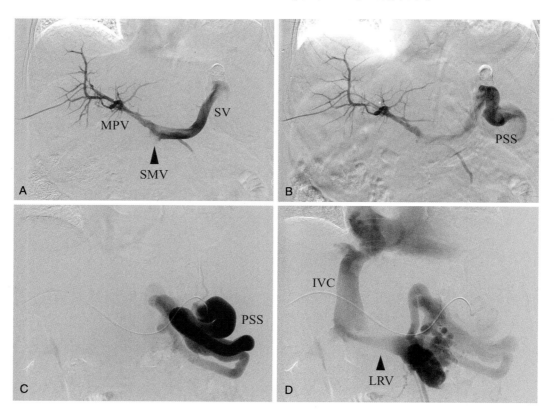

图 16　分流道栓塞术前经肝门静脉造影的 4 幅 DSA 图像，从（A）开始。肝内和肝外门静脉造影剂充盈显示清晰，脾静脉发出一根粗大的弯曲血管（PSS），最终回流入左肾静脉（D）。注意由于远离肝脏的慢性分流，门静脉主干及其肝内分支的管径变小。IVC，下腔静脉；LRV，左肾静脉；MPV，门静脉主干；PSS，门体静脉分流；SMV，肠系膜上静脉；SV，脾静脉。

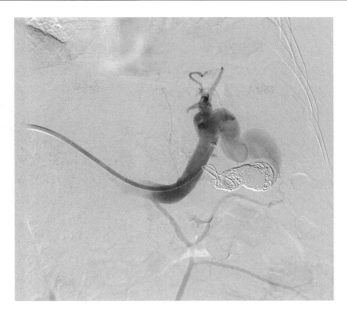

图 17 用密集的线圈栓塞门体静脉分流通道传入段后的 DSA 图像。脾静脉和肠系膜下静脉均可见。栓塞前测得的门静脉主干压力为 17mmHg，栓塞后测得的门静脉主干压力为 32mmHg。栓塞前胃镜检查患者无静脉曲张。栓塞术后，患者的肝性脑病成功解决，2 年间无复发。

参 考 文 献：Philips CA，Kumar L，Augustine P. Shunt occlusion for portosystemic shunt syndrome related refractory hepatic encephalopathy –A single –center experience in 21 patients from Kerala. *Indian J Gastroenterol.* 2017；36（5）：411–419.

Saad WE. Portosystemic shunt syndrome and endovascular management of hepatic encephalopathy. *Semin Intervent Radiol.* 2014；31（3）：262–265.

30 **答案 A**。该图像显示了增强 CT 检查的三期扫描图像：增强前、动脉期和延迟期。血管结构为描述对比剂增强时相提供了必要的信息。有趣的发现是在右下腹可见肿胀的环形结肠。注意在平扫 CT 图像上，肠腔内没有高密度物质。在动脉期，肠腔内出现了与邻近髂动脉相匹配的新的高密度物质。在延迟期，高密度聚集物分散开来并开始在右侧肠壁上呈层状。所有这些发现都表明活动性结肠出血导致的碘造影剂外渗（选项 A）。结肠坏死可有一系列表现，包括肠腔扩张、肠壁增厚、肠壁无强化、积气和门静脉积气。脓肿会表现为腔外液体和（或）气体的积聚。随着时间的推移，会形成边缘光整的环形强化。异位静脉曲张可在腹部或盆腔的许多不同部位形成，当然可导致出血；然而，高密度动脉期腔内造影剂外渗不应发生于静脉病变。

参 考 文 献：Artigas JM，Martí M，Soto JA，et al. Multidetector CT angiography for acute gastrointestinal bleeding：technique and findings. *Radiographics.* 2013；33（5）：1453–1470.

Feuerstein JD，Ketwaroo G，Tewani SK，et al. Localizing acute lower gastrointestinal hemorrhage：CT angiography versus tagged RBC scintigraphy. *AJR Am J Roentgenol.* 2016；207（3）：578–584.

31　答案 B。腹腔干分支为胃左动脉、脾动脉和肝总动脉,通过十二指肠提供食管远端的血供。肠系膜上动脉(SMA)分支为空肠支、回肠支、回结肠动脉、右结肠动脉和中结肠动脉,通过横结肠提供空肠的血供。肠系膜下动脉分支为左结肠动脉,乙状结肠分支和直肠上(痔)动脉,通过直肠供应结肠脾曲的血供。髂内动脉有前、后两个分支,且有通过痔中、下动脉供应直肠的侧支循环。

参考文献: Uflacker R. In: *Atlas of Vascular Anatomy, An Angiographic Approach.* LWW;2007:457654.

32　答案 C。下消化道出血的血管内治疗通常是通过超选择插管至出血动脉的分支,且尽可能到出血点的位置行微导管栓塞治疗(选项 C)。使用微弹簧圈(也可以使用其他栓塞剂)阻塞出血的动脉分支。如果进行局部的超选择性栓塞,则缺血性并发症是罕见的。在本病例中,回结肠动脉(选项 A)或盲肠动脉(选项 B)近端栓塞将是无效的,因为靠近肠壁有粗大的侧支血管。侧支循环沿结肠内缘吻合,形成 Drummond 缘动脉。如果不能进行超选择性栓塞治疗,可以输注血管收缩药物,然后通过重复的血管造影来评估止血效果,尽管这项技术目前并不常用。

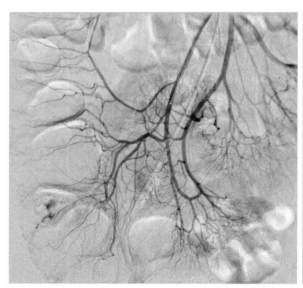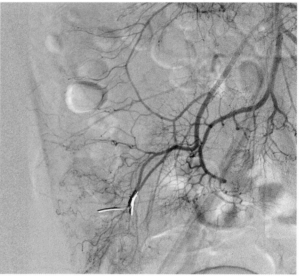

图 18　栓塞前的 DSA 图像(左图)显示盲肠活动性出血。注意到长而直的动脉延伸至肠壁,被称为直小血管。栓塞术后的 DSA 图像(右图)显示了超选择性栓塞治疗后,用直的弹簧圈栓塞外渗的直小血管分支及其近端的血管。

参考文献: Bouhaidar DS, Strife BJ. Transcatheter intervention for non-variceal gastrointestinal bleeding: what have we learned in 45 years? *Dig Dis Sci.* 2013;58(7):1819-1821.

　　Frisoli JK, Sze DY, Kee S. Transcatheter embolization for the treatment of upper gastrointestinal bleeding. *Tech Vasc Interv Radiol.* 2004;7(3):136-142.

　　Kuo WT. Transcatheter treatment for lower gastrointestinal hemorrhage. *Tech Vasc Interv Radiol.* 2004;7(3):143-150.

　　Walker TG. Acute gastrointestinal hemorrhage. *Tech Vasc Interv Radiol.* 2009;12(2):80-91.

33 **答案 E**。腹腔干传统上分为肝总动脉、胃左动脉和脾动脉,尽管在临床实践中经常发现许多变异血管(在本书的其他章节有详细讨论)。右膈下动脉和左膈下动脉的起源各不相同,最常见的是腹腔干开口上的腹主动脉或腹腔干的底部,如图所示(仅左膈下动脉;右膈下动脉直接起源于主动脉)。膈下动脉开始向头侧陡峭上行,后沿着左右膈肌向外侧屈曲走行。在肝细胞癌和慢性肺病支气管出血等疾病的情况下,膈下动脉具有重要的临床意义,因为膈下动脉可成为寄生血管而导致治疗失败或复发。膈肌损伤也容易引起膈下动脉受损。

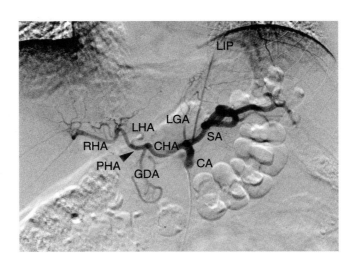

图 19 导管超选择至腹腔干后的血管造影。CA,腹腔干;CHA,肝总动脉;GDA,胃十二指肠动脉;LGA,胃左动脉;LHA,左肝动脉;LIP,左膈下动脉;PHA,肝固有动脉;RHA,右肝动脉;SA,脾动脉。

参考文献:Uflacker R. In:*Atlas of Vascular Anatomy,An Angiographic Approach.* LWW;2007:457654.

34 **答案 D**。该病例说明了解动脉瘤和假性动脉瘤的血管内治疗方式的重要性,以及侧支循环动脉可导致治疗失败的问题。栓塞前首先考虑的是是否可以牺牲载瘤动脉。每根血管的供血区域是不同的,一些动脉属于“终末器官”,而其他部分动脉可以被栓塞且不存在器官缺血/梗死的风险。在本例中,有一个囊状的假性动脉瘤,起源于 GDA 近端,向邻近的十二指肠内喷射造影剂。SMA(经胰十二指肠弓)和腹腔干(脾动脉至胃网膜左动脉)的侧支循环可预防 GDA 闭塞后引起远端胃和十二指肠缺血。

在确定可以牺牲载瘤动脉的情况下,操作者必须考虑是否存在可能导致治疗失败的侧支循环。用弹簧圈栓塞胃十二指肠动脉(选项 A)近端肯定会导致治疗失败,因为通过胃网膜动脉的逆行血流可以充填远端的 GDA 和假性动脉瘤(参见问题 12,GDA 至胃网膜动脉的侧支循环的案例)。类似地,选项 B 的治疗会阻断后面的血流通路,但流入持续。使用弹簧圈栓塞假性动脉瘤是有效的,但从定义上来说,假性动脉瘤包含动脉破裂,而囊内导管、导丝或弹簧圈的操作可使非出血性的假性动脉瘤发生破裂。理想情况下,治疗动脉瘤包括栓塞假性动脉瘤的远端和近端动脉,如图 20 所示,这将使假性动脉瘤从血液循环中隔离出来。显然,对于真性动脉瘤,用弹簧圈栓塞动脉瘤的囊可能是一个较好的治疗方式,因为动脉瘤的壁是完整的,可以实现载瘤动脉血流的保留。

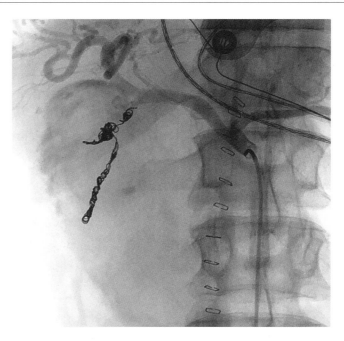

图 20 栓塞后的血管造影显示 GDA 的远端和近端已用弹簧圈栓塞(隔离技术)。线圈在形成包状物时无意中迁移到了假性动脉瘤囊内。

对于不能被牺牲的载瘤动脉,也可以通过覆膜支架(如腹主动脉瘤的腔内修复术)和支架或球囊辅助弹簧圈栓塞来实现血流通畅。在某些情况下,也可考虑将凝血酶或胶经皮注入假性动脉瘤内。

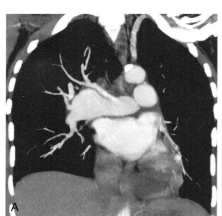
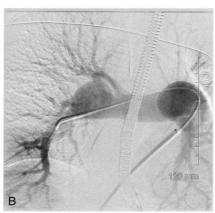
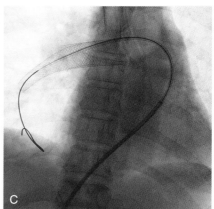

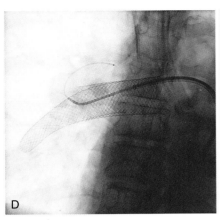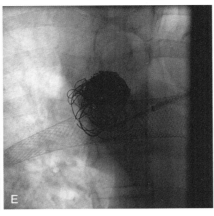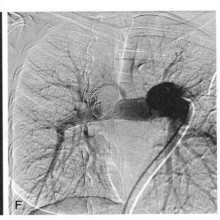

图 21 在淋巴结手术活检后出现的右肺动脉的宽颈假性动脉瘤。冠状面增强 CT 图像(**A**)可显示假性动脉瘤。血管内栓塞治疗计划使用支架辅助的弹簧圈栓塞技术对右肺进行血流保护。在右侧肺动脉放置裸支架并越过假性动脉瘤,用支架支撑并用弹簧圈填塞假性动脉瘤的内囊(**C**)。将微导管穿过支架间隙进入假性动脉瘤囊内(**D**),并用数米长的弹簧圈填塞(**E**)。血管造影显示假性动脉瘤未进一步充盈,右肺动脉分支血流保持正常。

参 考 文 献 : Belli AM, Markose G, Morgan R. The role of interventional radiology in the management of abdominal visceral artery aneurysms. *Cardiovasc Intervent Radiol.* 2012;35(2):234–243.

Hemp JH, Sabri SS. Endovascular management of visceral arterial aneurysms. *Tech Vasc Interv Radiol.* 2015;18(1):14–23.

35 **答案 C。** 在该病例中,脓肿引流管放置的最佳途径是经直肠超声引导。术者使用经腹超声或经直肠超声图像观察脓腔(以膀胱为声窗)。将钡灌肠导管或扩张器用作针鞘经直肠引入脓腔。然后将针头穿入脓腔内,将导丝置入并盘绕,进行连续通道扩张,通过导丝送入猪尾引流导管并固定到位。将猪尾导管成形并在脓腔中固定,引流脓腔中所有受感染的液体。然后将导管外部固定在大腿上,在舒适性方面患者可耐受。一旦脓肿完全根除,炎症消退,患者就可以在以后接受阑尾切除术。对该例患者而言,经腹入路,无论是 CT 还是超声引导,都是不安全的,因为穿刺针和引流导管将会贯穿邻近的血管、膀胱或未受累的肠腔。经臀引流管置入术通常是治疗中骨盆脓肿的一个较好选择,但理想的穿刺针道要靠内侧,靠近骶骨,并穿过骶棘韧带,以避开神经和血管。根据本例所提供的图像,右侧可能存在穿刺入口,但该水平面明显在骶棘韧带的头侧,增加了穿过重要神经血管结构的风险。CT 引导的另一个缺点是对儿童有辐射。选项 D 是不正确的,因为盆腔脓肿置管引流可以说是治疗盆腔脓肿的最重要步骤。如果脓肿直径<3cm,可以考虑对脓肿进行针吸治疗(无引流管)。

参 考 文 献 : Brown C, Kang L, Kim ST. Percutaneous drainage of abdominal and pelvic abscesses in children. *Semin Intervent Radiol.* 2012;29(4):286–294.

Mcdaniel JD, Warren MT, Pence JC, et al. Ultrasound –guided transrectal drainage of deep pelvic abscesses in children:a modified and simplified technique. *Pediatr Radiol.* 2015;45(3):435–438.

36 **答案 C。** 腹水性质分析是确定潜在病因的关键。通过人血白蛋白水平减去腹水白蛋白水平来计算血清腹水白蛋白梯度(SAAG)(选项 C)。理想情况下,这些参数是同时测量的。当 SAAG>11g/L 时,腹水最常见的原因是肝脏的病因,如肝硬化合并门脉高压,以及较少见的充血性心力衰竭。当SAAG<11g/L时,腹水可能是恶性肿瘤、结核或自发性细菌性腹膜炎等感染所致。

表2　腹水病因分析

	肝硬化	充血性心力衰竭(CHF)	恶性肿瘤	感染
总蛋白	<25g/L	<25g/L	>25g/L	>25g/L
SAAG	>11g/L	>11g/L	<11g/L	<11g/L
葡萄糖	正常	正常	下降	下降
乳酸脱氢酶	下降	正常到下降	上升	正常到上升
细胞总数	>250/μL 或正常			>250/μL 或正常
细胞培养	偶尔阳性			阳性或假阴性

Adapted from Huang LL, Xia HH, Zhu SL. Ascitic fluid analysis in the differential diagnosis of ascites: focus on cirrhotic ascites. *J Clin Transl Hepatol*. 2014;2(1):58–64. CHF, Congestive heart failure.

参考文献:Huang LL, Xia HH, Zhu SL. Ascitic fluid analysis in the differential diagnosis of ascites: focus on cirrhotic ascites. *J Clin Transl Hepatol*. 2014;2(1):58–64.

37　答案C。3个序列的DSA图像显示了SMA造影的动脉期、实质期及门脉期。在动脉期图像上,肠系膜上动脉及其分支供应十二指肠直至横结肠,表现正常。注意没有看到早期引流静脉,其出现指示存在动静脉畸形或瘘形成。在实质期,造影剂均匀染色肠壁,无造影剂外渗。在门脉期,造影剂充盈肠系膜周围静脉,这些静脉向中央汇聚成肠系膜上静脉。正常情况下,SMV在上腹部与脾静脉汇合成一条门静脉主干延伸至肝脏,最终分成门静脉左、右支。相反,则是一团扩张而扭曲的侧支静脉围绕在慢性门静脉主干的阻塞段。此外,部分扩张且扭曲的静脉延伸至胃食管交界处,被称作胃食管静脉曲张。总之,这是一幅典型的由慢性门静脉阻塞伴海绵样变性引起的窦前性门静脉高压表现的血管造影图。

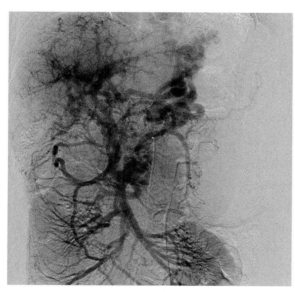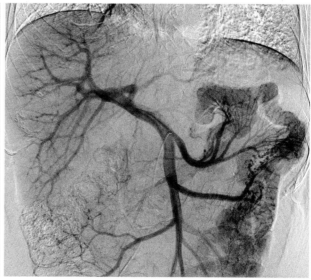

图22　慢性门静脉血栓形成伴海绵样变性(左图)与正常门静脉造影(右图)对比的DSA图像。两幅图像均通过肠系膜上动脉造影直至门静脉期。

参 考 文 献 :Arora A,Sarin SK. Multimodality imaging of primary extrahepatic portal vein obstruction (EHPVO):what every radiologist should know. *Br J Radiol*. 2015;88(1052):20150008.

Gallego C,Velasco M,Marcuello P,g/L Congenital and acquired anomalies of the portal venous system. *Radiographics*. 2002;22(1):141-159.

Uflacker R. In:*Atlas of Vascular Anatomy,An Angiographic Approach*. LWW;2007:699-802.

38 答案 B。坏死性胰腺炎的治疗在过去几年随着微创外科、内镜治疗和经皮穿刺技术的应用而不断发展。在本病例中,患者在增强 CT 上表现为坏死性胰腺炎,并发展为包裹性坏死(WON),坏死液体积聚(坏死性胰腺炎发病超过 4 周)并有清晰的脓肿壁。注意胰腺周围的脂肪灶和不规则的脓肿壁,有助于界定包裹性坏死。这些积聚坏死物质可以是无菌的,也可以是反复感染的。引流管放置的适应证包括坏死组织反复感染引起的脓毒症,以及缓解相应症状(包括由占位效应引起的疼痛、梗阻和无法耐受喂养等)。如果可能的话,首选的经皮穿刺途径是左侧腹膜后,可以避免损伤腹膜。此外,作为后续计划的一部分,之后需进行的微创坏死组织清除术可以利用左侧腹膜后置管的通道来辅助完成该手术。一般来说,坏死性胰腺炎的引流管管径应较大(>10F),以帮助清除坏死液体和(或)组织。细针抽吸仅用于当对感染的坏死液体性质仍有疑问时进行诊断的情况。

参 考 文 献 :Shyu JY,Sainani NI,Sahni VA,et al. Necrotizing pancreatitis:diagnosis,imaging,and intervention. *Radiographics*. 2014;34(5):1218-1239.

Van Santvoort HC,Besselink MG,Bakker OJ,et al. A step-up approach or open necrosectomy for necrotizing pancreatitis. *N Engl J Med*. 2010;362(16):1491-1502.

39 答案 D。增强 CT 图像显示胃及十二指肠的第一部分和第二部分明显扩张,而十二指肠的第三部分萎缩。这些发现表明十二指肠梗阻的部位在十二指肠中部。轴位和矢状位斜位的重建图像显示 SMA 与邻近的腹主动脉紧密相对。注意肠腔从梗阻到通畅的过渡点,刚好是在 SMA 跨越十二指肠的水平。这些症状表现与 SMA 综合征一致。SMA 综合征是一种由血管压迫导致十二指肠完全或部分梗阻的现象。患者常有明显的体重减轻史,通常是由基础疾病[内科、外科和(或)精神疾病]所致。随着梗阻的进展,患者会出现进行性饱胀、恶心、呕吐和营养不良。治疗主要是针对基础疾病进行,而体重增加是可以治愈的。有时可能需要手术治疗来改变肠道的位置或绕开梗阻部位。

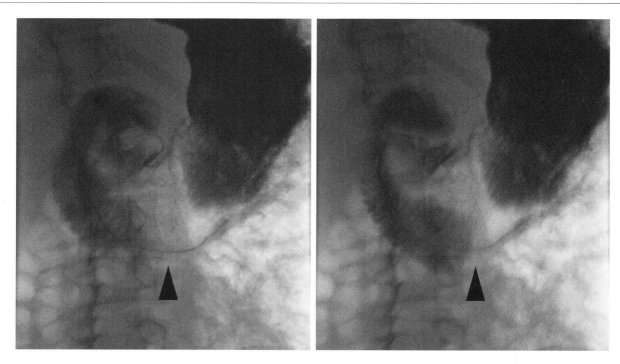

图23　该患者为年轻女性，因焦虑症而有明显的体重减轻病史。经口服钡剂透视检查显示胃、十二指肠的第一段和第二段扩张，在水平段的中部有过渡点（三角箭头所示）。注意十二指肠远端呈塌陷的表现。

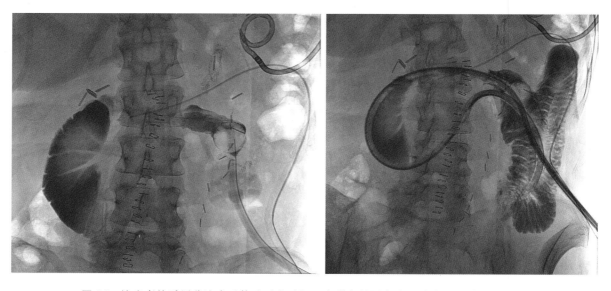

图24　该患者接受胃分流术后体重过度减轻。在剩余的胃内放置营养管，当使用胃内营养管时，由于患者肠道下端梗阻，导管会沿着经皮通道持续渗漏。经导管造影显示十二指肠的第一部分和第二部分扩张，中线左侧无造影剂通过（左图）。CT血管造影图像显示SMA压迫十二指肠。随后将胃空肠造瘘管放置在十二指肠中部梗阻部位的远端，用于肠内远端喂养（右图）。注意中线左侧塌陷的肠管。

参考文献：Lamba R，Tanner DT，Sekhon S，et al. Multidetector CT of vascular compression syndromes in the abdomen and pelvis. *Radiographics*. 2014；34（1）：93-115.

40　**答案A**。对于胃肠道出血患者，诊断性检查的目的是确定出血点是在上消化道还是下消化道。上消化道出血的一个罕见但重要的病因是由肝脏或胰腺疾病引起的出血，经相应的管腔通过十二指肠乳头部进入十二指肠。如果出血为活动性,则可能出现便血而不是黑便。在本例患者中,通常可有外伤或器械手术病史,从而使实质内血管系统和管腔系统之间产生交通。对胰腺而言,胰腺炎和假性囊肿形成是常见的前兆。所示图像显示胆管弥漫性扩张,内部见高密度液体影,该液体影与血液成分一致。应进行血管造影以识别和栓塞损伤的血管(本例为假性动脉瘤伴胆管瘘形成),而内镜下球囊辅助的逆行性胆总管插管及括约肌切开术可以治疗有症状的和(或)未解决的由血凝块引起的胆道梗阻。

参考文献:Behrens G,Ferral H. Transjugular liver biopsy. *Semin Intervent Radiol.* 2012;29(2):111117.

41 **答案 B**。TACE 通常使用:①碘油与化疗药物混合的乳剂,又被称为常规 TACE(cTACE);②加载化疗药物的栓塞微球,又被称为药物洗脱微球化疗栓塞术(DEBTACE)。TACE广泛应用于肝脏原发性和继发性的恶性肿瘤的治疗。虽然根据肿瘤的类型和病灶分布,治疗可以以肝叶栓塞的方式进行,但理想的情况下,导管的位置应尽可能超选择至肿瘤供血动脉。根据肿瘤的治疗反应和治疗目的,栓塞术常重复实施。考虑到治疗是采用栓塞的方式,会引起一定程度的缺血,所以患者的选择对于避免手术并发症非常重要。充足的肝功能储备和无门静脉血栓形成是两项重要的治疗纳入标准。另一个重要的考虑因素是患者是否因先前的手术(如肝管空肠吻合术)或先前的操作(如括约肌切开术或胆道支架置入术)而存在胆道功能不全。一些研究已经证实胆道功能不全是TACE 术后肝脓肿发生的重要危险因素。学界已经对抗生素治疗的方案进行了研究,或许最好的办法是在 TACE 手术前后延长莫西沙星使用的疗程。

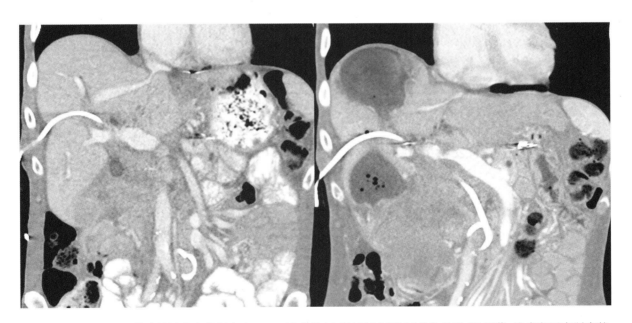

图 25　转移性胃癌患者肝右叶 TACE 治疗前(左图)后(右图)冠状位增强 CT 图像。注意留置在肝内的胆管内外引流管。尽管已在围术期使用了抗生素,但患者在栓塞后出现了较大的肝脓肿,采用延长抗生素的治疗时间和引流管引流的方式进行治疗。

参考文献:Brown DB,Nikolic B,Covey AM,et al. Quality improvement guidelines for transhepatic arterial chemoembolization,embolization,and chemotherapeutic infusion for hepatic malignancy. *J Vasc Interv Radiol*. 2012;23(3):287–294.

Khan W,Sullivan KL,Mccann JW,et al. Moxifloxacin prophylaxis for chemoembolization or embolization in patients with previous biliary interventions:a pilot study. *AJR Am J Roentgenol*. 2011;197 (2):W343–W345.

Kim W,Clark TW,Baum RA,et al. Risk factors for liver abscess formation after hepatic chemoembolization. *J Vasc Interv Radiol*. 2001;12(8):965–968.

Woo S,Chung JW,Hur S,et al. Liver abscess after transarterial chemoembolization in patients with bilioenteric anastomosis:frequency and risk factors. *AJR Am J Roentgenol*. 2013;200(6):1370–1377.

42　答案C。介入放射学的重要分支是围绕肝硬化和肝细胞癌治疗领域的工作。理想情况下,这些患者的情况应在多学科团队中进行回顾和讨论,因为其治疗过程通常很复杂,并且受到从社会心理学到身体状况等众多不同问题的影响。由于肝移植是肝硬化和肝细胞癌患者最重要的治疗选择之一,因此团队成员应该熟悉肝移植的米兰标准。单个肿瘤直径≤5.0cm,或最多有3个肿瘤且每个肿瘤直径≤3.0cm。患者不能有肝血管侵犯或肝外转移。通过应用经肝动脉栓塞术等的降期手术使患者符合以上标准,这常是介入放射科医师的一项任务。值得注意的是,米兰标准也有一些改良或扩展,有些机构可能会将其采用。

参考文献:Clavien PA,Lesurtel M,Bossuyt PM,et al. Recommendations for liver transplantation for hepatocellular carcinoma:an international consensus conference report. *Lancet Oncol*. 2012;13(1):e11–e22.

Mazzaferro V,Regalia E,Doci R,et al. Liver transplantation for the treatment of small hepatocellular carcinomas in patients with cirrhosis. *N Engl J Med*. 1996;334(11):693–699.

43　答案D。增强CT图像显示肝脏硬化、肝萎缩,其内可见一个中央坏死的圆形肿瘤从肝脏表面向外生长。肝脾周围有复杂的液体密度,与出血一致。该患者有急性腹痛的病史,以及所有的发现都提示其肝细胞癌破裂。不幸的是,大量研究表明肝细胞癌破裂是腹膜种植的高危因素。本例患者因持续出血急症而接受经肝动脉颗粒栓塞治疗(图26)。术后短期内,患者通过中央肝切除的方式接受了肿瘤切除。数年后,在其体内发现远离肝脏的一个增大的腹膜结节,经活检证实为转移性肝癌(图27)。

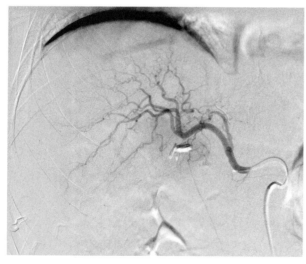
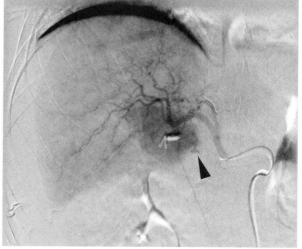

图26　肝动脉造影显示肝Ⅳ段富血供的肝细胞癌结节,出血部位造影剂喷射外渗(三角箭头所示)。注意肝脏右外侧缘由于已知的肝周血肿从腹壁向内侧移位。

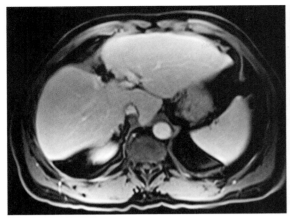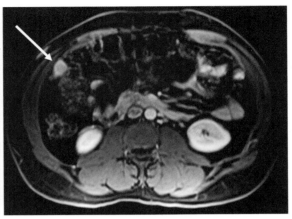

图 27　肝Ⅳ段肝癌结节破裂栓塞和手术切除后 3 年 T1 轴位脂肪抑制像和钆增强 MRI 图像。右图显示术后肝脏瘢痕,无复发病灶。不幸的是,MRI 发现了一个新发的腹膜结节(箭头所示),经活检证实为肝细胞癌转移。

参考文献:Matsukuma S,Sato K. Peritoneal seeding of hepatocellular carcinoma:clinicopathological characteristics of 17 autopsy cases. *Pathol Int.* 2011;61(6):356-362.

　　Sonoda T,Kanematsu T,Takenaka K,et al. Ruptured hepatocellular carcinoma evokes risk of implanted metastases. *J Surg Oncol.* 1989;41(3):183-186.

44　**答案 C**。经皮治疗胆管结石属于介入放射科医师的诊疗范畴。如果因患者的解剖结构原因导致内镜无法通过(如肝管空肠吻合术或 Roux-en-Y 胃旁路术后)或内镜介入失败,那么经皮治疗胆管结石就尤为重要。由于有了这种经皮的微创治疗手段,因此与剖腹手术相比,这种治疗方式就显得更加合理。一旦建立起经皮进入胆道系统的通道,就可以使用多种工具来促进结石的清除。我们通常通过胆管成形术来扩张之前存在的任何狭窄,然后用球囊顺行性地将结石推入肠道。这种方法通常对胆道小结石很有效。对于大结石,可以用特制的网篮甚至是标准的血管圈套器(图 28)将结石粉碎。结石一旦碎裂,碎石就可以通过抽吸吸出或被顺行性推入肠道。可能需要不断升级引流管管径,进行多次手术来帮助治疗任何潜在的胆道狭窄,并使结石及其碎石能自行排出。最后,在某些诊疗中心可以使用经皮胆道镜碎石术。

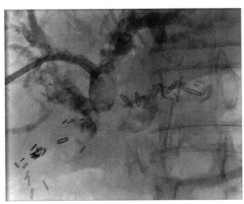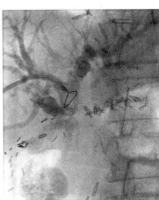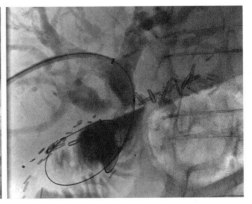

图 28　经皮途径清除结石病例。顺行性的胆管造影(左图)显示,胆管中央的大结石表现为充盈缺损。环形圈套器碎石术(中图)联合球囊清除术成功地将结石清除,术后胆管造影(右图)显示中央胆管通畅,造影剂流入肠道内。

参考文献:García-García L,Lanciego C. Percutaneous treatment of biliary stones:sphincteroplasty and occlusion balloon for the clearance of bile duct calculi. *AJR Am J Roentgenol.* 2004;182(3):663-670.

45 **答案 C。** 该病例图像显示了右侧入路的肝内外胆道引流管导致的并发症。在标记为肝动脉造影的图像上,引流管已通过导丝撤出,经右肝动脉分支进行导管造影。胆道引流管穿过血管处的动脉有明显的变形,但没有明显的外渗。在标记的胆管造影的未减影图像上,造影剂注入胆管显示弥漫性的胆管扩张伴广泛的腔内充盈缺损,这些充盈缺损代表阻塞胆管的血凝块。此外,在胆管造影图上可见右肝动脉显影,证实有动脉胆道瘘存在。

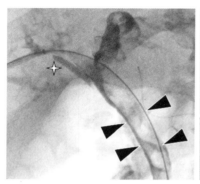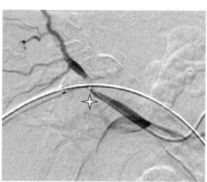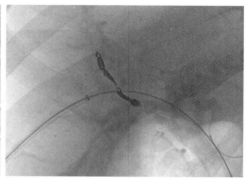

图 29 胆管造影和动脉造影显示由经皮胆道引流管置入引起的肝动脉损伤(星形标记所示)。胆总管被大量的血凝块(三角箭头所示)堵塞。治疗通过弹簧圈栓塞损伤血管的近端和远端,以防止血液返流(右图)。

值得注意的是,胆道引流管可以暂时性地阻塞出血动脉,这为出血部位的评估带来挑战。当在置入导管的情况下怀疑有血管与胆管相通时,应进行有或无(通过导丝撤出)引流管的血管造影,以彻底评估血管与胆管交通的情况。

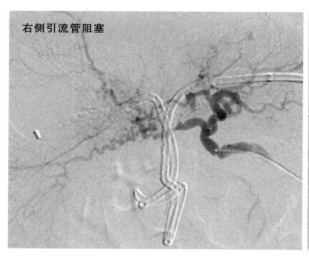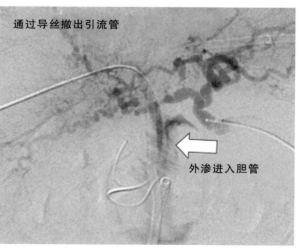

图 30 通过病例的两幅图显示动脉胆道瘘存在,仅在当经导丝撤出胆道引流管时才能辨认。患者出现多次间歇性的消化道出血。

　　经皮胆道引流是治疗急慢性胆道病变的重要方法。尽管该技术可以成为挽救生命的干预措施,但也并非没有风险。一般来说,当建立经皮穿刺胆管通道时,通道越靠近肝门部,操作者越可能贯穿大血管。此外,操作者必须考虑到有可能发生的胸膜贯穿。对于透视引导下的右侧胆道入路,经典的教学方法是在第 10 肋间隙或低于第 10 肋间隙的腋中线前方进针,穿刺针与手术台平行,朝向头侧方向 20°~30°。

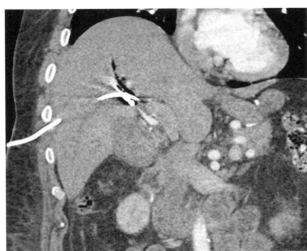 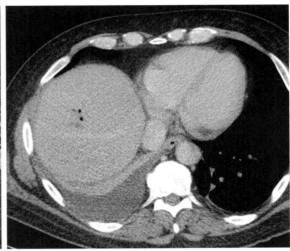

图 31　本例患者存在动脉胆道瘘,同时因引流管放置于第 8 肋间隙,引起胆道-胸膜瘘。幸运的是,患者仅通过胸腔引流治疗,数周之内,胆道-胸膜瘘闭合,两根引流管也均顺利拔除。

参考文献:Covey AM,Brown KT. Percutaneous transhepatic biliary drainage. *Tech Vasc Interv Radiol.* 2008;11(1):14–20.

（章浙伟　张定虎　龚元川　邵国良　译）

第6章 泌尿系统

1 患儿,男,8岁,接受经皮肾穿刺活检术,在复苏区出现心动过速和低血压。CT平扫显示患者左肾周巨大血肿并被急诊送入介入放射手术室。根据以下的影像检查,最佳的治疗方案为:

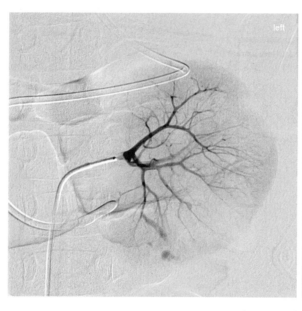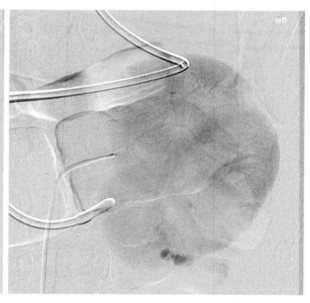

A.无安全的位置进行栓塞,观察等待

C.颗粒栓塞

B.超选择性弹簧圈栓塞

D.部分肾切除术

2 以下哪项是儿童患者肾动脉造影的指征?

A.肾盂积水

C.高血压

B.再发性尿路感染

D.肾结石

3 以下哪项是儿童肾动脉狭窄最常见的原因?

A.纤维肌发育不良

C.神经纤维瘤病1型

B.动脉粥样硬化

D.结节性多动脉炎

4 1 例患有宫颈癌和膀胱阴道瘘的成年女性患者出现尿液分流，以下哪项是最合适的初始处理方法？

A.双侧经皮肾造口术(PCN)导管置入 B.双侧肾输尿管支架(NUS)置入

C.双侧双 J 输尿管支架置入 D.双侧输尿管栓塞术

5 放置 PCN 导管有哪项出血风险？

A.Ⅰ类低度出血风险,易于发现或控制 B.Ⅱ类中度出血风险

C.Ⅲ类重度出血风险,难以发现或控制

6 患者,女,75 岁,因左侧腰部疼痛和无力而被送至急诊室就诊。该患者患有发热和低血压,并很快发展至需要使用升压药物。其凝血功能检查正常,但有血管疾病及双侧肾动脉支架植入术病史。患者每天服用氯吡格雷(Plavix)75mg。其影像学检查图像如下所示。最合适的治疗方案为：

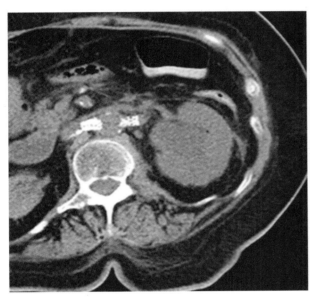
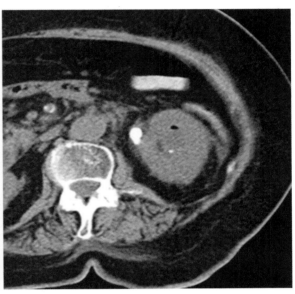

A.静脉注射抗生素,停服氯吡格雷 5 天,然后放置左侧 PCN 导管

B.立即静脉注射抗生素,并放置左侧 PCN 导管

C.立即静脉注射抗生素并经皮穿刺放置左侧双 J 输尿管内支架

D.静脉注射抗生素并在 48 小时内进行影像复查;如果尿路梗阻持续,则放置左侧 PCN 导管和双J 输尿管内支架

7   患者,女,35岁,其右侧输尿管远端恶性梗阻,欲行 PCN 导管置入术,其影像学检查图像如下所示。以下哪项是引流管放置的首选路径(箭头所示)?

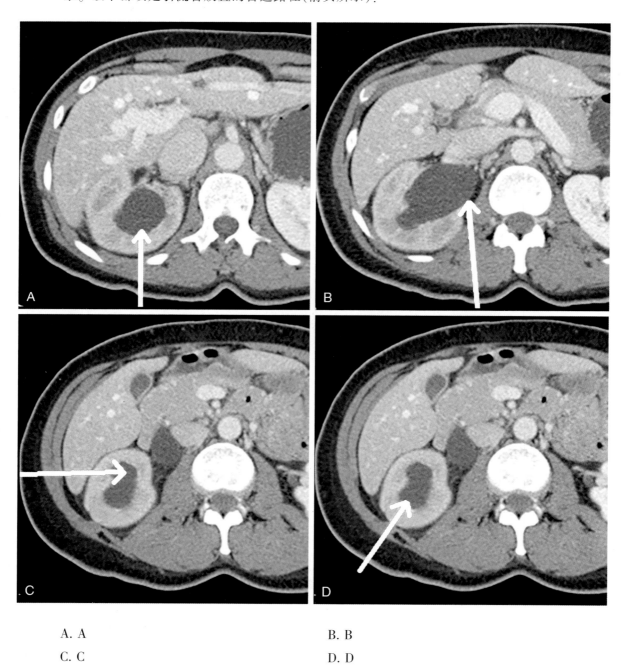

A. A   B. B

C. C   D. D

8 患者,男,63 岁,接受右侧髂窝肾移植术后不排尿。根据以下影像,对移植肾功能不全的最佳解释是:

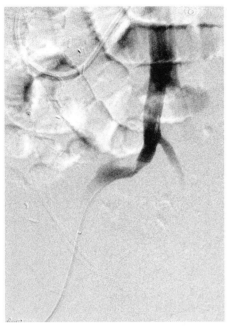 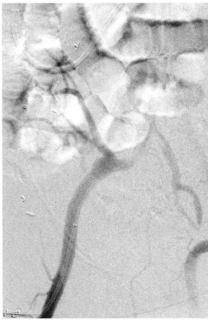 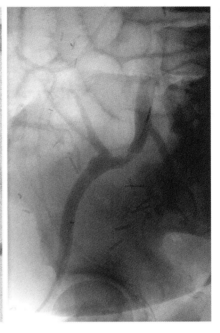

A.移植肾动脉血栓形成   B.髂外动脉狭窄

C.移植肾静脉血栓形成   D.移植肾尿路梗阻

9 1 例右侧腰痛患者的影像学检查结果如下所示。以下哪项为最合适的介入治疗方式?

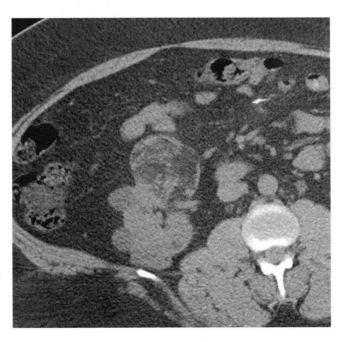

A. PCN 导管置入   B.经皮囊肿硬化

C.经皮双 J 支架置入   D.经动脉栓塞术

10 针对肾血管平滑肌脂肪瘤(AML)的预防性栓塞,最常用于以下哪种直径的肿瘤?

A. >2cm   B. >3cm

C. >4cm   D. >5cm

11 对于肾细胞癌(RCC),以下哪种情况最适合行经皮热消融?

A. 6cm 的孤立肿瘤   B. 9 个月的预期寿命

C.潜在的 von Hippel−Lindau 综合征   D.转移局限于肺部

12 下图所示的肾移植患者最有可能出现以下哪项情况?

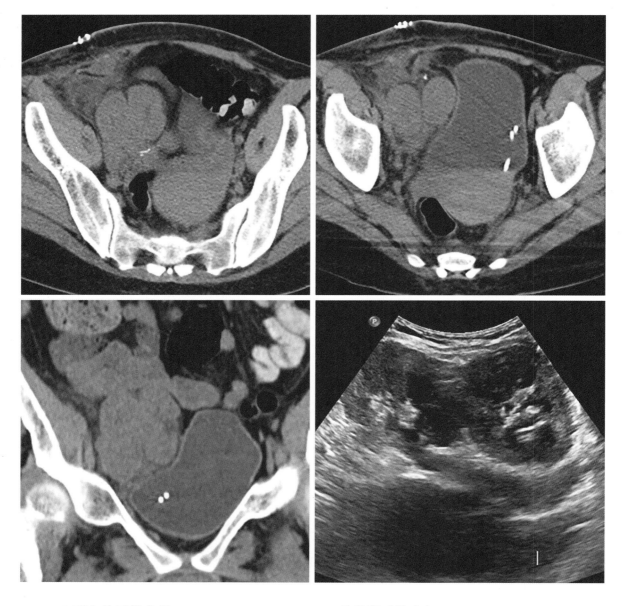

A.两个输尿管支架   B.移植肾动脉支架

C. PCN 导管   D.膀胱出口梗阻

13 在进行 PCN 取石术时,应尽量避免下列哪项情况?

A.从第 12 肋以上入路   B.外周肾盏入路

C.患者采取俯卧位   D.上极肾盏入路

14　该肾盂造影图像是在中央性大结石经皮肾镜取石术(PCNL)后的第 2 天获得的。下一步应行哪项操作？

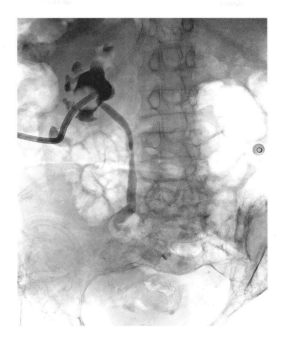

A.取下球囊肾造瘘管

B.获得更多的透视图像

C.立即送患者到手术室

D.肾血管造影伴栓塞

15　下列选项中,对以下 CT 血管造影图像所示的右肾变化的最佳解释是:

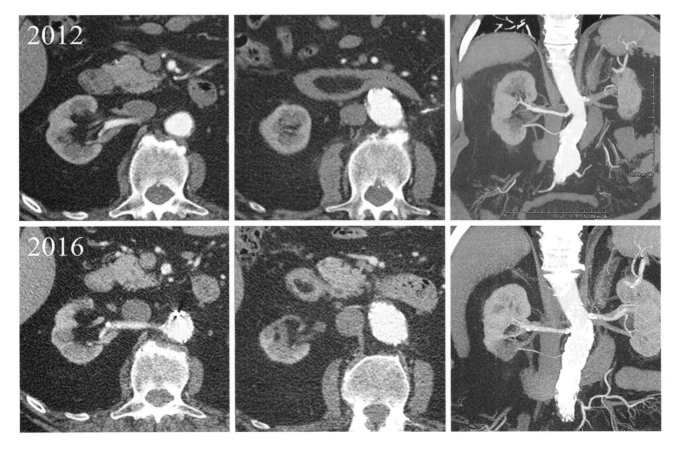

A.消融术后改变　　　　　　　　　B.血管平滑肌脂肪瘤的间隔生长

C.创伤　　　　　　　　　　　　　D.预期改变

16 下图所示的移植肾输尿管狭窄最可能的原因是:

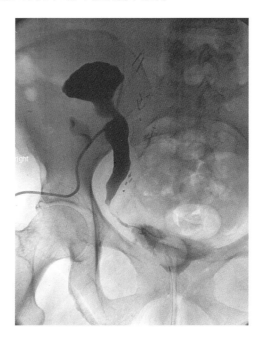

A.缺血　　　　　　　　　　　　　B.感染

C.排斥反应　　　　　　　　　　　D.扭转

17 根据以下图像,可为该例有肾脏病变且适合手术的患者提供哪种介入措施?

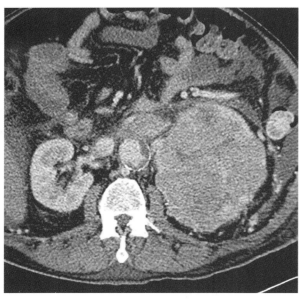
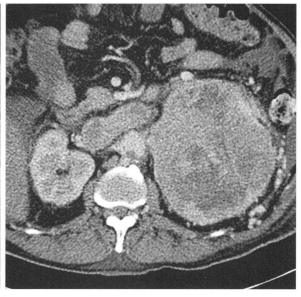

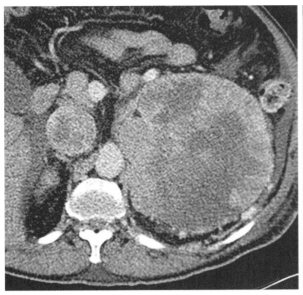
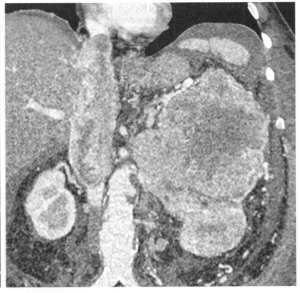

A.经动脉放射性栓塞 B.经皮热消融

C.经动脉乙醇栓塞 D.预防性置入肾造瘘管

18 根据以下图像,图示患者最有可能的潜在病变是:

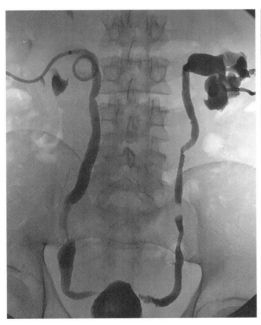
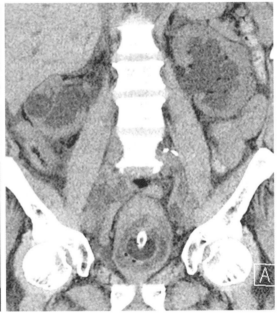

A.肾结石 B.膀胱癌

C.医源性损伤 D.输尿管结肠瘘

19   治疗下图所示的无症状病变的直径阈值是：

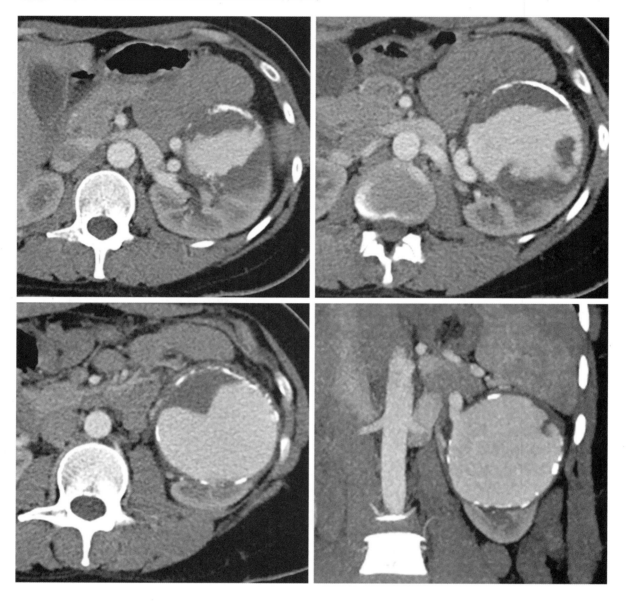

A. >2cm

B. >3cm

C. >4cm

D.没有大小阈值，仅在有症状时才进行治疗

20　1 例病情不稳定的钝性创伤患者被直接送至手术室行剖腹手术。在手术室,医疗团队怀疑患者右肾出血,申请急诊血管造影。根据血管造影图像,最佳的治疗方案是:

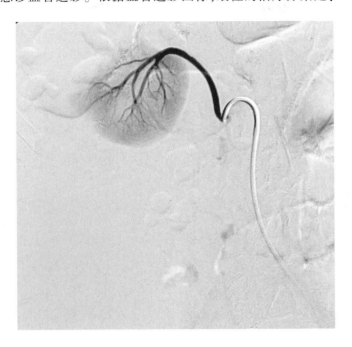

A.弹簧圈栓塞右肾动脉　　　　　　　　B.无介入指征

C.需要进一步的血管造影检查　　　　　D.送返手术室

21　经皮热消融治疗肾细胞癌最常见的主要并发症是:

A.输尿管损伤　　　　　　　　　　　　B.神经损伤

C.出血　　　　　　　　　　　　　　　D.肠道损伤

E.肿瘤穿刺道种植

答案与解析

1 **答案 B。** 肾动脉或其分支的栓塞不是没有后果的,因为其是终末器官血管,某种程度上也可以被看作是部分肾实质,所以肾功能会有所损伤。如本例所示,如果肾内动脉分支有活动性出血,那么微导管要尽可能抵近损伤的部位进行超选择性栓塞,减少肾实质的梗死。由于有明显的活动性出血,患者的血流动力学不稳定,因此观察等待这一选项在此处不合适,应尝试进行栓塞。颗粒栓塞剂在肾脏肿瘤栓塞中效果良好,但当局部动脉损伤时,颗粒栓塞剂的可操控性比弹簧圈差,存在反流造成异位栓塞的风险。外科手术只有在微创治疗失败的情况下才考虑。

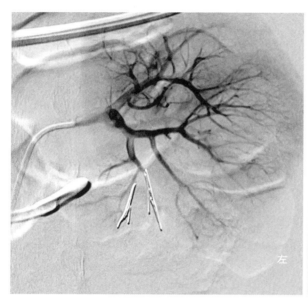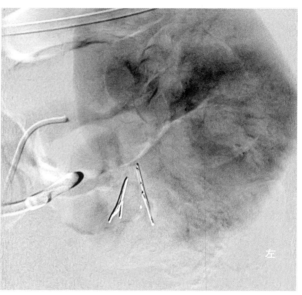

图 1 图为本病例肾下极动脉 2 个分支因活动性出血行超选择性弹簧圈栓塞术后的 DSA 图像。由于损伤的动脉口径很细小,因此在这种情况下使用了直线型带纤毛的弹簧圈。注意在造影的实质期图像(右图)对应栓塞区的实质充盈缺损,其将会变成小范围的肾梗死灶。

参考文献:Schwartz MJ,Smith EB,Trost DW,et al. Renal artery embolization:clinical indications and experience from over 100 cases. *BJU Int.* 2007;99(4):881–886.

Tøndel C,Vikse BE,Bostad L,et al. Safety and complications of percutaneous kidney biopsies in 715 children and 8573 adults in Norway 1988–2010. *Clin J Am Soc Nephrol.* 2012;7(10):1591–1597.

2 **答案 C。** 高血压影响 1%~2% 的儿童人群,其中 5%~25% 的原因是肾动脉狭窄。下图(图 2)为 1 例 14 岁患儿,尽管服用了多种药物,但数月来收缩压仍维持在 180mmHg。患儿在接受血管成形术治疗后,血压恢复正常。肾积水、反复尿路感染和肾结石通常需要行放射学检查,但上述情况不是经导管动脉造影的适应证。

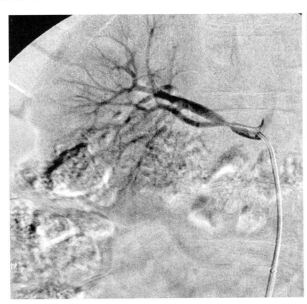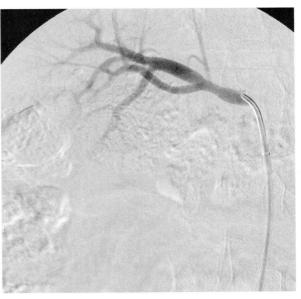

图 2　左右两图分别是肾血管性高血压患儿接受肾动脉成形术治疗前和治疗后的图像。在血管成形术后肾动脉主干和分支动脉狭窄均有改善。术者已报道的临床疗效显示术后其管腔狭窄率仅为 30%。

参考文献：Srinivasan A，Krishnamurthy G，Fontalvo-herazo L，et al. Angioplasty for renal artery stenosis in pediatric patients：an 11-year retrospective experience. *J Vasc Interv Radiol*. 2010;21(11):1672-1680.

Zhu G，He F，Gu Y，et al. Angioplasty for pediatric renovascular hypertension：a 13-year experience. *Diagn Interv Radiol*. 2014;20(3):285-292.

3　**答案 A**。在西方文献中，纤维肌发育不良是儿童肾动脉狭窄的主要原因。在东方，最常见的原因是大动脉炎。神经纤维瘤病、中段主动脉发育不良综合征和结节性多动脉炎极少引起儿童肾动脉狭窄。动脉粥样硬化在儿童群体中几乎不存在。

参考文献：Srinivasan A，Krishnamurthy G，Fontalvo-Herazo L，et al. Angioplasty for renal artery stenosis in pediatric patients：an 11-year retrospective experience. *J Vasc Interv Radiol*. 2010;21(11):1672-1680.

Zhu G，He F，Gu Y，et al. Angioplasty for pediatric renovascular hypertension：a 13-year experience. *Diagn Interv Radiol*. 2014;20(3):285-292.

4　**答案 A**。该问题涉及泌尿系介入治疗的基础知识。PCN 导管是放置于肾脏集合系统的一种远端有猪尾状弯曲的引流导管，通常放置于肾盂。其主要作用是作为外引流导管。当连接到袋子上时，其既可以缓解远端尿路梗阻，也可以在尿路远端有漏的情况下进行尿液分流（如本例所示）。肾输尿管支架（NUS）与 PCN 导管类似，但前者一直延伸到膀胱，且其近端（肾盂）和远端（膀胱）都有猪尾状弯曲。其可以连接引流袋外引流，也可以夹闭行内引流，这样就保证了经皮进入肾脏、输尿管和膀胱的通道。该装置通常用于输尿管损伤或瘘的情况下尿路结石的介入操作（以保持连续性），或者用于需要内引流但患者不能接受逆行途径操作时。在该病例中，NUS 相较 PCN 没有额外优势，而且由于导管延伸至膀胱，因此可能会导致持续的尿液渗漏，并可能对潜在的膀胱阴道瘘造成不必要的刺激。双 J 输尿管支架可经皮放置（顺行途径）或膀胱镜下放置（逆行途径），主要用于维持尿液从肾脏流向膀胱，常用于输尿管梗阻（结石、狭窄）或输尿管漏的情况下。因为尿液要引流到膀胱，所以患者应有正常的膀胱功能。在本案例中，这种方法不会给患者带来好处。在希望永久性闭塞输尿管时可行输尿管栓塞术。颗粒、弹簧圈、胶水和其他栓塞物可以用于输尿管,以完全堵塞尿液流到输尿管远端和(或)膀胱,术中常需要 PCN 导管引流。这通常是最后的手段,不适合作为最初的尿路改流的策略。

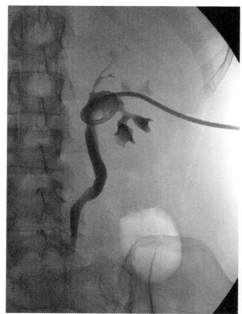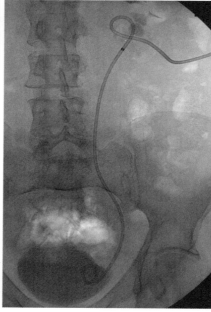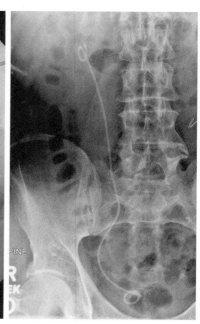

图 3　PCN 导管(左图)、NUS(中图)和双 J 支架(右图)。

参考文献:Dagli M,Ramchandani P. Percutaneous nephrostomy:technical aspects and indications. *Semin Intervent Radiol*. 2011;28(4):424–437.

Makramalla A,Zuckerman DA. Nephroureteral stents:principles and techniques. *Semin Intervent Radiol*. 2011;28(4):367–379.

5　**答案 C**。介入放射学会的指南将普通手术出血风险分为 I~Ⅲ级。根据手术出血风险,术者在围术期可调控凝血指标、给予抗血小板治疗和使用抗凝药物。

表 1　介入放射学手术的出血风险

分级 I:低度出血风险,易于发现或控制	
● 静脉通路	● 胸腔穿刺术
● 浅表组织活检或引流	● 常规引流管更换
● 穿刺术	● 下腔静脉滤器放置
分级 Ⅱ:中度出血风险	
● 动脉介入	● 脊柱介入
● 静脉介入	● 经颈静脉肝活检
分级 Ⅲ:高度出血风险,难以检测或控制	
● TIPS	● 肾脏活检
● 经皮肝穿刺胆管造影及引流管放置	● PCN 导管放置

Adapted from Patel IJ,Davidson JC,Nikolic B,et al. Consensus guidelines for periprocedural management of coagulation status and hemostasis risk in percutaneous image-guided interventions. *J Vasc Interv Radiol*. 2012;23(6):727–736.

IR,介入放射学;IVC,下腔静脉;PCN,经皮肾造瘘术;PTC,经皮肝穿刺胆管造影;TIPS,经颈静脉肝内门体分流术。

不建议记住该指南,但应了解风险级别的基本概念,并在进行分类时经常参考该指南。对于最高风险的手术(Ⅲ类),应处理所有可减轻的风险因素;血小板应>50 000/μL,国际标准化比率(INR)应 < 1.5,如果可能,应停止抗凝或抗血小板药物。

参考文献:Patel IJ,Davidson JC,Nikolic B,et al. Consensus guidelines for periprocedural management of coagulation status and hemostasis risk in percutaneous image-guided interventions. *J Vasc Interv Radiol.* 2012;23(6):727-736.

6　**答案 B**。该问题是对上一个问题的现实检验。围术期凝血指南极其重要。数十年的研究和无数次专家共识会议都试图给出最佳做法。然而,指南终归是指南,必须结合每例患者的具体情况。在本病例中,患者病情不稳定,推测其患有脓毒症,影像学显示巨大的钙化结石导致左侧输尿管梗阻、左肾积水伴集合系统和(或)肾实质积气。需要对患者进行源头控制,虽然患者服用氯吡格雷的情况下出血风险较高,但是急诊行左肾减压术对于挽救生命的益处远超过风险。关于氯吡格雷值得注意的一点是:虽然该药物对血小板的结合和破坏是不可逆的,但其半衰期约为 6 小时,因此药物停用 24~48 小时后,药物大部分会被消除,届时输注新鲜血小板可发挥作用。

参考文献:Patel IJ,Davidson JC,Nikolic B,et al. Consensus guidelines for periprocedural management of coagulation status and hemostasis risk in percutaneous image-guided interventions. *J Vasc Interv Radiol.* 2012;23(6):727-736.

Thiele T,Sümnig A,Hron G,et al. Platelet transfusion for reversal of dual antiplatelet therapy in patients requiring urgent surgery:a pilot study. *J Thromb Haemost.* 2012;10(5):968-971.

7　**答案 D**。放置 PCN 导管可以使用几种不同的技术,但关于入路有一些基本原则需要注意。正如其他地方讨论的那样,肾脏是一个富血管器官,在围术期出血的风险为Ⅲ级。最佳做法是避免穿过大血管并扩张通道。可以通过外周肾盏入路以避开较大的肾门血管并经肾脏的后外侧入路,该处肾实质存在相对无血管区(Brodel 无血管平面)。对患者而言,皮肤入路从肋下间隙的棘突中线向外侧延伸约一手掌宽。在本题选项中,选项 D 满足安全经皮穿刺的所有标准。选项 A 入路位于内侧和经肋间,增加了穿过胸膜的风险。选项 B 是直接从内侧进入中央肾盂,不经过肾实质,该通路增加了中间血管损伤、集合系统损伤和尿液外漏的风险。选项 C 位于前方并且经过肝脏,是没有必要的。

参考文献:Dagli M,Ramchandani P. Percutaneous nephrostomy:technical aspects and indications. *Semin Intervent Radiol.* 2011;28(4):424-437.

Dyer RB,Regan JD,Kavanagh PV,et al. Percutaneous nephrostomy with extensions of the technique:step by step. *Radiographics.* 2002;22(3):503-525.

8　**答案 B**。图像显示的是盆腔动脉造影,而不是静脉造影或尿路造影(排除选项 C 和 D)。髂外动脉有中度到重度的局灶性狭窄,其恰好在移植肾动脉吻合口的近端位置。移植肾动脉通畅。流入血管狭窄的病因并不总是清楚的,鉴别诊断包括先前已有的动脉粥样硬化或移植期间的医源性损伤。在该患者中,狭窄段病变采用自扩张式金属裸支架治疗,血管造影效果良好,肾功能也得到了改善。

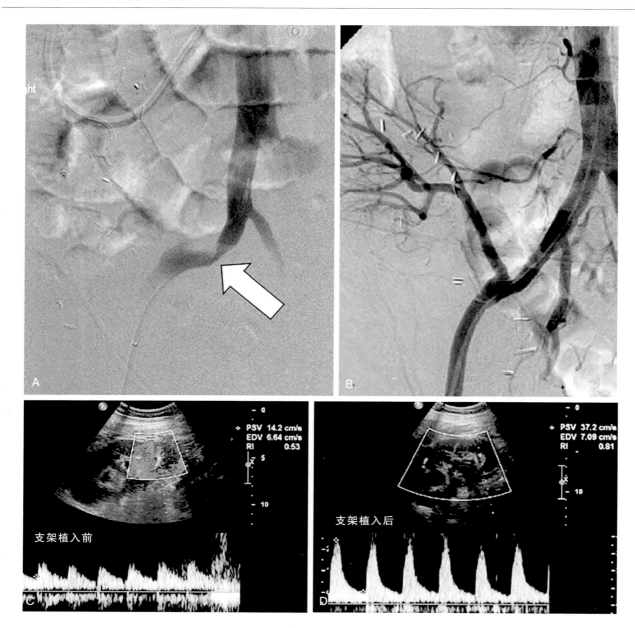

图 4　该盆腔动脉造影显示的右髂外动脉局灶性狭窄（箭头所示）是移植肾功能障碍的原因。术前超声显示细小和迟缓的波形，支架置入后波形恢复正常（D）。

参考文献：Kolli KP，Laberge JM. Interventional management of vascular renal transplant complications. *Tech Vasc Interv Radiol*. 2016；19（3）：228–236.

　　Rajan DK，Stavropoulos SW，Shlansky-Goldberg RD. Management of transplant renal artery stenosis. *Semin Intervent Radiol*. 2004；21（4）：259–269.

9　**答案 D**。右肾外生性肿块，肉眼可见脂肪，是肾血管平滑肌脂肪瘤的特征。血管平滑肌脂肪瘤通常是偶发的（约 80% 的病例），或者也可能与斑痣性错构瘤病有关，如结节性硬化症（见图）、von Hippel-Lindau 综合征或神经纤维瘤病 1 型，也可见于淋巴管平滑肌瘤病（LAM）。当这些病灶变大时，可出现症状和严重自发性出血的风险。经动脉栓塞缩小肿瘤可以缓解症状和（或）降低出血风险。由于没有泌尿系梗阻性病变的证据，因此选项 A 和 C 是不正确的。虽然可以行肾囊肿硬化术，但是囊肿很小，而主要的病变显然是血管平滑肌脂肪瘤。

参考文献:Kiefer RM,Stavropoulos SW. The role of interventional radiology techniques in the management of renal angiomyolipomas. *Curr Urol Rep*. 2017;18(5):36.

　　Li D,Pua BB,Madoff DC. Role of embolization in the treatment of renal masses. *Semin Intervent Radiol*. 2014;31(1):70-81.

10　**答案 C**。如前所述,较大的肾 AML 有自发性出血的风险。在文献中,对于无症状患者,最常使用直径>4cm 作为治疗的阈值。其他需要考虑的因素是肿瘤整体血管化程度和动脉瘤的大小。在栓塞技术方面,永久性颗粒或乙醇是最常用的栓塞剂。在血管造影中,外观可能有很大的变化,这在很大程度上取决于脂肪与血管成分的比例。典型的肿瘤是富血供的,由异常的迂曲的动脉和大小不一的动脉瘤组成。通常不存在动静脉分流。

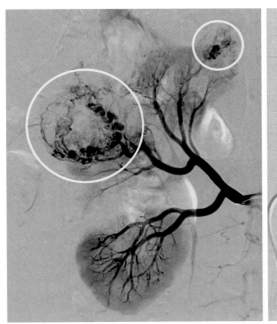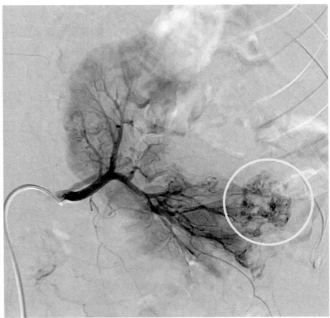

图 5　结节性硬化症和多发性 AML(白色圆圈所示)患者的双侧肾动脉造影。

参考文献:Kiefer RM,Stavropoulos SW. The role of interventional radiology techniques in the management of renal angiomyolipomas. *Curr Urol Rep*. 2017;18(5):36.

　　Li D,Pua BB,Madoff DC. Role of embolization in the treatment of renal masses. *Semin Intervent Radiol*. 2014;31(1):70-81.

11　**答案 C**。如果患者有肾细胞癌的倾向,如 von Hippel-Lindau 综合征,应强烈考虑经皮热消融。肾部分切除术效果良好,但如果患者预计肿瘤会有复发,最微创的保留肾单位的技术则是理想的。公认的肾脏消融术适应证包括 T1a 期(直径≤4cm)肿瘤、多发肿瘤风险增加、孤立肾或手术适应证不佳。如果患者预期寿命较短,那么选择该手术则弊大于利。转移性疾病被认为是局部治疗的禁忌证。

参考文献:Higgins LJ,Hong K. Renal ablation techniques:state of the art. *AJR Am J Roentgenol*. 2015;205(4):735-741.

　　Krokidis ME,Orsi F,Katsanos K,et al. CIRSE guidelines on percutaneous ablation of small renal cell carcinoma. *Cardiovasc Intervent Radiol*. 2017;40(2):177-191.

12 **答案 A。** 本病例图像显示儿童双肾移植。值得注意的是,这不是一个常见病例。通常,部分供体主动脉和下腔静脉随着肾脏一起移植,并与受者髂动脉吻合,供体肾血管保持不变。但由于这里有 2 个独立的集合系统,因此移植时将有 2 个输尿管支架(选项 A)。

参考文献: Brunner MC, Matalon TA, Patel SK, et al. Percutaneous interventions in adults receiving pediatric "en bloc" double renal grafts. *Cardiovasc Intervent Radiol.* 1995;18(5):291–295.

13 **答案 A。** 进入肾脏集合系统进行引流时,最常损伤的肾旁结构是膈肌和胸膜。研究表明在第 11 肋间隙胸膜受损的发生率在右侧为 29%,左侧为 14%。这对于 PCNL 通路变得更加重要,因为随后会将管腔通道扩张到 30F(1cm)。单独就肾造瘘术引起的胸膜并发症进行的报道中,该并发症的发生率为 0.1%~0.6%,而如果在 PCNL 情况下,胸膜并发症的发生率可高达 12%。在 PCNL 中,肋间入路经胸膜通路可导致反应性胸腔积液、气胸、血胸、肺部感染和肾胸膜瘘。值得注意的是,肋间入路并不禁忌,相反,在临床上经常使用。但是,除了对结石进行介入治疗时必要外,术者不应选择此入路。

其余选项均适用于以 PCNL 为目的的 PCN。外周肾盏入路较为可取,因为其伤及的肾实质较少,并且术者在取石过程中器械操控灵活性更大。考虑到肾脏的解剖位置,需要俯卧或半俯卧位进行 PCNL 入路,也可采用侧卧位;但是,发生非依赖性肺过度充气会增加气胸的风险。根据肾脏的方位、集合系统和(或)目标结石的位置,可采取上极肾盏入路。理想的入路将便于 PCNL 术中刚性和柔性器械的使用。

参考文献: Dagli M, Ramchandani P. Percutaneous nephrostomy:technical aspects and indications. *Semin Intervent Radiol.* 2011;28(4):424–437.

Lee WJ, Smith AD, Cubelli V, et al. Complications of percutaneous nephrolithotomy. *AJR Am J Roentgenol.* 1987;148(1):177–180.

Pabon-ramos WM, Dariushnia SR, Walker TG, et al. Quality improvement guidelines for percutaneous nephrostomy. *J Vasc Interv Radiol.* 2016;27(3):410–414.

Springer RM. Planning and execution of access for percutaneous renal stone removal in a community hospital setting. *Semin Intervent Radiol.* 2015;32(3):311–322.

14 **答案 B。** PCNL 后,常规做法是保留 PCN 导管来填塞 PCNL 通道,并进行肾脏引流,保持肾脏的通路,以便随后进行尿路造影和必要时的介入操作。PCNL 术后尿路造影时,读片医师应识别残余结石、尿路梗阻和尿液外渗情况,并对直至膀胱的集合系统进行完整的评估。必须确保造影剂完全进入膀胱,这一概念有时会被过于专注于肾内部分集合系统的规培生所忽略。对于该病例,进一步的影像学检查显示了残余结石或者血凝块造成的输尿管远端完全性梗阻。为确保充分的引流,应将 PCN 导管留在原位,或放置双 J 输尿管支架。

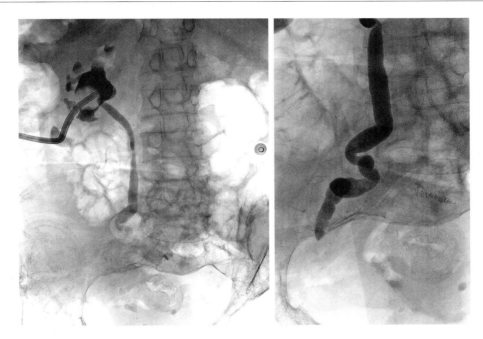

图6　PCNL 后残余结石导致输尿管远端梗阻的尿路造影。如果根据最初的图像去除肾造瘘管,患者的尿路梗阻问题将得不到解决。

参考文献：Michel MS,Trojan L,Rassweiler JJ. Complications in percutaneous nephrolithotomy. *Eur Urol.* 2007；51(4)：899–906.

　　Springer RM. Planning and execution of access for percutaneous renal stone removal in a community hospital setting. *Semin Intervent Radiol.* 2015；32(3)：311–322.

15　**答案 D**。要了解右肾外观的变化,必须知道患者在两条右肾动脉接受了血管内动脉瘤修补术(EVAR)。EVAR 术后,较小且更靠近尾部的副肾动脉被支架移植物覆盖,显示出较小的外观。不出所料,右肾下极缺血导致皮髓质萎缩和肾窦脂肪增多。消融后的改变、远端创伤性损伤或潜在的肾血管平滑肌脂肪瘤虽然看起来可能相似,但是以上一系列发现都支持选项 D。

参 考 文 献：Picel AC,Kansal N. Essentials of endovascular abdominal aortic aneurysm repair imaging：postprocedure surveillance and complications. *AJR Am J Roentgenol.* 2014；203(4)：W358– W372.

16　**答案 A**。移植肾内放置 PCN 导管通常用来治疗由输尿管狭窄引起的梗阻。已发表的数据显示移植肾输尿管狭窄发生率为 2%~10%,90% 的病因是缺血,通常发生在输尿管膀胱端。这是由离肾动脉较远的输尿管供血不足所致。其他原因,如排斥反应、扭转和外在压迫等不常见。治疗方案包括外科手术修复、支架植入和(或)输尿管成形术。

参考文献：Dagli M,Ramchandani P. Percutaneous nephrostomy：technical aspects and indications. *Semin Intervent Radiol.* 2011；28(4)：424–437.

　　Sandhu C,Patel U. Renal transplantation dysfunction：the role of interventional radiology. *Clin Radiol.* 2002；57(9)：772–783.

17　**答案 C**。图像显示一个起源于左肾的巨大的富血管肿瘤,符合原发性肾恶性肿瘤。目前,放射性栓塞在肾癌治疗中的作用非常有限,而且主要是姑息性的。经皮热消融一般推荐用于 T1a 期病变(直径≤4cm),在一些中心,也对大的病灶进行热消融治疗。该肿瘤直径明显>4cm,分期至少为 T3,并已经生长至左肾静脉和下腔静脉,所以不宜采取消融。手术切除是可选择的治疗方法。在没有梗阻的肾脏中预防性放置 PCN 导管没有任何作用,而且该操作会增加额外的来自肾肿瘤的出血风险。对于准备外科手术的患者,经常使用乙醇/栓塞颗粒进行术前栓塞,使肿瘤和肾脏的血供减少,以帮助肿瘤的切除并减少术中出血。一些研究也表明,与单纯切除相比,肾切除术前进行栓塞治疗可提高长期生存率。

参 考 文 献 :Bakal CW,Cynamon J,Lakritz PS,et al. Value of preoperative renal artery embolization in reducing blood transfusion requirements during nephrectomy for renal cell carcinoma. *J Vasc Interv Radiol*. 1993;4(6):727-731.

Sauk S,Zuckerman DA. Renal artery embolization. *Semin Intervent Radiol*. 2011;28(4):396-406.

Zielinski H,Szmigielski S,Petrovich Z. Comparison of preoperative embolization followed by radical nephrectomy with radical nephrectomy alone for renal cell carcinoma. *Am J Clin Oncol*. 2000;23(1):6-12.

18 **答案 B**。当进行肾造影时,不仅要评估导管的位置,还要研究整个尿路。尿路造影显示双侧输尿管梗阻。梗阻点呈杯状边缘,输尿管上下方扩张。这种改变是腔内肿块引起的慢性梗阻的特征性表现,最常见的是移行细胞癌。还使用了一根 Foley 导管来治疗该患者的膀胱出口梗阻(注意膀胱壁增厚)。这一系列的表现都支持膀胱移行细胞癌并同时累及输尿管的诊断。90%的移行细胞癌发生在膀胱,在多达 6%的患者中可发现同时和(或)非同时性上尿路病变。

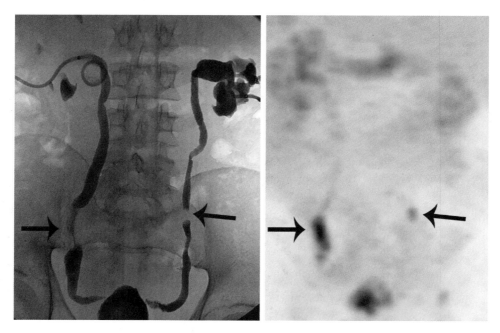

图 7　F-¹⁸FDG-PET 的最大密度投影(MIP)图像显示输尿管的局灶性示踪剂浓聚与尿路造影图中输尿管狭窄处(箭头所示)相对应。

参 考 文 献 :Wong-you-Cheong JJ,Wagner BJ,Davis CJ. Transitional cell carcinoma of the urinary tract: radiologic-pathologic correlation. *Radiographics*. 1998;18(1):123-142.

Yousem DM,Gatewood OM,Goldman SM,et al. Synchronous and metachronous transitional cell carcinoma of the urinary tract:prevalence,incidence,and radiographic detection. *Radiology*. 1988;167(3): 613-618.

19 **答案 A**。图像显示左肾有明显强化的圆形病变,伴有周围壁的钙化和附壁血栓,有一条粗大的供血动脉,这是一个肾动脉瘤。这种特殊的病变因其体积较大而不典型(直径>8cm),而肾动脉瘤直径通常<2cm,常在因其他原因而行影像学检查时被偶然发现。对于无症状患者最常被引用的治疗准则是直径>2cm(选项 A)。无可否认,这里存在一定程度的争议,因为这些病变的自然过程尚不明确。因此,破裂的风险并不完全清楚。治疗方法有外科手术或血管内治疗。肾动脉瘤出现症状或发生于妊娠女性和育龄期女性时也应进行治疗。

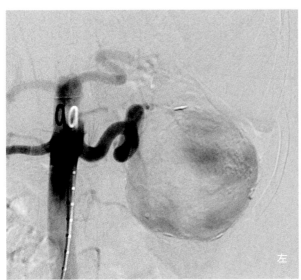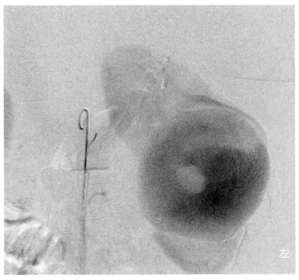

图 8 主动脉造影显示左肾动脉瘤,直径>8cm。选择供血动脉,用血管塞栓塞。动脉瘤起源于主肾动脉的一个分支,在栓塞过程中几乎所有的肾实质都得以保存。

参 考 文 献:Henke PK,Cardneau JD,Welling TH,et al. Renal artery aneurysms:a 35-year clinical experience with 252 aneurysms in 168 patients. *Ann Surg.* 2001;234(4):454-462.

Klausner JQ,Harlander-locke MP,Plotnik AN,et al. Current treatment of renal artery aneurysms may be too aggressive. *J Vasc Surg.* 2014;59(5):1356-1361.

20 **答案 C**。图为右肾动脉选择性插管造影。必须认识到只有 1/3 的肾实质在造影时显影。无论有无先前的横断面成像,都必须警惕血管解剖的变异。重复/多支肾动脉相当常见,据报道,发病率高达 30%。如果有疑问,可以进行主动脉造影,以显示更多的动脉。此病例中血管造影发现上极动脉有活动性出血。

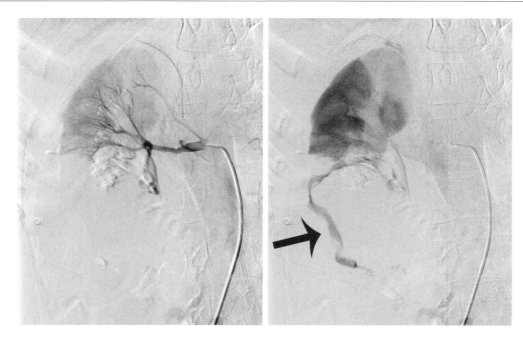

图 9　钝性创伤患者右肾血管造影示右肾的上 2/3 显影,有大面积撕裂伤和活动性出血(箭头所示)。采用超选择性弹簧圈栓塞治疗。

参 考 文 献:Al-katib S,Shetty M,Jafri SM,et al. Radiologic assessment of native renal vasculature:a multimodality review. *Radiographics*. 2017;37(1):136-156.

　　Ramaswamy RS,Darcy MD. Arterial embolization for the treatment of renal masses and traumatic renal injuries. *Tech Vasc Interv Radiol*. 2016;19(3):203-210.

21　**答案 C**。经皮热消融治疗肾脏恶性肿瘤的主要并发症发生率为 3%~7%。本题中提供的所有的答案选项都已被报道过,仔细查看本图像即可揭示原因。

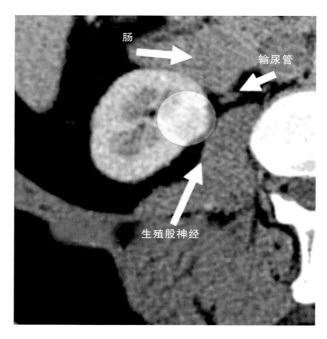

图 10　图为下极肾细胞癌(白色圆圈所示),箭头所示为邻近的肠、输尿管和神经的位置。

肾肿瘤(尤其是位于肾下极内侧的肿瘤)可以紧邻输尿管、肠和沿腰大肌周边走行的主要神经。当面临潜在的非靶目标热损伤时,可以使用水分离术等辅助技术将邻近结构移位,使其远离消融区。为了保护集合系统和输尿管,可在术前放置支架,术中可以进行肾盂灌注(冷盐水用于热消融,温盐水用于冷冻消融)。虽然选项所示并发症中的任何一种都可能发生,但大出血是最常见的。与冷冻消融相比,使用射频消融(RFA)时出血可能较少见,这归因于 RFA 的凝血作用。肿瘤种植转移虽然有相关报道且令人恐惧,但是其非常罕见,发生率<1%。

参 考 文 献 : Atwell TD, Schmit GD, Boorjian SA, et al. Percutaneous ablation of renal masses measuring 3.0cmand smaller: comparative local control and complications after radiofrequency ablation and cryoablation. *AJR Am J Roentgenol.* 2013;200(2):461–466.

Kim KR, Thomas S. Complications of image–guided thermal ablation of liver and kidney neoplasms. *Semin Intervent Radiol.* 2014;31(2):138–148.

Kurup AN. Percutaneous ablation for small renal masses –complications. *Semin Intervent Radiol.* 2014;31(1):42–49.

(杨民霞 赵振华 翁琼琼 曾晖 邵国良 译)

第 **7** 章 生殖内分泌系统

1 患者,男,20 岁,在体格检查中发现精索静脉曲张,现就诊。哪一侧最可能受影响?

    A.右侧   B.左侧

    C.双侧

2 精索静脉曲张栓塞的指征是:

    A.阴茎异常勃起   B.睾丸增大

    C.疼痛   D.勃起功能障碍

3 在栓塞治疗有症状的左侧精索静脉曲张时,需进行左肾静脉插管。静脉造影期间哪种激发试验有助于识别病变的性腺静脉?

    A. Valsalva 动作   B. Trendelenburg 位

    C.深吸气   D.输注加压素

4 开始性腺静脉线圈栓塞治疗左侧精索静脉曲张,影像学检查图像如下所示。导管应放置在什么位置?

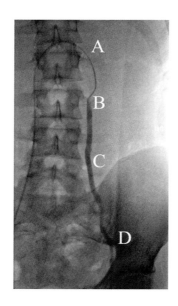

    A. A   B. B

    C. C   D. D

5　下列哪一种疾病是图中所示静脉进行取样的适应证？

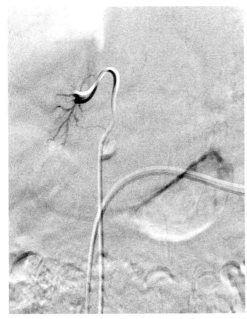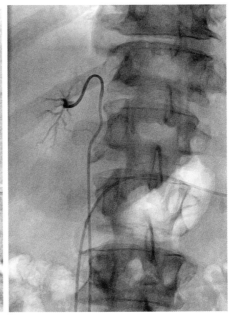

A.慢性肾脏疾病　　　　　　　　　　　　B.醛固酮增多症

C.低血糖症　　　　　　　　　　　　　　D.转氨酶升高

6　下列哪种临床病史最支持高流量阴茎异常勃起的诊断？

A.过量使用磷酸二酯酶Ⅴ型（PDE5）抑制剂，例如，西地那非

B.潜在的镰状细胞疾病

C.骨盆创伤

D.长期吸烟

7　对于阴茎异常勃起的患者，介入放射学能发挥什么作用？

A.仅诊断性血管造影；栓塞是禁忌的　　　B.可以对高流量疾病进行栓塞治疗

C.不再需要高质量的超声诊断

8　下列哪项是下图所示血管进行栓塞的合适指征？

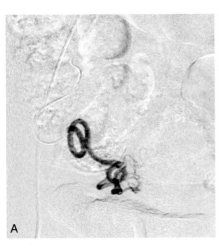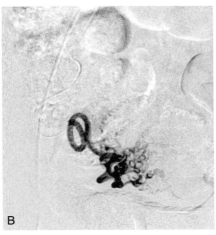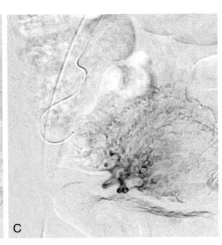

A.月经周期延长　　　　　　　　　　　　B.难治性痔疮出血

C.良性前列腺增生　　　　　　　　　　　D.出血性膀胱炎

9 对于有症状的子宫肌瘤,最常用的栓塞方法是:

A.双侧子宫动脉颗粒栓塞　　　　　　　B.单侧子宫优势动脉颗粒栓塞

C.双侧子宫动脉弹簧圈栓塞　　　　　　D.单侧子宫优势动脉弹簧圈栓塞

10 对于症状性子宫肌瘤行双侧子宫动脉栓塞术(UAE),以下哪项是导致治疗失败的最可能原因?

A.永久性颗粒栓塞　　　　　　　　　　B.栓塞过程中子宫动脉识别错误

C.黏膜下肌瘤　　　　　　　　　　　　D.性腺(卵巢)动脉供应肌瘤

11 对于有症状的子宫肌瘤,下列哪项是子宫动脉栓塞术的绝对禁忌证?

A.感染性子宫内膜炎　　　　　　　　　B. 10cm 带蒂的浆膜下肌瘤

C. 3cm 腔内肌瘤　　　　　　　　　　　D.有妊娠计划

12 患者,女,46 岁,因症状性子宫肌瘤行双侧子宫动脉栓塞术,以下哪一种是术后最有可能发生的并发症?

A.膀胱子宫瘘　　　　　　　　　　　　B.导致组织缺血的异位栓塞

C.败血症　　　　　　　　　　　　　　D.永久性闭经

13 患者,女,43 岁,自诉盆部胀满和沉重感,晚间加重。为了评估盆腔静脉淤血,下列哪项是诊断的金标准?

A. MR 静脉造影　　　　　　　　　　　B. CT 静脉造影

C.标记红细胞(RBC)闪烁显像　　　　　D.导管静脉造影

14 下列哪项是盆腔淤血综合征可能的后果?

A.下肢静脉曲张　　　　　　　　　　　B.深静脉血栓形成(DVT)的风险增加

C.结肠憩室出血风险增加　　　　　　　D.门脉高压的发展

15 在下列哪种情况下,产前放置髂内动脉(IIA)球囊闭塞导管是合适的?

A.胎盘早剥　　　　　　　　　　　　　B.胎盘植入

C.剖宫产后的阴道分娩(VBAC)　　　　　D.羊水过少

16　患者,47 岁,行胸部 CT 检查时偶然发现甲状腺左叶结节,行甲状腺超声检查,图像如下所示。下一步应如何处理?

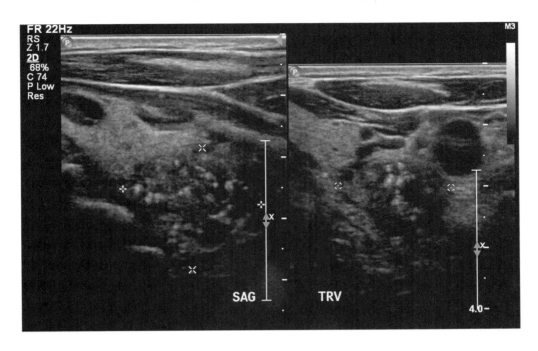

A.超声随访

B.如果长径≥1.0cm,细针抽吸(FNA)活检

C.如果长径≥1.5cm,FNA 活检

D.良性结节,无须进一步随访

17　以下图像应如何解释?

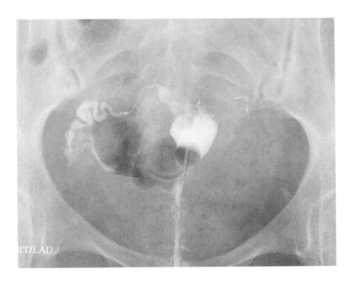

A.确认完全不育

B.确认不完全不育

C.解剖变异

D.检查不充分

1　**答案 B**。精索静脉曲张是精索内蔓状静脉丛的异常扩张，继发于精索静脉系统功能障碍。其可以是原发性的(瓣膜功能不全或缺失)，也可以是继发性的(肿瘤压迫、下腔静脉阻塞)。左侧精索静脉曲张在体格检查中最常见，双侧和右侧精索静脉曲张在体检中较少见；当用静脉造影或彩色多普勒超声评估时，双侧病变的检出率会增加。快速发展的双侧巨大精索静脉曲张和右侧孤立性精索静脉曲，应立即评估其继发原因，如是否有腹膜后肿瘤。

参考文献：Baigorri BF, Dixon RG. Varicocele: a review. *Semin Intervent Radiol*. 2016；33(3)：170-176.

　　Iaccarino V, Venetucci P. Interventional radiology of male varicocele: current status. *Cardiovasc Intervent Radiol*. 2012；35(6)：1263-1280.

2　**答案 C**。公认的精索静脉曲张栓塞指征是症状性(疼痛性)精索静脉曲张，损害生活质量的广泛性的精索静脉曲张，以及在生育能力低下/不育的背景下的精索静脉曲张。睾丸萎缩可伴随精索静脉曲张，常发生于青少年男性，这是治疗精索静脉曲张的另一个指征。阴茎异常勃起是一种与性腺静脉病变无关的疼痛性勃起。勃起功能障碍常由阴茎动脉功能不全引起，尤其在老年男性中。

参考文献：Baigorri BF, Dixon RG. Varicocele: a review. *Semin Intervent Radiol*. 2016；33(3)：170-176.

　　Iaccarino V, Venetucci P. Interventional radiology of male varicocele: current status. *Cardiovasc Intervent Radiol*. 2012；35(6)：1263-1280.

3　**答案 A**。Valsalva 动作提高胸腔内压，阻止静脉血流回流到右侧心脏。这将增加静脉压力并传导到下腔静脉，然后到左肾静脉，导致造影剂回流到病变的性腺静脉，改善其显影。一旦导管插入性腺静脉，就可行 Valsalva 动作下的静脉造影，以评估静脉的解剖与完整路径。Trendelenburg 位通过将腹部、骨盆和下肢抬高到右心房水平以上来改善右侧心脏的回流。同样，深吸气降低胸腔内压，改善右心静脉回流。这两种动作都不太可能改善性腺静脉的显影。

参考文献：Baigorri BF, Dixon RG. Varicocele: a review. *Semin Intervent Radiol*. 2016；33(3)：170-176.

　　Iaccarino V, Venetucci P. Interventional radiology of male varicocele: current status. *Cardiovasc Intervent Radiol*. 2012；35(6)：1263-1280.

4　**答案 D**。性腺静脉栓塞应从腹股沟韧带水平或略高的位置开始，以阻塞前蔓状静脉丛和(或)引流的性腺静脉。介入医生通常使用弹簧圈、颗粒、胶水和化学硬化剂等药物来栓塞靶静脉。注意不要在腹股沟韧带以下太低的位置进行栓塞，否则会导致阴囊内疼痛性血栓性静脉炎。栓塞位置太近(选项 A、B 和 C)会导致复发，因为平行的静脉和侧支通路可通过通畅的性腺静脉下段重新充盈曲张的精索静脉。

参考文献：Bittles MA, Hoffer EK. Gonadal vein embolization: treatment of varicocele and pelvic congestion syndrome. *Semin Intervent Radiol*. 2008；25(3)：261-270.

　　Iaccarino V, Venetucci P. Interventional radiology of male varicocele: current status. *Cardiovasc Intervent Radiol*. 2012；35(6)：1263-1280.

5　**答案 B**。要解答这个问题，必须先确定所选和取样的静脉。该位置在膈下，正中线右侧，胸腰椎交界处。显影的静脉床相当小，位于右肾静脉的头侧。此为右侧肾上腺静脉造影的病例。静脉床的表现多样,用导管插管选择静脉开口有时具有相当的挑战性。这一操作旨在探明原发性醛固酮增多症的病因。对于原发性醛固酮增多症,高达62.5%的患者的病因是可切除的肾上腺腺瘤。其他的病因有双侧肾上腺增生,可进行药物治疗。肾上腺静脉取样是鉴别这两种病因的金标准。一旦对右肾上腺静脉和左肾上腺静脉完成取样,就可以测出血中醛固酮和皮质醇水平。对每个肾脏的醛固酮与皮质醇比值(AC 比值)进行计算与比较,得出偏侧指数。异常的偏侧指数为>2,但也有一些医生使用>4 的标准。

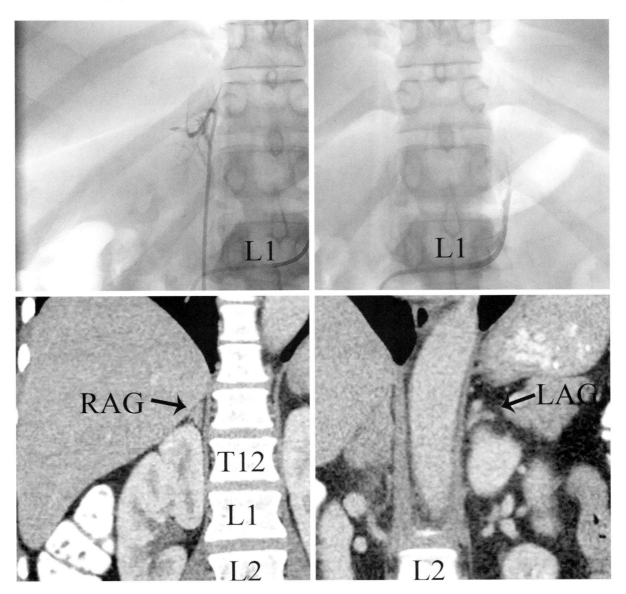

图 1　肾上腺静脉取样与 CT 的对照。右肾上腺(RAG)最常直接引流至下腔静脉(IVC),静脉开口位于外侧或后外侧,肾上腺静脉有时可在 CT 图像上看到。注意冠状位 CT 图像上右侧肾上腺在位置和外观上与选择性静脉造影的对应。左侧肾上腺(LAG)最常通过垂直方向的膈肾上腺静脉干引流,注入左肾静脉。膈肾上腺干用反曲导管取样容易。解剖变异确实存在,手术医生需要对其熟悉,以确保成功取样。

　　另一病例为患有多毛症和闭经的女性患者,其外周静脉睾酮水平升高,影像学上无病变征象。产生异常雄激素的潜在部位包括肾上腺和卵巢。因此,共为其采集了4条静脉,包括双侧性腺静脉和双侧肾上腺静脉。静脉取样显示左侧性腺静脉睾酮水平明显升高。采用腹腔镜下左侧卵巢切除术,术后病理证实为间质细胞瘤。睾丸激素水平恢复正常,之后不久月经恢复正常。

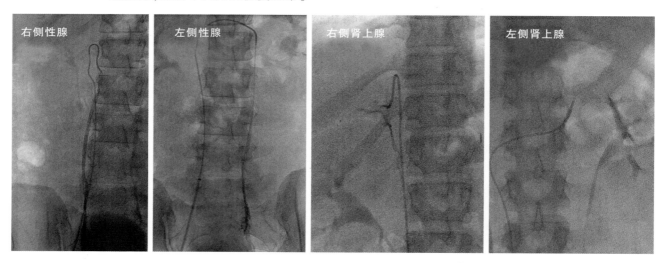

图2　静脉取样检测隐匿性产睾酮肿瘤。右侧性腺静脉直接汇入下腔静脉(IVC),少数(0~10%)汇入右肾静脉。左侧性腺静脉汇入左肾静脉。

参考文献:Barber B,Horton A,Patel U. Anatomy of the origin of the gonadal veins on CT. *J Vasc Interv Radiol.* 2012;23(2):211-215.

　　Kahn SL,Angle JF. Adrenal vein sampling. *Tech Vasc Interv Radiol.* 2010;13(2):110-125.

　　Levens ED,Whitcomb BW,Csokmay JM,et al. Selective venous sampling for androgen-producing ovarian pathology. *Clin Endocrinol(Oxf).* 2009;70(4):606-614.

　　Rossi GP. Update in adrenal venous sampling for primary aldosteronism. *Curr Opin Endocrinol Diabetes Obes.* 2018;25(3):160-171.

6　**答案 C**。阴茎异常勃起分为低流量或高流量两类。低流量阴茎异常勃起,也称为缺血性异常勃起,通常表现为疼痛,原因为从海绵体流出的血液不足。低流量阴茎异常勃起的病因包括血液疾病,如镰状细胞疾病或药物毒性,但常为特发性的。当海绵体动脉和邻近静脉窦之间有获得性动静脉瘘时,就会发生高流量阴茎异常勃起。虽然导致了勃起,但由于血液流出未受影响,因此通常是无痛性的,严格讲不属于急症。高流量阴茎异常勃起最常见的原因是外伤。选项 B 镰状细胞疾病与低流量阴茎异常勃起有关。过量使用 PDE5 抑制剂通常表现为低血压,不会引起高流量阴茎异常勃起。PDE5 抑制剂实际上可能有助于缓解某些类型的低流量阴茎异常勃起。

参考文献:Kim KR. Embolization treatment of high-flow priapism. *Semin Intervent Radiol.* 2016;33(3):177-181.

　　Montague DK,Jarow J,Broderick GA,et al. American Urological Association guideline on the management of priapism. *J Urol.* 2003;170(4 Pt 1):1318-1324.

7　**答案 B**。如前所述,阴茎异常勃起通常分为低流量和高流量两种。通过病史、症状、多普勒超声和(或)阴茎血气分析来进行鉴别诊断。介入放射学在治疗高流量阴茎异常勃起中起重要作用。虽然不是常用的手术,但动静脉瘘栓塞可以作为一种介入手段来实施治疗。栓塞术优选吸收性明胶海绵或自体血凝块等可吸收剂栓塞剂。也有使用永久性栓塞材料的,但这样有增加勃起功能障碍的长期风险。

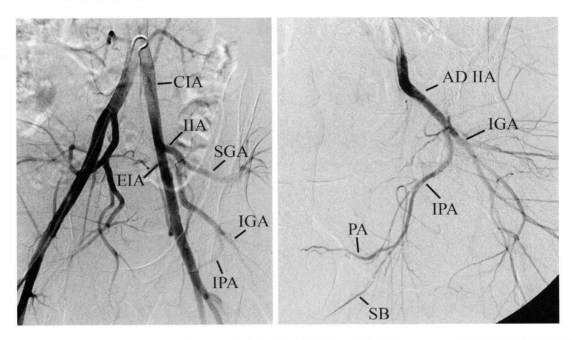

图3　高流量阴茎异常勃起患者的盆腔动脉造影图像。左前斜位(LAO)DSA 图像显示髂内动脉(IIA)分为前后支。臀上动脉(SGA)是后支的主要分支。前支发出几个分支。本病例主要关注的是阴部内动脉(IPA)。AD IIA,髂内动脉前支;CIA,髂总动脉;EIA,髂外动脉;IGA,臀下动脉;PA,阴茎动脉;SB,阴囊支。

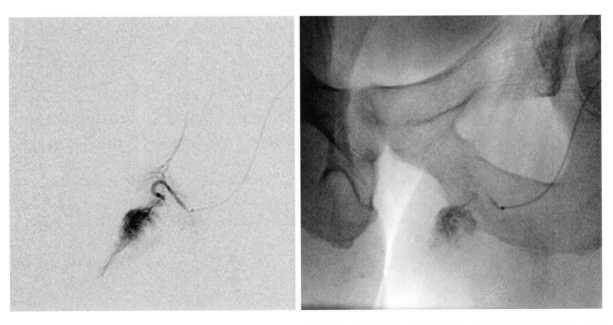

图4　阴茎动脉微导管造影显示一个分支动脉与邻近的海绵体血窦瘘,是高流量阴茎勃起的病因。使用吸收性明胶海绵颗粒栓塞瘘。

参考文献：Kim KR. Embolization treatment of high-flow priapism. *Semin Intervent Radiol*. 2016；33（3）：177-181.

Montague DK，Jarow J，Broderick GA，et al. American Urological Association guideline on the management of priapism. *J Urol*. 2003；170（4 Pt 1）：1318-1324.

8 **答案 A**。选择的显影血管是右子宫动脉。子宫动脉栓塞（UAE）最常用于有症状的子宫肌瘤，典型表现有月经过多（选项 A）、子宫出血、盆腔压迫、盆腔疼痛、便秘或排尿困难。UAE 的临床成功率很高，大约 90% 的患者临床症状减轻，90% 以上的患者的异常子宫出血症状消失。子宫动脉栓塞还可用于治疗症状性子宫腺肌病、子宫血管病变、产后出血和子宫/宫颈肿瘤出血。至于其他选项，痔疮出血可以通过栓塞治疗，但这是通过上痔动脉（肠系膜下动脉分支）和（或）中/下痔动脉（髂内动脉前支的分支）实施的。可见造影剂充盈的膀胱位于显影的血管床的尾部，可证实这些血管结构不是膀胱或前列腺。

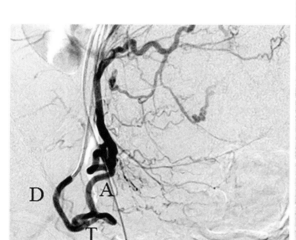
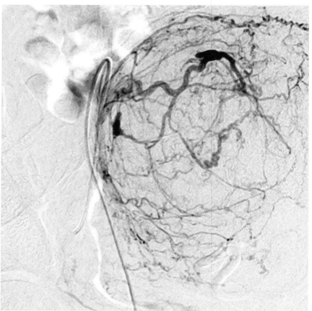

图 5 右侧子宫动脉栓塞术（UAE）DSA 图像显示了右侧子宫动脉典型的解剖结构，包括下行（D）、横行（T）和上行（A）支。通常，栓塞是从宫颈阴道支以外的横支进行的。右侧子宫动脉造影动脉后期图像显示子宫动脉丰富的血管网，并且，由于肌瘤所致的圆形肿块显示更加明显。

参考文献：Dariushnia SR，Nikolic B，Stokes LS，et al. Quality improvement guidelines for uterine artery embolization for symptomatic leiomyomata. *J Vasc Interv Radiol*. 2014；25（11）：1737-1747.

Keung JJ，Spies JB，Caridi TM. Uterine artery embolization：a review of current concepts. *Best Pract Res Clin Obstet Gynaecol*. 2018；46：66-73.

Kohi MP，Spies JB. Updates on uterine artery embolization. *Semin Intervent Radiol*. 2018；35（1）：48-55.

9　答案 A。左右子宫动脉之间有明显的交通或侧支循环,所以两条动脉都需要进行栓塞。否则,剩余的未栓塞子宫动脉将继续灌注肌瘤,导致治疗失败。肌瘤在极少情况下由单侧子宫动脉供血,在这种情况下,单侧栓塞是合适的。至于最好的栓塞剂,最常用永久性栓塞微粒,其中三丙烯酸酯明胶微球(TAGM)和聚乙烯醇(PVA)正处于深入研究之中,并显示了良好的临床效果。当大小合适时,这些栓塞颗粒可到达远端,起到最佳的末梢栓塞效果。如果使用弹簧圈,动脉闭塞部位将位于子宫动脉近端,肌瘤可以通过交通支或侧支循环继续得到供血。此外,使用弹簧圈的近端栓塞将失去再次栓塞的机会。

参考文献:Dariushnia SR,Nikolic B,Stokes LS,et al. Quality improvement guidelines for uterine artery embolization for symptomatic leiomyomata. *J Vasc Interv Radiol*. 2014;25(11):1737–1747.

　　Keung JJ,Spies JB,Caridi TM. Uterine artery embolization:a review of current concepts. *Best Pract Res Clin Obstet Gynaecol*. 2018;46:66–73.

　　Kohi MP,Spies JB. Updates on uterine artery embolization. *Semin Intervent Radiol*. 2018;35(1):48–55.

10　答案 D。在子宫肌瘤的背景下,易于根据动脉的解剖来源、典型走向、迂曲和肥大情况识别子宫动脉。识别错误几乎不存在(选项 B 不正确)。子宫动脉识别、选择和栓塞的技术成功率>95%,永久性颗粒是栓塞的首选(选项 A 不正确)。几乎所有黏膜下、壁间和浆膜下的肌瘤都可以用子宫动脉栓塞术进行成功地治疗(选项 C 不正确)。肌瘤解剖位置仍然是患者评估中的一个重要因素,发生的位置应与患者的症状相对应。虽然不常见,已知的子宫动脉栓塞失败原因是部分或全部的肌瘤由从性腺(卵巢)动脉供血。在子宫动脉栓塞后,未经处理的性腺动脉可以继续为肌瘤供血,使其生存。但是由于性腺动脉的栓塞可能会带来卵巢功能早衰的风险,因此初次治疗时不常规进行性腺动脉的栓塞,除非其是目标肌瘤的唯一血供。如果双侧子宫动脉首次栓塞后失败,可与患者讨论相关风险与受益后,再考虑性腺动脉栓塞。以下是一个由肥大和扭曲的性腺动脉灌注肌瘤的病例,这是在最初的双侧子宫动脉栓塞后发现的。

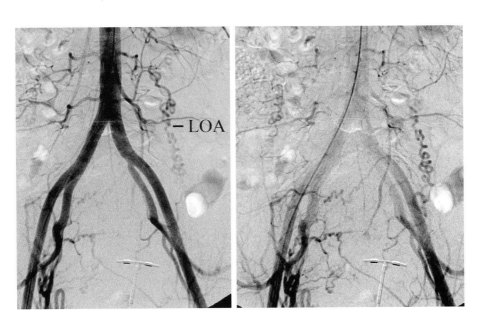

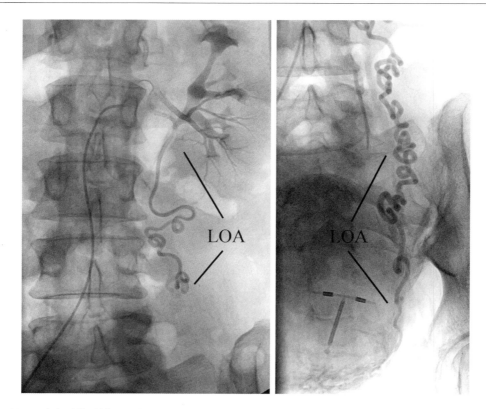

图 6　腹主动脉造影(上图)显示巨大的扭曲的左侧卵巢动脉(**LOA**)下行进入骨盆。卵巢动脉通常直接起源于肾下腹主动脉。在本例患者中,选择性左肾动脉造影(底部)确认卵巢动脉起源于肾动脉主干近段。该动脉可追踪至骨盆,在该处为多个子宫肌瘤供血。

参考文献:Dariushnia SR,Nikolic B,Stokes LS,et al. Quality improvement guidelines for uterine artery embolization for symptomatic leiomyomata. *J Vasc Interv Radiol*. 2014;25(11):1737-1747.

Kohi MP,Spies JB. Updates on uterine artery embolization. *Semin Intervent Radiol*. 2018;35(1):48-55.

Razavi MK,Wolanske KA,Hwang GL,et al. Angiographic classification of ovarian artery-to-uterine artery anastomoses:initial observations in uterine fibroid embolization. *Radiology*. 2002;224(3):707-712.

11　**答案 A**。介入放射学质量改进指南明确了子宫动脉栓塞术的绝对禁忌证,包括活胎妊娠、未经治疗的活动性感染和疑似子宫/宫颈/附件的癌肿(除非栓塞是为了姑息治疗或作为手术的辅助治疗)。肌瘤的大小和位置都不是禁忌证(选项 B 和 C)。长期以来,由于担心坏死和脱离需要手术切除,因此人们对狭颈带蒂肌瘤的栓塞一直很谨慎。最近的几项研究表明这些病变的治疗是安全的。但是值得注意的是,其治疗成功率与其他类型的肌瘤相比较低。腔内肌瘤也可以用子宫动脉栓塞术进行治疗,但肌瘤脱落和排出的风险增加。关于子宫动脉栓塞术后的生育问题,缺乏高水平的证据来支持其是禁忌证或适应证。有患者可以并且确实在 UAE 后妊娠,最近的数据表明子宫动脉栓塞术后的生育率与外科子宫肌瘤切除术的相似。对于有生育需求的患者,应与妇产科医生共同制订个性化的肌瘤治疗计划。

参考文献:Dariushnia SR,Nikolic B,Stokes LS,et al. Quality improvement guidelines for uterine artery embolization for symptomatic leiomyomata. *J Vasc Interv Radiol*. 2014;25(11):1737-1747.

Keung JJ,Spies JB,Caridi TM. Uterine artery embolization:a review of current concepts. *Best Pract Res Clin Obstet Gynaecol*. 2018;46:66-73.

Pisco JM,Duarte M,Bilhim T,et al. Pregnancy after uterine fibroid embolization. *Fertil Steril.* 2011;95 (3):1121.e5–1121.e8.

12　**答案 D**。症状性子宫肌瘤患者在子宫动脉栓塞术后最常见的 3 种并发症是永久性闭经（年龄>45 岁的患者发生率为 20%~40%）、阴道分泌物增多（发生率为 2%~17%）和肌瘤延迟排出。不常见的并发症包括败血症、静脉血栓栓塞性疾病和非靶组织的栓塞缺血。膀胱子宫瘘已有研究提及，但罕见。

参考文献:Dariushnia SR,Nikolic B,Stokes LS,et al. Quality improvement guidelines for uterine artery embolization for symptomatic leiomyomata. *J Vasc Interv Radiol.* 2014;25(11):1737–1747.

Kohi MP,Spies JB. Updates on uterine artery embolization. *Semin Intervent Radiol.* 2018;35(1):48–55.

13　**答案 D**。盆腔淤血综合征（PCS）是一个很难做出的诊断，往往是待排除的疾病之一。患者通常表现为持续 6 个月以上的非周期性盆腔疼痛或坠胀感，夜间加重，长时间站立会加剧，并可伴有性交困难。报道中也提到许多非特异性症状。MR 静脉造影（MRV）和 CT 静脉造影（CTV）有助于鉴别静脉扩张和盆腔静脉曲张，但在血管动态评价方面有一定的局限性。有人认为超声是最好的无创性检查方法，无论是经腹还是经阴道，然而，超声检查的视野会明显受限于邻近器官。通常来说，评价的金标准是经导管静脉造影。通过导管静脉造影，可直接检查单个静脉，并可以量化血流大小、流向和瓣膜返流情况。可以采用激发试验（如 Valsalva 或台面倾斜）来协助检查。PCS 最常见的病因是左侧性腺静脉返流，也可累及右侧性腺静脉和髂内静脉。当发现有扩张的逆流的静脉供应盆腔曲张静脉时，可以使用弹簧圈、颗粒或硬化剂进行血管内栓塞。栓塞治疗的临床成功率为 75%~99%，具体取决于患者的症状。

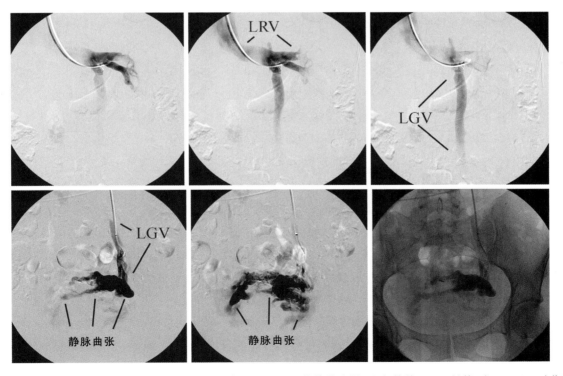

图 7　1 例患有慢性盆腔疼痛的年轻女性的经导管静脉造影。左肾静脉（LRV）插管，在 Valsalva 动作下行静脉造影（顶部图像），显示造影剂逆流进入扩张的左侧性腺静脉（LGV），该静脉向下进入骨盆。将导管向前插入 LGV，再次静脉造影显示大量的盆腔曲张静脉丛（底部图像）并跨盆腔充盈。

参考文献:Ignacio EA,Dua R,Sarin S,et al. Pelvic congestion syndrome:diagnosis and treatment. *Semin Intervent Radiol.* 2008;25(4):361-368.

Kim HS,Malhotra AD,Rowe PC,et al. Embolotherapy for pelvic congestion syndrome:long-term results. *J Vasc Interv Radiol.* 2006;17(2 Pt 1):289-297.

14　**答案 A。** 在 PCS 中,扩张的返流的性腺静脉和(或)髂内静脉不能有效地引流盆腔血液回流。由于静脉血流过多充盈功能异常的盆腔静脉,原有的与盆腔的交通支成为血液溢出的侧支通路,可以引起阴道、外阴和大腿的静脉曲张(选项 A)。盆腔静脉淤血与 DVT 的发生没有明确的联系。憩室出血(动脉源)不受影响;然而,PCS 可伴有痔疮。门静脉高压不是由盆腔静脉功能不全引起的,不过,可能是引起该病症的次要原因。PCS 的其他次要原因包括 May-Thurner 综合征、胡桃夹综合征和下腔静脉梗阻。

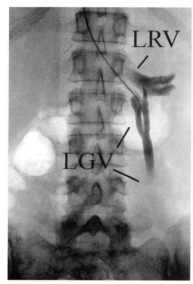
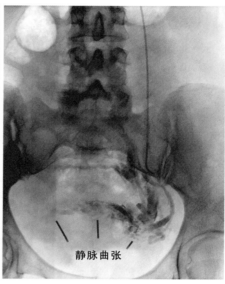
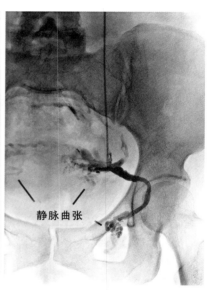

图 8　1 例慢性盆腔疼痛伴左下肢静脉曲张的年轻女性患者的非减影静脉造影图像。左肾静脉(LRV)插管造影可见造影剂回流至扩张的左侧性腺静脉(LGV)。追踪 LGV(中间和右边图像)显示大量盆腔曲张静脉丛充盈,并有流出通路进入左侧腹股沟区。体格检查发现大腿上部静脉曲张。硬化剂注射后盆腔及大腿曲张静脉消失,用多个弹簧圈和颗粒栓塞后 LGV 闭塞。

参考文献:Durham JD,Machan L. Pelvic congestion syndrome. *Semin Intervent Radiol.* 2013;30(4):372-380.

Ignacio EA,Dua R,Sarin S,et al. Pelvic congestion syndrome:diagnosis and treatment. *Semin Intervent Radiol.* 2008;25(4):361-368.

15　**答案 B。** 胎盘侵入增加产妇分娩时出血的风险。根据胎盘侵入子宫壁的深度,有 3 种类型,其中,侵入性胎盘是最常见和风险最轻的,风险较高的是植入性胎盘,风险最高的是穿透性胎盘。穿透性胎盘穿过子宫壁和外膜生长到邻近的组织。现代产前超声检查,经常可以得到较为明确的诊断或有怀疑。分娩前,介入医生可以在腹主动脉、双侧髂内动脉内放置球囊闭塞导管,分娩后立即充盈球囊。如果产后出血无法控制,除了阻止血流进入盆腔外,还可以迅速行经导管子宫动脉栓塞术。这项手术的数据表现良好,而且在一些中心常规使用,但是尚缺乏高质量的研究,美国产科指南也没有对其提出明确的建议。胎盘早剥(选项 A)对胎儿构成威胁,但不会导致无法控制的母体出血。虽然剖宫产史是胎盘侵入的危险因素,但剖宫产后的阴道分娩本身并不是放置球囊闭塞导管的指征。

参 考 文 献：Knuttinen MG，Jani A，Gaba RC，et al. Balloon occlusion of the hypogastric arteries in the management of placenta accreta：a case report and review of the literature. *Semin Intervent Radiol*. 2012；29（3）：161-168.

Newsome J，Martin JG，Bercu Z，et al. Postpartum hemorrhage. *Tech Vasc Interv Radiol*. 2017；20（4）：266-273.

Wu Q，Liu Z，Zhao X，et al. Outcome of pregnancies after balloon occlusion of the infrarenal abdominal aorta during caesarean in 230 patients with placenta praevia accreta. *Cardiovasc Intervent Radiol*. 2016；39（11）：1573-1579.

16 **答案 B**。甲状腺结节活检是委员会检查的一个难题，因为机构和术者采用的计算方法各种各样，所有这些方法都是可接受的。美国甲状腺协会（ATA）和美国放射学会（ACR）都发表了关于甲状腺结节活检的指南，术者应该熟悉这些建议。尽管存在差异，但无论使用何种指南，都有相似性和共性。例如，结合结节大小和超声表现，两者都包括从良性到高度怀疑恶性的 5 个病变类别，对结节进行分层，并提出活检建议。检测的目的是要明确结节是良性的还是恶性的。完全无回声、壁光滑且规则的囊性灶是良性的，不需要进一步随访。对于 ≥1.0cm 的实性结节，表现为低回声、边缘不规则、显示微钙化（均出现在本病例中）的，无论使用哪种计算方法都需要活检。

表 1 美国甲状腺协会（ATA）与美国放射学会（ACR）甲状腺结节活检指南的总结比较

ATA			ACR TI-RADS		
类型	表现	建议	特征	计分	建议
高风险	低回声结节，边缘不规则，微小钙化	如果 ≥1.0cm，建议行 FNA	成分	囊性（0） 海绵状（0） 囊实性混合（1） 实性（2）	5 类 积分 ≥7 分 如果 ≥1.0cm，建议行 FNA
中度风险	低回声结节，边缘规则	如果 ≥1.0cm，建议行 FNA	回声	无回声（0） 高/等回声（1） 低回声（2） 极低回声（3）	4 类 积分 4~6 分 如果 ≥1.5cm，建议行 FNA
低风险	部分囊性，偏心性实性区	如果 ≥1.5cm，建议行 FNA	边界	平滑（0） 评分 3 分（0） 分叶状（2） 不规则（2） 突出于甲状腺轮廓（3）	3 类 积分 3 分 如果 ≥2.5cm，建议行 FNA
极低风险	海绵状	如果 ≥2.0cm，建议行 FNA	高回声病灶（钙化）	明显彗星尾征（0） 粗大钙化（0） 边缘钙化（2） 点状微小钙化（3）	2 类 积分 2 分 无须行 FNA
良性	囊肿	无须行 FNA	形状	宽度（0） 高度（3）	1 类 积分 0 分 无须行 FNA

ATA 使用基于类型的分类，而 ACR 使用基于超声图像的评分系统，将每个结节分为 5 个类别中的 1 个。

参见 Haugen 等人和 Middleton 等人的参考文献，以进一步审阅 ATA 和 ACR 指南。

参考文献：Haugen BR，Alexander EK，Bible KC，et al. 2015 American Thyroid Association Management Guidelines for adult patients with thyroid nodules and differentiated thyroid cancer：The American Thyroid Association Guidelines Task Force on thyroid nodules and differentiated thyroid cancer. *Thyroid*. 2016；26（1）：1–133.

Middleton WD，Teefey SA，Reading CC，et al. Comparison of performance characteristics of American College of Radiology TI–RADS，Korean Society of Thyroid Radiology TIRADS，and American Thyroid Association Guidelines. *A JR Am J Roentgenol*. 2018；210（5）：1148–1154.

Nachiappan AC，Metwalli ZA，Hailey BS，et al. The thyroid：review of imaging features and biopsy techniques with radiologic–pathologic correlation. *Radiographics*. 2014；34（2）：276–293.

17 　**答案B**。子宫输卵管造影术（HSG）用来检查输卵管是否完全闭合。这项检查可作为节育检查的一部分，以评估输卵管闭合情况，以及子宫和输卵管的病变。该检查不应在盆腔炎或妊娠期间进行。理想情况下，该检查应该在月经周期的前半段进行。将球囊导管插入宫颈管，轻轻充气，然后将水溶性对比剂注入宫腔。届时可见宫腔充盈，接着是输卵管充盈。如果输卵管是通畅的，对比剂会顺畅地溢出至腹膜（图9）。在本例中，左侧输卵管不充盈，在其预期位置可见Essure节育器。右输卵管充盈对比剂并溢出至腹膜，表明其通畅，这代表了右侧输卵管闭合失败（选择B正确）。一旦成功闭合，输卵管将无法充盈造影剂（图10）。

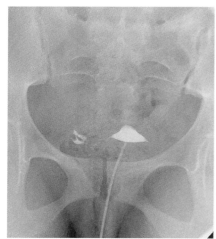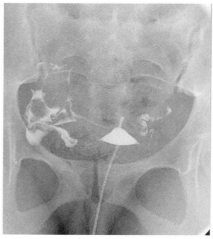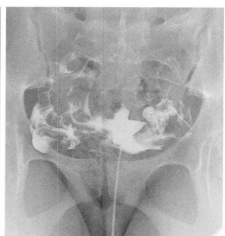

图9　正常子宫输卵管造影（HSG）图像，左右输卵管通畅，对比剂溢出至腹膜。

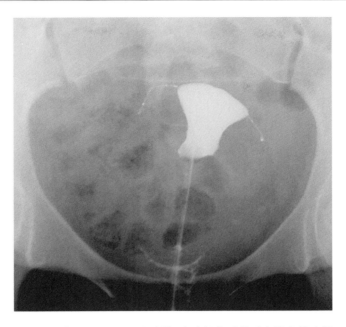

图 10　双侧输卵管植入 ESSUR 避孕器,成功闭合后的子宫输卵管造影(HSG)。

除子宫输卵管病变外,还应了解对比剂渗入血管的影像学表现。当造影剂从子宫腔进入子宫肌层和盆腔引流静脉时,就会出现这种情况。该情况可以轻微(图 17-3)或范围广泛(图 17-4)。

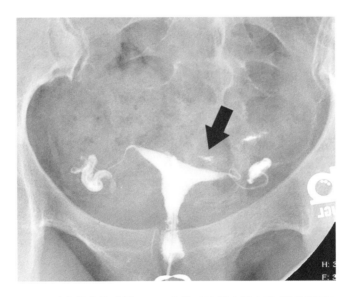

图 11　子宫输卵管造影(HSG)中的对比剂血管内渗(箭头所示)。

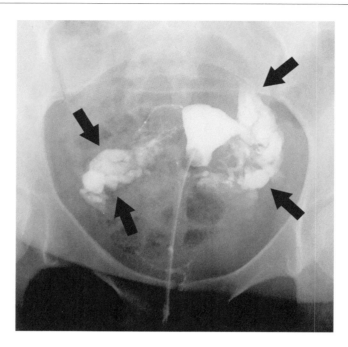

图 12　子宫输卵管造影(HSG)中的造影剂血管内渗入(箭头所示)。患者植入 Essure 节育器,初始图像(未呈现)显示输卵管未充盈造影剂,符合输卵管闭合情况。后期的图像显示广泛的血管内造影剂渗入,使双侧子宫周围的静脉和淋巴管充盈,表现为新出现的管状和迂曲状阴影(箭头所示)。

参考文献：Mcswain H,Shaw C,Hall LD. Placement of the Essure permanent birth control device with fluoroscopic guidance：a novel method for tubal sterilization. *J Vasc Interv Radiol*. 2005;16(7):1007-1012.

　　Thurmond AS. Fallopian tube catheterization. *Semin Intervent Radiol*. 2008;25(4):425-431.

　　Simpson WL,Beitia LG,Mester J. Hysterosalpingography：a reemerging study. *Radiographics*. 2006;26(2):419-431.

(汤伟　赵振华　翁琼琼　龚元川　邵国良　译)

第 **8** 章 无创影像学检查

1 下图为 1 例疑似肺栓塞(PE)患者的 CTA 图像,下列哪个结构的对比剂显影表现异常?

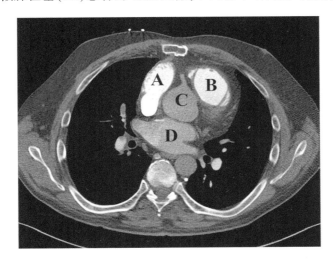

A. A

B. B

C. C

D. D

提示:

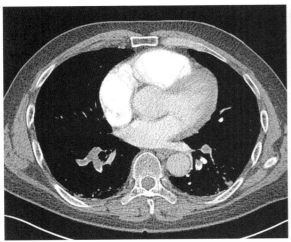 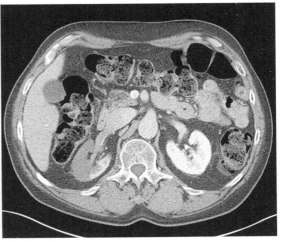

2   患者,男,20岁,右大腿遭受了枪击,进行 CTA 检查,图像如下所示,读片结果为右侧股浅动脉 (SFA)完全离断。但患者可触及右侧足背动脉的搏动,如何解释该查体结果?

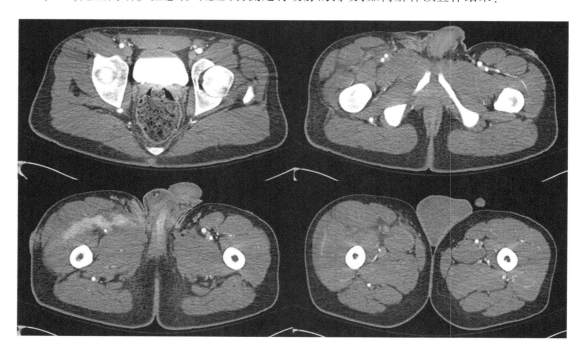

A.解剖变异   B. CTA 的错误判读

C.股深动脉维持远端灌注

3   根据以下 CTA 图像,右半阴囊病变应诊断为:

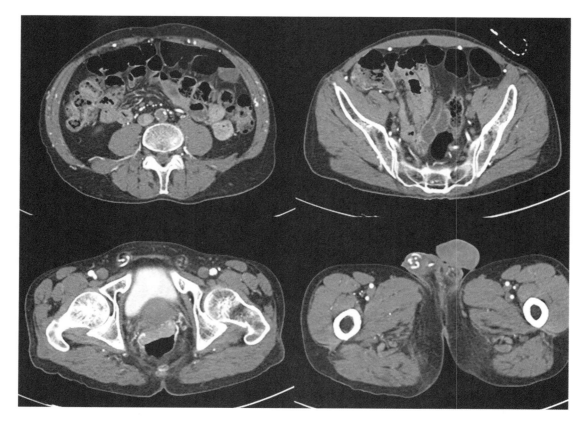

A.精索静脉曲张　　　　　　　　　　B.动静脉畸形

C.动脉侧支通路　　　　　　　　　　D.正常解剖变异

4　根据下面的 CECT 图像,箭头所示病变应诊断为:

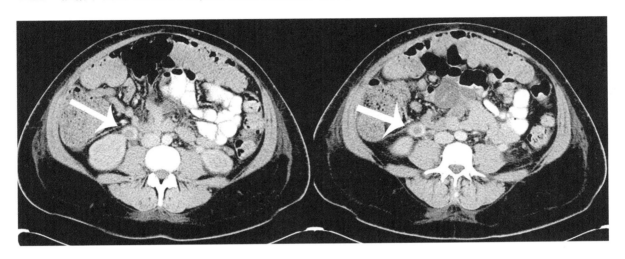

A.重复下腔静脉血栓　　　　　　　　B.性腺静脉血栓

C.环主动脉的肾静脉血栓　　　　　　D.肠系膜上静脉(SMV)血栓

5　根据下面的 CECT 图像,该患者最可能出现的症状是:

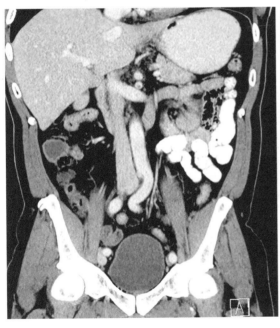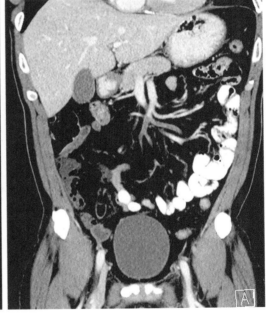

A.下肢肿胀　　　　　　　　　　　　B.鲜血便

C.肝功能指标上升　　　　　　　　　D.腹痛

6   下图中箭头所示病变最可能的病因是:

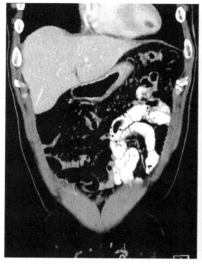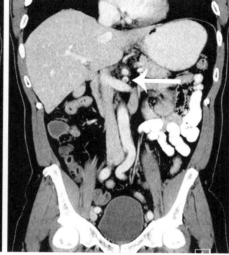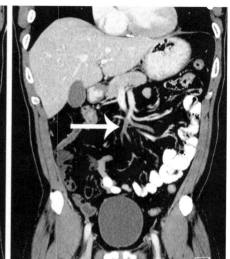

A.栓子

B.动脉粥样硬化

C.血管炎

D.血管痉挛

7   对经外周插入中心静脉导管(PICC)的上臂内侧进行评估,结果如下图所示。图中箭头所示的结构代表:

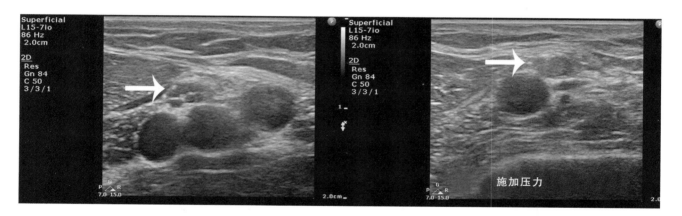

A.肱静脉血栓

B.桡动脉

C.正中神经

D.肱二头肌腱

8　根据下图,以下关于腘动脉瘤(PAA)的说法哪项是正确的?

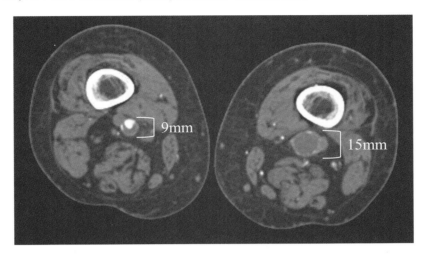

A. 30%~50%的腘动脉瘤患者伴有腹主动脉瘤

B.患者通常表现为 PAA 破裂

C.诊断腘动脉瘤的临界直径为 20mm

D.无症状的腘动脉瘤可暂缓处理

9　根据下列 CTA 图像,以下哪项说法是正确的?

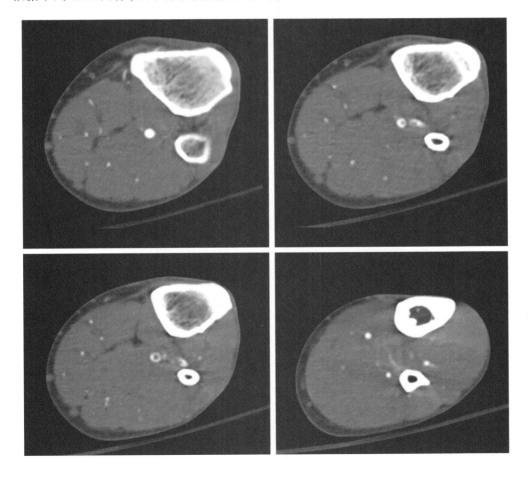

A.正常动脉灌注伴 CT 伪影 　　　　　　　B.慢性动脉闭塞

C.急性动脉血栓栓塞 　　　　　　　　　　D.深静脉血栓形成

10　患者,男,53 岁,有慢性胰腺炎病史,临床表现为呕血。基于以下增强 CT 图像,下列哪种初始治疗方法是最适合的?

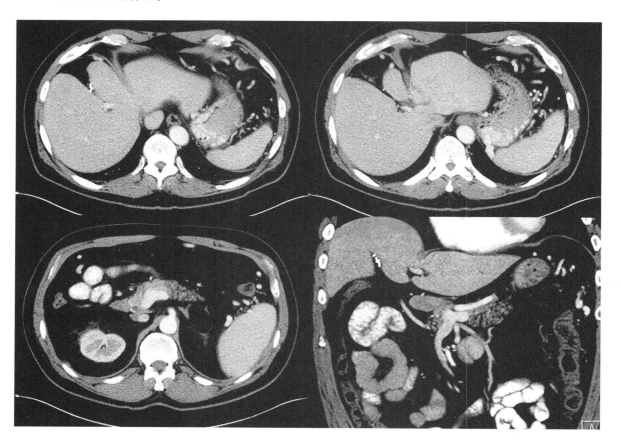

A.上消化道内镜下治疗 　　　　　　　　B.经颈静脉肝内门体分流术(TIPS)

C.胃左动脉栓塞 　　　　　　　　　　　　D.外科胃切除术

11　1 例外院转诊患者,右胸壁留有隧道式导管,但左胸壁没有。患者呼吸急促,行胸部 CT 平扫(图像如下所示)发现上纵隔异常。对此发现(箭头所示)的最佳处理方法是:

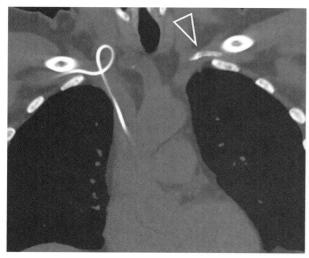
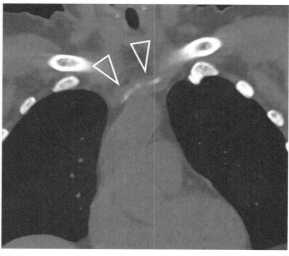

A.介入放射学手术室行导管碎片取出　　　　B.抗凝治疗

C.治疗方案不变

12 患者,女,33 岁,因腹痛、腹胀急诊就诊,行增强 CT 扫描,图像如下所示。该患者诊断是:

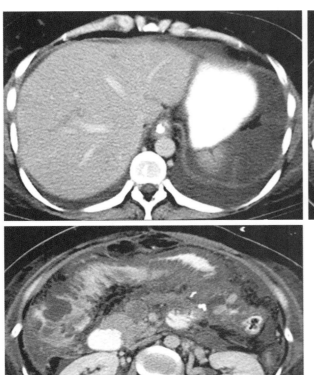
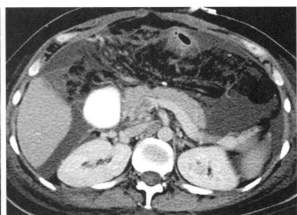
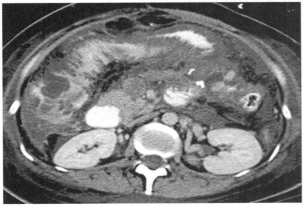

A.肝静脉血栓形成致急性肝衰竭　　　　B.肠系膜上动脉血栓形成致急性肠系膜缺血

C. SMV 血栓形成致急性肠系膜缺血　　　D.艰难梭状芽孢杆菌性结肠炎

13 患者,男,59 岁,为无症状肝硬化患者,肝功能 Child–Pugh A 级。对其肝脏第Ⅳ段孤立性结节进行评估。基于下列 T1 压脂增强 MRI 图像,最有可能的诊断是:

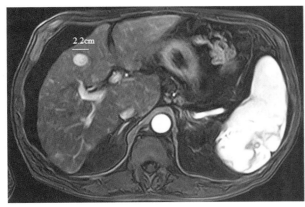
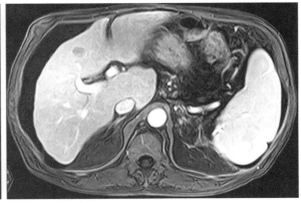

A.富血供转移瘤　　　　B.肝内胆管癌

C.肝细胞癌　　　　D.血管瘤

14　患者,男,40 岁,患有酒精性肝硬化,肝右叶存在直径约为 2.5cm 的孤立性肝癌病灶,行热消融治疗。消融后即刻、3 个月和 12 个月分别行 CT 扫描,对下列 CT 图像根据扫描顺序(即刻、3 个月和 12 个月)进行排列。

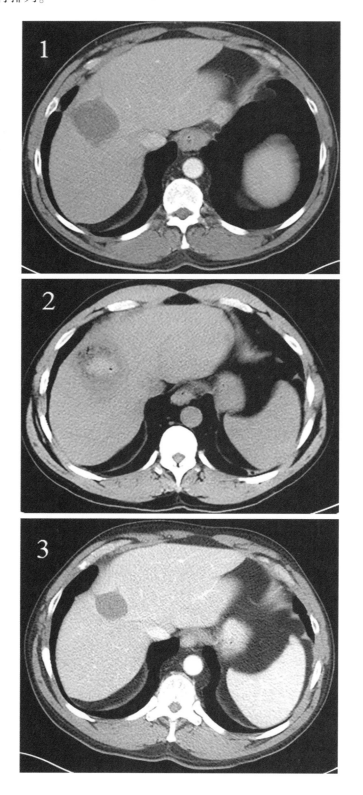

A. 1,2,3   B. 2,1,3

C. 3,1,2   D. 2,3,1

15 1 例患者因已知的主动脉夹层行腹部增强 CT 复查,既往无外伤及手术史。根据以下图像所示的额外病变(忽略腹主动脉夹层),哪项是最有可能的临床表现?

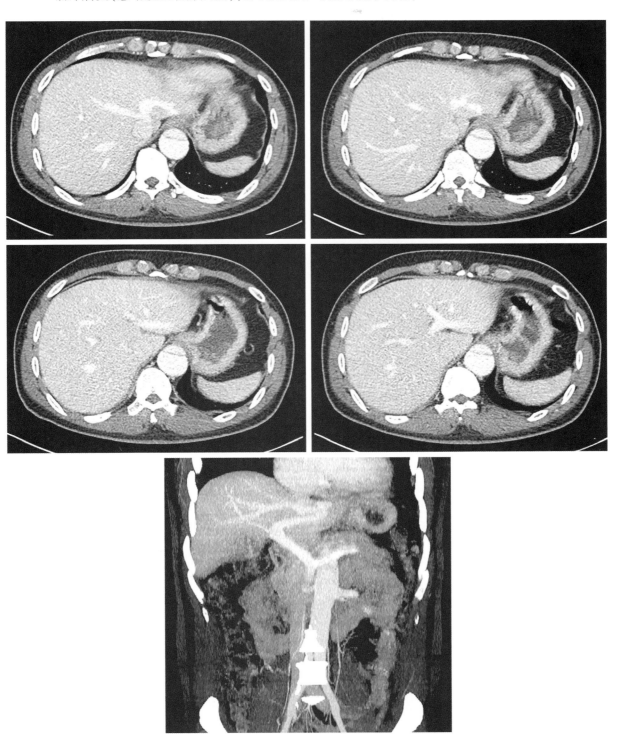

A.脑病   B.体重减轻

C.腹痛   D.便血

16 1 例患者因车祸致胸部钝性损伤，行增强 CT 检查，图像如下所示，箭头所示的情况是：

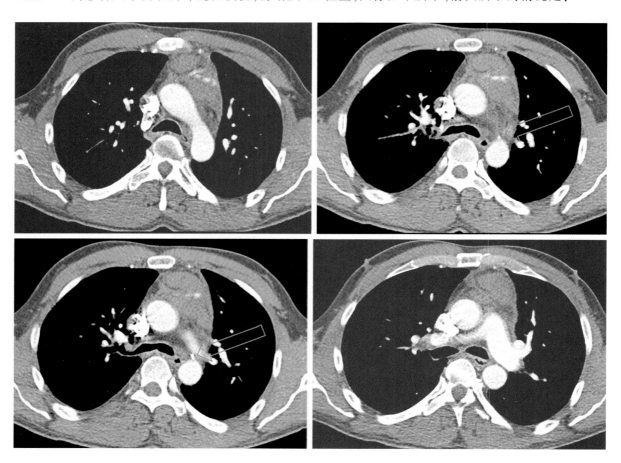

A.主动脉夹层瓣   B.主动脉假性动脉瘤

C.活动性渗出   D.正常变异

17 下图中展示了哪种解剖学变异？

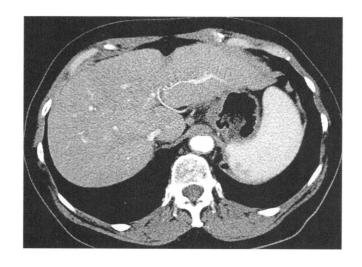

A.肝动脉   B.门静脉

C.肝静脉   D.主动脉

18　哪项病变可以解释下图所示肝脏增强 CT 表现？

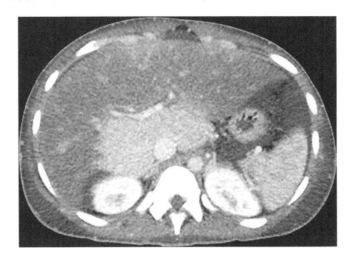

A.肝动脉闭塞 　　　　　　　　　　　　B.门静脉闭塞

C.肝静脉闭塞 　　　　　　　　　　　　D.胆道梗阻

19　以下哪一项与 TIPS 功能障碍最相关？

A.复发性腹水 　　　　　　　　　　　　B.肝内门静脉离肝血流

C.支架中部收缩期血流峰值流速为 150cm/s

20　TIPS 术后出现下图表现，最可能的诊断是：

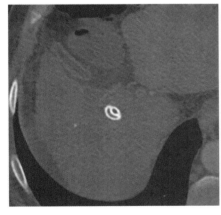 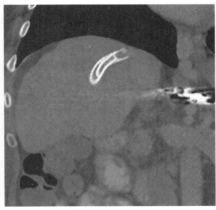 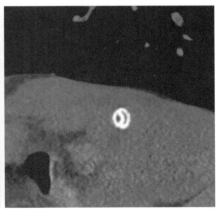

A.支架错位 　　　　　　　　　　　　　B.异物栓塞

C.预期的修复术后表现 　　　　　　　　D.CT 伪影

21 患者，男，82 岁，因背痛于急诊科就诊，向医师进行电话咨询。急诊科医师希望影像学医师根据上传的图像给出是否可行选择椎体成形术的意见，以决定是否让患者住院。在没有良好的体格检查的情况下，最佳的初始治疗方案是：左图为 CT 平扫图像。右图为 MRI T2 STIR 图像。

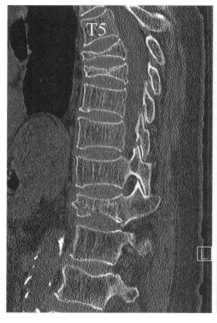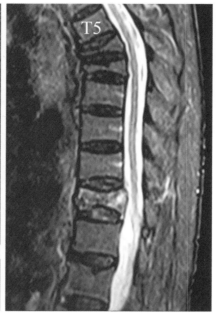

A. T6,T7,T11 椎体成形术

B. T6,T7 椎体成形术

C.仅 T11 行椎体成形术

D.保守治疗，无椎体成形术指征

22 以下轴位 CTA 图像上箭头所示支架位于什么部位？

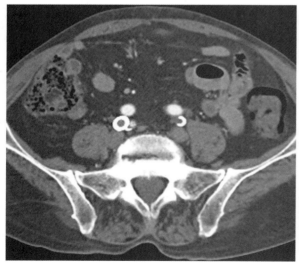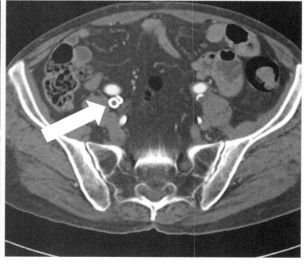

A.右侧髂外静脉

B.右侧髂外动脉

C.右侧髂总动脉旁路移植血管

D.右侧髂内动脉

23　根据如下所示的 CT 图像,右肝膈顶部病灶的外观变化是以下哪种治疗方法所致?

治疗前增强 CT:

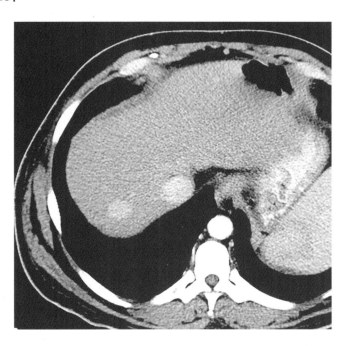

治疗后 4 个月复查增强 CT(左图)和 T1 压脂增强 MRI(右图):

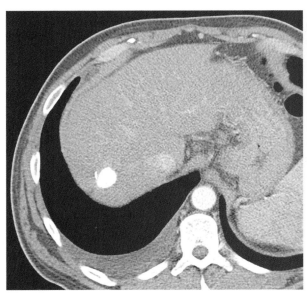
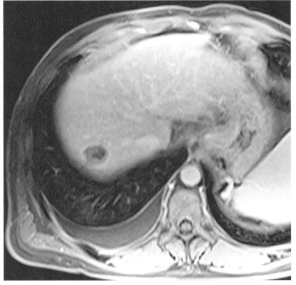

A.常规经动脉化疗栓塞术　　　　　　　B.钇–90 放射性栓塞术

C.热消融术　　　　　　　　　　　　　D.经动脉胶栓塞术

24 1 例患者因胃癌右肝膈顶部转移,前往肿瘤科门诊随访。患者主诉数年前曾于外院接受治疗,但具体不详。根据提供的治疗前后的增强 CT 图像,患者接受了什么治疗?

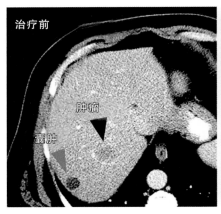
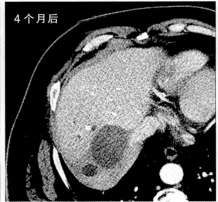
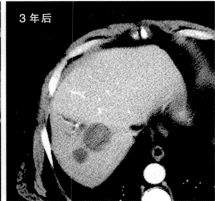

A.经动脉化疗栓塞术   B.经动脉放射性栓塞术

C.热消融术   D.外科切除术

25 CTA 与标记红细胞(RBC)核素扫描相比,对于活动性胃肠道出血的检出率如何?

A.CTA 的敏感性高于标记红细胞核素扫描   B.CTA 的敏感性与标记红细胞核素扫描相仿

C.CTA 的敏感性低于标记红细胞核素扫描

26 1 例患者双侧小腿严重活动性疼痛,休息后疼痛能缓解。怀疑外周动脉性疾病(PAD)所致跛行,测踝肱指数(ABI)超过正常值,为 1.4(正常值 0.9~1.1)。检查者告知"因动脉严重钙化,不能对动脉施加压力"。对可疑下肢动脉疾病的性质和程度的评估,下列哪项检查最好?

A.钆对比剂 MRA   B.多普勒超声

C.碘对比剂 CTA   D.不需要额外的检查,ABI 即可诊断

27　为从右下肢取腓骨游离皮瓣,整形外科医师术前获取了一例患者的下肢 MRA 以评估胫动脉。关于以下右下肢 3D 容积成像 MRA 图像,哪一项是正确的判读?

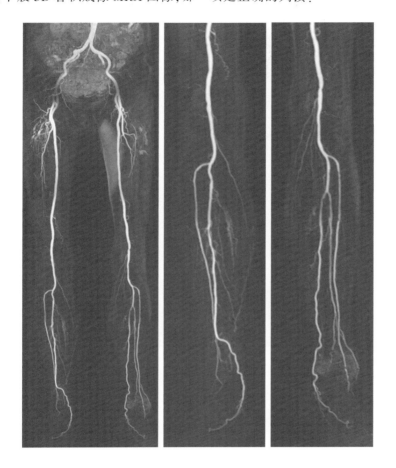

A.正常胫动脉分支　　　　　　　　　　B.右胫前动脉优势型,胫后动脉通畅

C.右胫后动脉优势型,腓动脉通畅　　　D.右腓动脉优势型,胫前动脉通畅

28　患者,女,43 岁,职业为厨师,因右前臂疼痛性肿块就诊。患者诉有一位医师曾告知其患有某种畸形。根据轴位和冠状位的 T1 压脂和钆增强图像,最可能的诊断是:

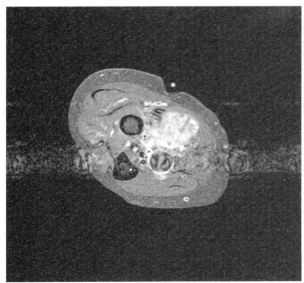
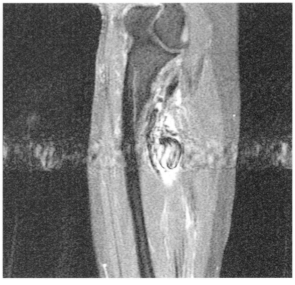

A.动静脉畸形   B.静脉畸形

C.淋巴管畸形

29 患者接受尸体肝移植术后 6 个月,对其左肝动脉的频谱多普勒超声图像(如下所示)最好的解释是什么?

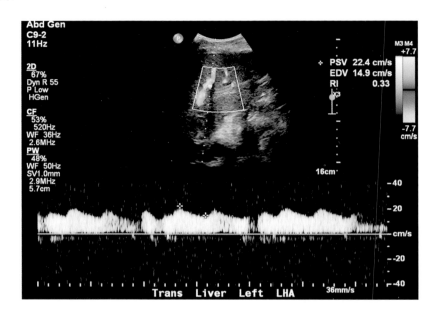

A.肝动脉狭窄   B.移植排斥反应

C. Budd-Chiari 综合征   D.门静脉血栓形成

30 根据给定的速度,对左颈内动脉的最佳描述是:

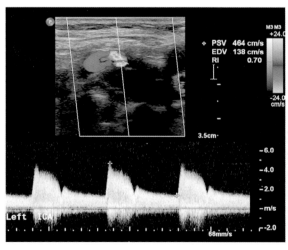 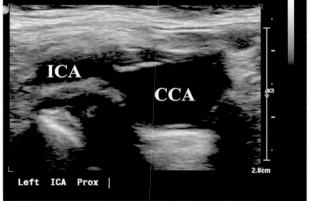

A. <50%的狭窄   B. 50%~69%的狭窄

C. >70%的狭窄

31　对 1 例怀疑下肢外周血管疾病的患者进行无创血管评估的结果如下所示。最佳解释是：

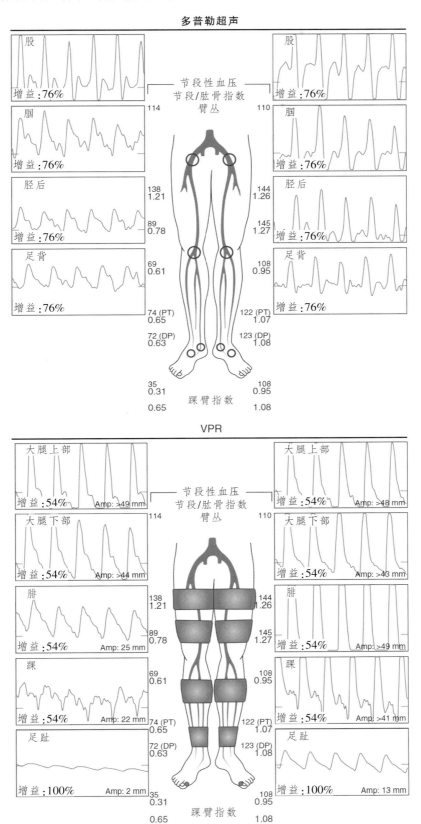

A.正常双侧下肢动脉   B.严重右下肢外周血管病变,髂动脉病变？

C.中度右下肢外周血管病变,股浅动脉病变   D.双下肢轻度外周血管病变,股浅动脉病变？

32 患者,男,65 岁,既往有多灶性肝癌、肝硬化和腹主动脉双股动脉旁路移植术病史,临床表现为胃肠道出血。根据下列增强 CT 图像,最有可能的诊断是:左图为动脉期图像;右图为门静脉期图像。

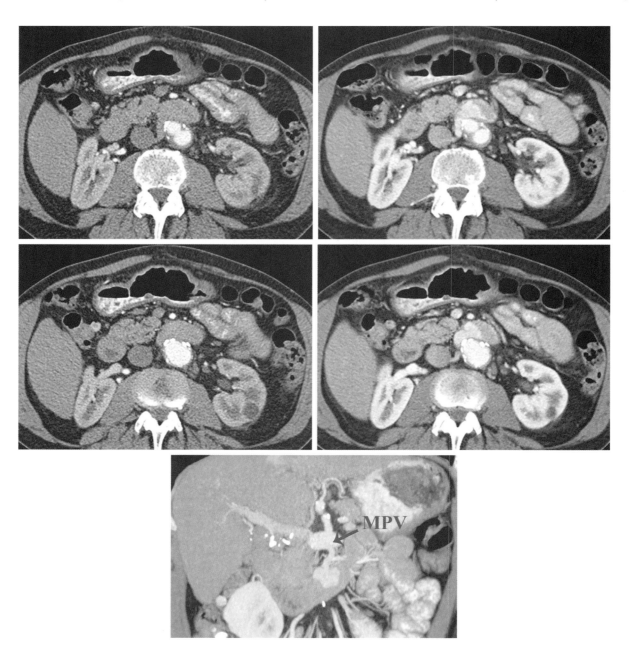

A.异位静脉曲张   B.富血供转移瘤

C.主动脉双侧股动脉吻合口动脉瘤

33　根据肝脏 Couinaud 分段法,下图中箭头所示的肝脏病变在哪一段?

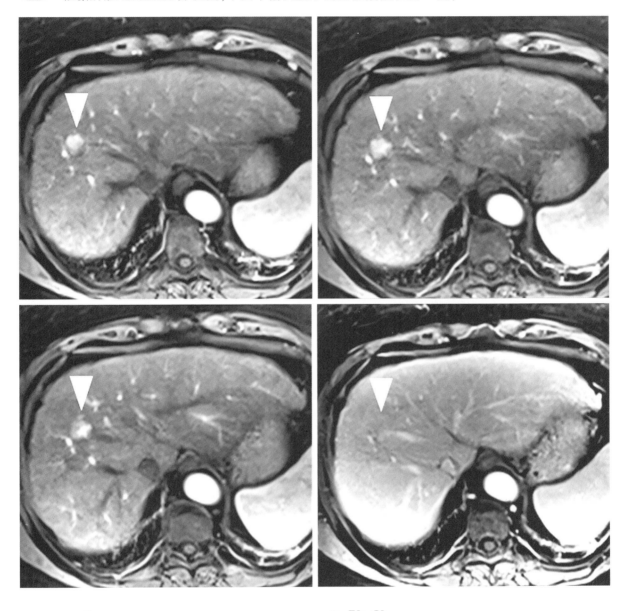

A. I

B. Ⅳb/ Ⅴ

C. Ⅷ

D. Ⅳa/Ⅷ

34 1 例患者既往无肿瘤病史,发现下腔静脉起源的原发性肿瘤,其影像学检查结果如下图所示。最可能的病变是:

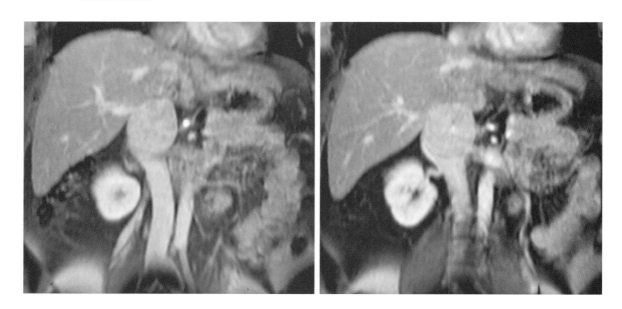

A.平滑肌肉瘤(LMS)　　　　　　　　　　　　B.血管肉瘤

C.血管平滑肌脂肪瘤

35 1 例已知患有腹主动脉夹层的患者来院治疗。因没有可以对比的影像资料,故行 CTA 检查作为新的基线图像。基于这些图像,下列选项正确的是:

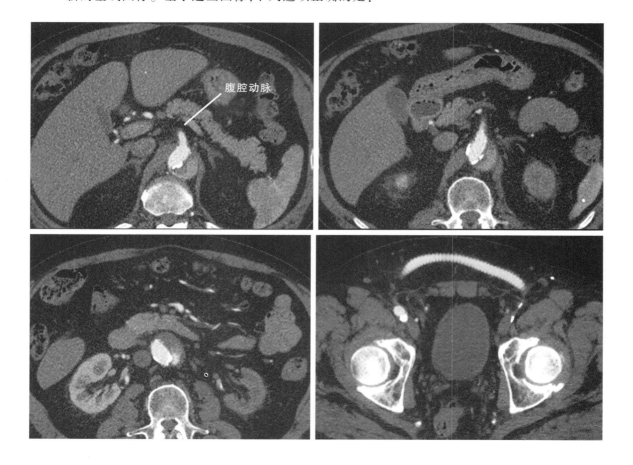

A.腹腔动脉血流由真腔供应　　　　　　　B.需急诊介入以挽救左肾

C.主动脉双侧股动脉移植物为双腿供血　　D.假腔完全血栓形成

36　患者因肾下腹主动脉瘤,接受远端开放支架植入修补术,根据其影像学诊断结果,应考虑以下哪一项?

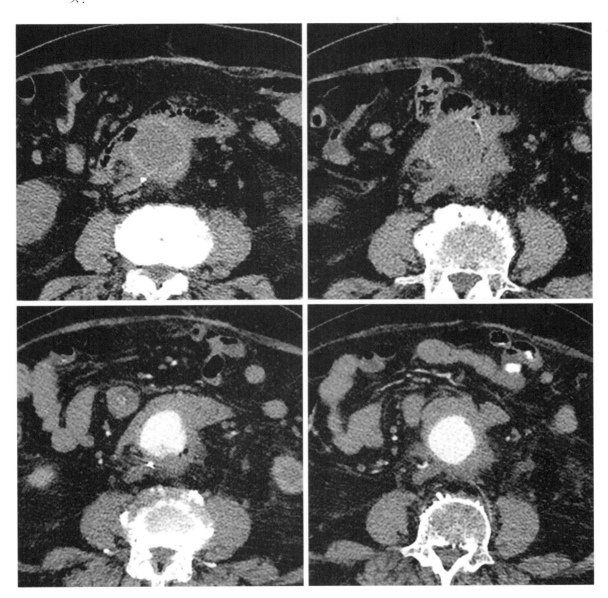

A. 2 型内漏　　　　　　　　　　　　　　B.肠系膜纤维化

C.正常的术后改变　　　　　　　　　　　D.主动脉肠瘘

37 患儿,男,8岁,在枕骨下区发现间歇疼痛性肿块,肿块时而肿胀。父母诉该肿块已被发现多年且正在缓慢增大。根据该患儿病史和图像,哪项为最有可能的诊断?

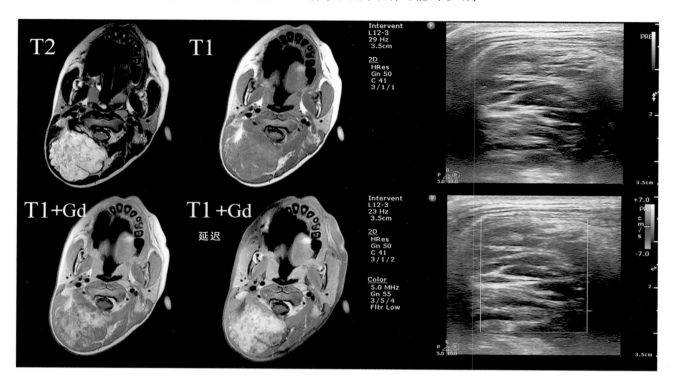

A.动静脉畸形

C.横纹肌肉瘤

E.血肿

B.静脉畸形

D.脓肿

答案与解析

1　**答案 D**。与所有增强影像检查一样,对图像进行解释时必须考虑到血管内对比剂到达的时间。使用 CTA 评估可疑的肺动脉栓塞,右心房和肺动脉树良好的对比剂显影至关重要。值得注意的是,左心房不应该早期出现对比剂显影。但相互矛盾的是,左心房内聚积的对比剂较左肺下叶动脉分支显影更致密。这些征象与心脏存在从右向左的分流一致。在矢状面重建图像上(图 1),卵圆孔未闭(PFO)显示左右心房之间存在明确的交通。如提示图像所示,该患者出现反常栓塞和部分右肾梗死。患者接受了下腔静脉滤器置入术,随后用间隔封堵器封堵未闭的卵圆孔。

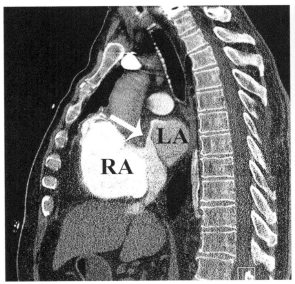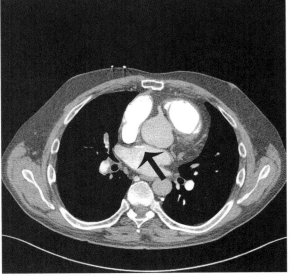

图 1　卵圆孔未闭患者(白色箭头所示)沿左心房壁可见非依赖性对比剂层(黑色箭头所示)。LA,左心房;RA,右心房。

参考文献:Kara K,Sivrioğlu AK,Öztürk E,et al. The role of coronary CT angiography in diagnosis of patent foramen ovale. *Diagn Interv Radiol*. 2016;22(4):341−346.

　　Saremi F,Channual S,Raney A,et al. Imaging of patent foramen ovale with 64−section multidetector CT. *Radiology*. 2008;249(2):483−492.

2　**答案 A**。此 CTA 的初步解释是正确的。右侧股浅动脉受弹道的创伤性离断,血管起始后就中断。尽管股深动脉是通畅的,但单独依靠它不能维持远端脉搏。在急性期尤其如此,因为没有动脉侧支形成。该患者较为幸运,碰巧存在永存坐骨动脉(PSA)这种解剖变异,发生率约为 0.05%。正常情况下,胚胎轴动脉退化为臀下动脉(从髂内动脉发出),而股浅动脉成为下肢的优势动脉。当出现变异时,坐骨动脉持续存在并作为髂内动脉的延续,沿臀部和大腿后部下行,最终与腘动脉相连。由此产生的后果是患者可能会有股浅动脉发育不全或不发育。不幸的是,坐骨动脉的位置在臀部肌肉组织后面,容易受到重复性损伤,导致动脉瘤的形成。受影响的患者可能因血栓形成和(或)远端栓塞而出现疼痛性臀部肿块或肢体缺血。

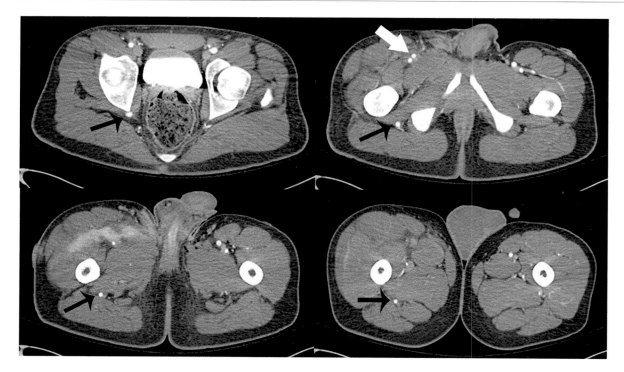

图 2　病例所示患者，右下肢损伤部位的上方股浅动脉通畅(白色箭头所示)。注意远侧软组织中横贯的弹道(左下图)，仅可见股深动脉。永存坐骨动脉(黑色箭头所示)起源于右侧髂内动脉，经坐骨大孔后行走于大腿后方。

参考文献：Erturk SM, Tatli S. Persistent sciatic artery aneurysm. *J Vasc Interv Radiol.* 2005；16(10)：1407–1408.

3　**答案 C**。CTA 图像的异常表现是迂曲、扩张的动脉沿精索进入右半阴囊，无异常静脉伴行。

对于慢性动脉闭塞的患者(注意肾下主动脉和髂动脉闭塞)，侧支通路将开放和扩张，继续为器官和(或)四肢供血。例如，远端腹主动脉闭塞，可见来源于腹壁、肋间、肠系膜和腰动脉的扩张的侧支血管。在这种情况下，性腺动脉(起源于主动脉或肾动脉)和腹壁下动脉之间可能形成一种不常见的侧支通路，如本例所示。性腺动脉向下走行最后进入阴囊，与腹壁下动脉形成侧支循环，再回流入股总动脉，并继续向下流入下肢。阴囊内扩张血管首先要考虑精索静脉曲张(选项 A)；然而，这种病变是一组扩张的静脉，在动脉期扫描不应强化。动静脉畸形(选项 B)的特征是粗大的供血动脉，常见畸形血管团，以及引流静脉的早期显影。

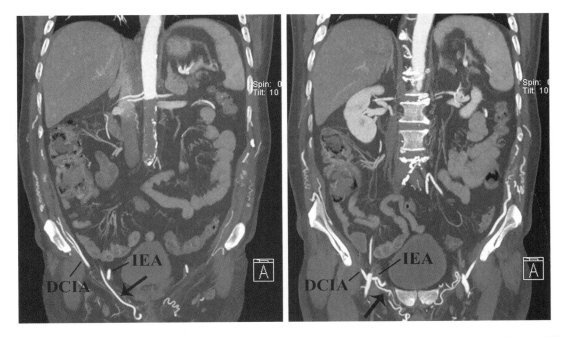

图 3 慢性肾下主动脉闭塞病例。注意扩张的旋髂深动脉（DCIA）和腹壁下动脉（IEA），它们通过腹壁侧支循环向下肢供血。扩张迂曲的右侧性腺动脉（黑色箭头所示）穿过腹股沟韧带进入阴囊（左图），然后离开阴囊（右图）汇入腹壁下动脉。

参考文献：Hardman RL，Lopera JE，Cardan RA，et al. Common and rare collateral pathways in aortoiliac occlusive disease：a pictorial essay. *AJR Am J Roentgenol.* 2011；197（3）：W519–W524.

4 **答案 B**。原本应该是碘对比剂充盈的圆形结构中央出现低密度充盈缺损。符合血管内血栓形成的表现。该结构位于腹膜后，因此可排除 SMV。环主动脉肾静脉发生于左肾，重复下腔静脉位于腹主动脉左侧。因此，这一表现最符合性腺静脉血栓形成。

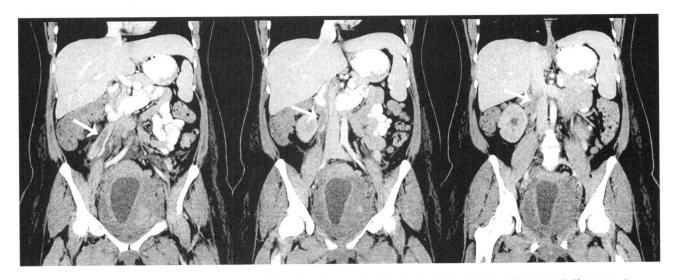

图 4 该病例的冠状位重建图像显示急性血栓（箭头所示），从右侧性腺静脉延伸至下腔静脉（IVC）。患者不能接受抗凝治疗，故在其肾门水平以上放置下腔静脉滤器。性腺静脉血栓形成常见于盆腔炎、盆腔恶性肿瘤、近期分娩（如本患者）或手术的患者。

参考文献:Karaosmanoglu D,Karcaaltincaba M,Karcaaltincaba D,et al. MDCT of the ovarian vein:normal anatomy and pathology. *AJR Am J Roentgenol*. 2009;192(1):295-299.

5　**答案 D**。冠状位增强 CT 图像显示,SMA 的起始处和远端分支处存在充盈缺损。这种表现与 SMA 闭塞引起的急性肠系膜缺血最为一致。腹痛是最常见的症状。在急性症状中,患者还可能有胃肠道出血、恶心和许多其他症状,但这些症状并不常见。

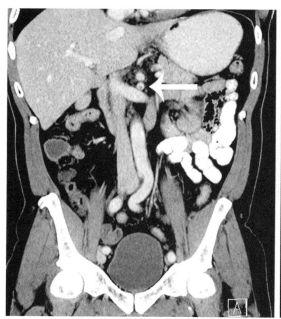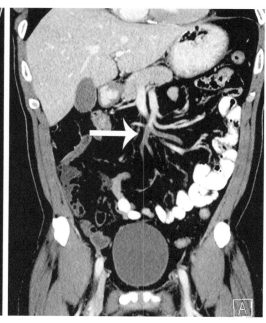

图 5　肠系膜上动脉(SMA)起始部及远端血栓形成(箭头所示)。

参考文献:Clair DG,Beach JM. Mesenteric ischemia. *N Engl J Med*. 2016;374(10):959-968.

Wiesner W,Khurana B,Ji H,et al. CT of acute bowel ischemia. *Radiology*. 2003;226(3):635-650.

6　**答案 A**。左心室内存在与陈旧性心肌梗死相关的血块,是栓塞性 SMA 闭塞的来源。虽然不常见,但及时的发现非常关键。急性肠系膜缺血的主要病因包括栓子、原位血栓形成、夹层、非闭塞性病变(血管痉挛又称 NOMI)和静脉血栓形成。

参考文献:Clair DG,Beach JM. Mesenteric ischemia. *N Engl J Med*. 2016;374(10):959-968.

Wiesner W,Khurana B,Ji H,et al. CT of acute bowel ischemia. *Radiology*. 2003;226(3):635-650.

7　**答案 C**。中上臂神经血管束的典型结构是肱动脉、伴行的肱静脉和正中神经。加压超声是评估这些结构很好的方法。当血管通畅时,压偏静脉较压偏动脉使用的压力更轻,而在轻压力作用下,动脉仍有搏动。如果有任何疑问,可以使用频谱多普勒和彩色血流成像。一个不可压缩的结构可以是血栓形成的血管或神经。对于神经来说,低回声束很容易被高频探头识别。对组织结构的远端或近端进行探查有利于识别血管分支,确认血管或非血管结构。上臂的 PICC 置入通常使用贵要静脉、肱静脉,而较少用头静脉。需要注意的一个重要变异是肱动脉高位发出桡动脉。桡动脉出现在上臂并与肱动脉分开行走,其位置更表浅。因为其位置不典型,所以缺乏经验的操作者可能会将其误认为静脉。通常,变异的桡动脉会有相应的静脉与之伴行。

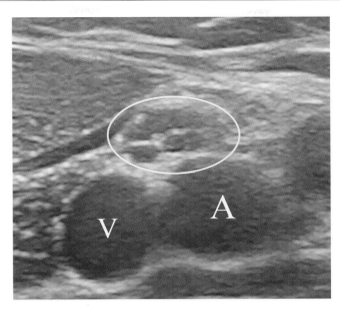

图 6　为肱静脉(V)和肱动脉(A)的放大超声图像。白色椭圆形所示为正中神经,由多个低回声束组成,其间有高回声结缔组织。

参 考 文 献 :Chiou HJ,Chou YH,Chiou SY,et al. Peripheral nerve lesions:role of high-resolution US. *Radiographics*. 2003;23(6):e15.

8　**答案 A**。一旦腘动脉直径达到正常值的 1.5 倍,就认为其是动脉瘤。考虑到人群中腘动脉的大小有差异,腘动脉瘤的直径范围为 7~15mm。临床上,约 45% 的腘动脉瘤在发现时无症状。如果动脉瘤形成血栓导致肢体远端血流中断或远端血管栓塞,则会出现症状。在本例中,左侧腘动脉瘤血栓形成,外周的图像显示由血栓栓塞导致胫动脉闭塞(见图 7)。虽然腘动脉瘤可能破裂,但相当少见。50%~70% 的 PAA 是双侧性的,30%~50% 的 PAA 患者同时患有腹主动脉瘤(选项 A)。指南中提到所有症状性的腘动脉瘤都需要治疗,而对非症状性的腘动脉瘤患者进行治疗时,其肿瘤直径至少应达到 2cm。

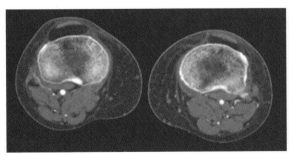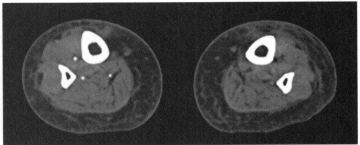

图 7　该病例的其他图像显示了左膝下腘动脉的重建图像(左图),下游的左小腿的所有 3 条胫动脉分支均栓塞闭塞(右图)。

参 考 文 献 :Wolf YG,Kobzantsev Z,Zelmanovich L. Size of normal and aneurysmal popliteal arteries:a duplex ultrasound study. *J Vasc Surg*. 2006;43(3):488-492.

　　Wright LB,Matchett WJ,Cruz CP,et al. Popliteal artery disease:diagnosis and treatment. *Radiographics*. 2004;24(2):467-479.

9   **答案 C**。图像显示正常的膝下腘动脉。动脉远端分叉处可见中央充盈缺损,其周边可见环形碘对比剂通过。胫动脉向下血流看起来很正常。病变的位置和外观与急性血栓栓塞最为一致。对于慢性的动脉闭塞,随着时间的推移,常有许多未知的侧支动脉形成,以代偿闭塞动脉。动脉闭塞本身可发生在原有的病变部位(通常是动脉粥样硬化),如果不完全闭塞,则会在血管腔内出现偏心性充盈缺损。静脉病变(选项 D)不在这项纯粹为动脉期的检查中评估。

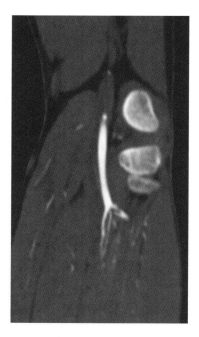

图 8   CTA 重建图像,显示嵌顿在腘动脉分叉处的血栓栓子。该 25 岁男性患者新近被诊断为房颤,注意其原本的动脉表现。

参考文献:Fleischmann D,Hallett RL,Rubin GD. CT angiography of peripheral arterial disease. *J Vasc Interv Radiol.* 2006;17(1):3–26.

10   **答案 A**。增强 CT 图像显示在胃贲门和胃底部胃壁有强化的血管样结构,符合孤立性的胃静脉曲张。其他征象包括肝脏外观正常、食管静脉未见曲张、胰腺远端萎缩,以及由于慢性阻塞脾静脉不显示。在这种情况下,首选的治疗措施是行内镜评估以及对曲张静脉行硬化剂或胶水注射治疗(选项 A)。外科治疗的主要方式是脾切除术,而不是胃切除术。由于出血是静脉性而非动脉性的,因此,不采用胃左动脉栓塞术。如果内镜治疗无法控制出血或再发出血,可以进一步采用介入放射治疗。经皮经肝或经脾静脉入路可用于脾静脉再通或曲张静脉的硬化/栓塞。此外,部分脾动脉栓塞术可以有效地减少脾脏的体积,从而减少脾静脉流入曲张静脉的血流量。

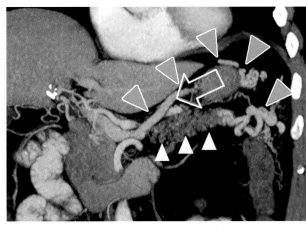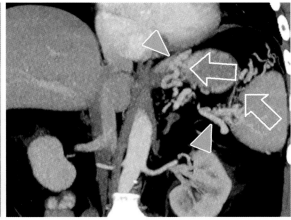

图 9　冠状位增强 CT 图像显示慢性脾静脉阻塞伴胃静脉曲张形成。白色三角箭头勾勒出脾静脉的预期位置，由于先前胰腺炎发作导致脾静脉慢性阻塞。灰色三角箭头和空心箭头显示了脾脏通过胃周和胃黏膜下回流至肝脏的新的静脉引流途径。随着时间的推移，大量脾静脉回流的血流导致胃黏膜下静脉扩张，产生静脉曲张。这种情况称为左侧门脉高压。该限定词的重要意义在于病变既为窦前性，也为肝前性，而 TIPS 对此没有益处。

参 考 文 献 : Kirby JM, Cho KJ, Midia M. Image‑guided intervention in management of complications of portal hypertension : more than TIPS for success. *Radiographics*. 2013 ; 33 (5) : 1473‑1496.

Kokabi N, Lee E, Echevarria C, et al. Sinistral portal hypertension : presentation, radiological findings, and treatment options‑a case report. *J Radiol Case Rep*. 2010 ; 4 (10) : 14‑20.

11　**答案 C**。该现象对于经验丰富的放射科医生都具有一定的欺骗性。左侧中心静脉内的高密度管样结构是钙化的纤维蛋白鞘，形成于长期留置的中央静脉导管之上，而导管现在已经拔除。与右侧中心静脉导管相比，纤维蛋白鞘外形轻度不规则，并伴有不同程度的钙化。真正的导管（或导管段）具有十分光整的管壁和均匀的密度。纤维蛋白鞘在临床上比较常见，与静脉血栓形成有关。约 50% 的鞘会随着时间推移形成钙化。只有纤维蛋白鞘而无其他伴随情况时，不需要任何额外的治疗。偶尔，纤维蛋白鞘会发生反复感染，导致中心静脉和心脏赘生物形成。

参 考 文 献 : Krausz DJ, Fisher JS, Rosen G, et al. Retained fibrin sheaths : chest computed tomography findings and clinical associations. *J Thorac Imaging*. 2014 ; 29 (2) : 118‑124.

Tang S, Beigel R, Arsanjani R, et al. Infective endovascular fibrin sheath vegetations—a new cause of bacteremia detected by transesophageal echocardiogram. *Am J Med*. 2015 ; 128 (9) : 1029‑1038.

12　**答案 C**。腹痛是 CT 检查中最常见的症状之一。在本例中，一定要充分解读图像、发现问题，从而明确诊断。这些图像是在门静脉期获得，动脉树、门静脉系统和系统静脉的密度大致相当。在左上图像中，3 条肝静脉均存在并强化，表明肝静脉通畅（排除 A 选项）。在右上图像中，可见腹水，近端肠系膜上动脉紧邻脾静脉的后方，而脾静脉在门‑脾静脉汇合处汇入肠系膜上静脉。脾静脉和肠系膜上动脉均可见增强。左下图像，是最下部的（与肝脏和肾脏相比），腹中部可见一个圆形强化结构。注意在其起始处与肠系膜上动脉直径相仿，肠系膜上静脉本应该在该处出现并立即走行于肠系膜上动脉的右侧。然而，取而代之的是一个增大的圆形低密度结构，代表肠系膜上静脉急性血栓形成。在更为头侧的图像上，可见门‑脾静脉汇合处部分充盈缺损，进一步支持了肠系膜上静脉血栓形成导致急性肠系膜缺血的诊断。广泛的肠壁增厚和腹水是相关表现。主要治疗方法是抗凝及密切观察并发症。当发生不可逆的肠缺血、顽固性疼痛和静脉曲张迅速进展时,可采用更为积极的外科和血管内治疗(超出本书范围,另见参考资料)。值得注意的是,艰难梭状芽孢杆菌结肠炎与肠系膜静脉血栓形成有许多相似之处,结肠壁增厚和结节改变、腹水、结肠周围粘连是常见的影像学特征。对于肠系膜上静脉血栓形成,如果没有注意到充盈缺损,肠壁增厚分布(大肠和小肠)应该是一个线索,就不能仅按照结肠炎进行治疗。

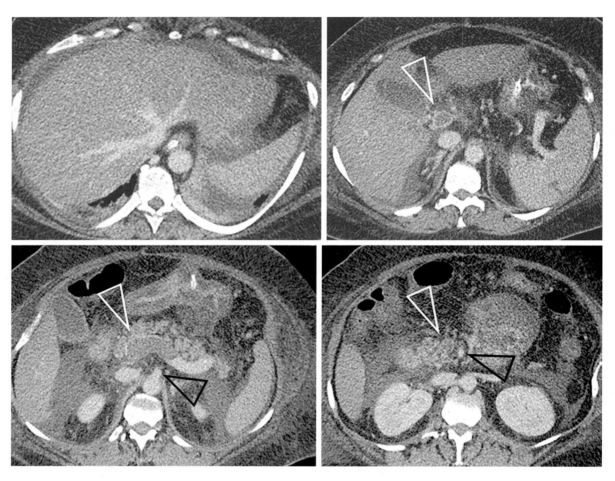

图 10　患者,女,55 岁,发热伴腹痛。门静脉主干、门–脾静脉汇合处、肠系膜上静脉(SMV)有急性血栓(白色三角箭头所示)。黑色三角箭头所示为肠系膜上动脉(SMA)。该病例伴有腹水和肠壁增厚。

参考文献:Furukawa A,Kanasaki S,Kono N,et al. CT diagnosis of acute mesenteric ischemia from various causes. *AJR Am J Roentgenol*. 2009;192(2):408–416.

　　Kim HS,Patra A,Khan J,et al. Transhepatic catheter–directed thrombectomy and thrombolysis of acute superior mesenteric venous thrombosis. *J Vasc Interv Radiol*. 2005;16(12):1685–1691.

　　Liu FY,Wang MQ,Fan QS,et al. Interventional treatment for symptomatic acute–subacute portal and superior mesenteric vein thrombosis. *World J Gastroenterol*. 2009;15(40):5028–5034.

13 答案 C。了解肝脏肿块的影像学特征是准确诊断的关键。本例提供了 2 幅 T1 压脂增强 MRI 图像。左图处于动脉期(注意主动脉信号强度和脾脏的不均匀灌注),右图为延迟 期(注意下腔静脉和肝静脉均质性强化和信号强度)。肝脏第Ⅳ段可见一动脉期明显强 化肿块,在延迟期强化减退和包膜增强。结合肝硬化病史,考虑肝癌,不需要活检。其他 诊断依据还包括间隔时间增长、轻度至中度 T2 高信号和弥散受限。肝内胆管癌常表现 为不规则肿块,延迟强化,并可能伴有包膜收缩和外周胆管扩张。富血供性肝转移瘤最 常见于肠或胰腺神经内分泌肿瘤、甲状腺癌、肾细胞癌、黑色素瘤或绒毛膜癌,常为多 发,与肝硬化无关。肝血管瘤典型表现为渐进性结节性强化伴向心性填充。

参 考 文 献 :Santillan C,Fowler K,Kono Y,et al. LI-RADS major features:CT,MRI with extracellular agents,and MRI with hepatobiliary agents. *Abdom Radiol*(*NY*). 2018;43(1):75-81.

　　Silva AC,Evans JM,Mccullough AE,et al. MR imaging of hypervascular liver masses:a review of current techniques. *Radiographics*. 2009;29(2):385-402.

14 答案 B。许多介入医师在肝肿瘤热消融术后立即进行增强 CT 检查,这样做是为了评估 消融区域、消融边界以及观察并发症。此时,消融部位常表现为不均匀密度片状影、气体 和边界模糊不清。消融区域内不应有强化组织,除非有肿瘤残余。随着时间的推移,消融 边缘可能因充血而表现出周边薄的强化,并可持续数月。如果周围强化随时间推移增大 或表现为不规则的状态或呈结节状,则应考虑局部肿瘤进展。消融术后数月,消融带逐 渐缩小,边界更加清晰,更均匀低密度。可能有邻近的包膜收缩、营养不良性钙化或胆道 扩张。

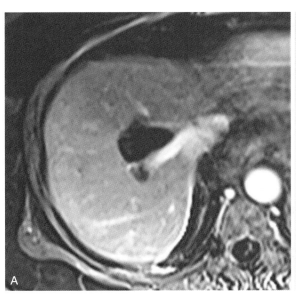
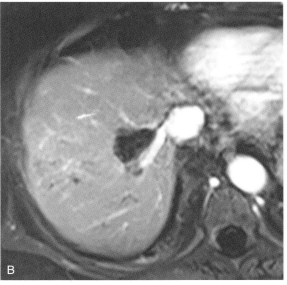

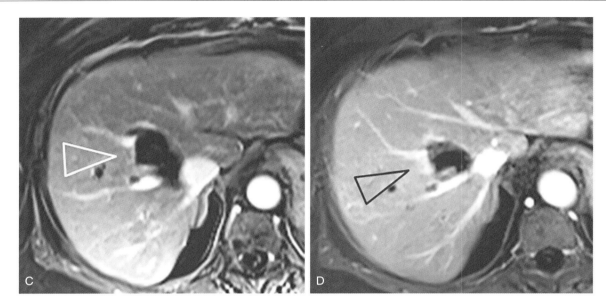

图 11　肝脏孤立性转移瘤微波热消融后局部进展。3 个月时的 T1 压脂增强 MRI 图像显示一个清晰的消融区,边缘可见线样增强(**C** 中白色三角箭头所示)。9 个月时的随访检查显示消融区域缩小,但边缘新出现结节强化(**D** 中黑色三角箭头所示),考虑肿瘤局部进展。再次消融治疗。

参考文献:Bouda D,Lagadec M,Alba CG,et al. Imaging review of hepatocellular carcinoma after thermal ablation:the good,the bad,and the ugly. *J Magn Reson Imaging*. 2016;44(5):1070–1090.

　　Wile GE,Leyendecker JR,Krehbiel KA,et al. CT and MR imaging after imaging –guided thermal ablation of renal neoplasms. *Radiographics*. 2007;27(2):325–339.

15　**答案 A**。4 幅连续的轴位增强 CT 图像和冠状面 MIP 重建图像显示左侧门静脉和左肝静脉之间存在交通,而肝脏外观正常。这是一种肝内门体静脉分流。该病例没有外伤或肝病,病因又不确定,但更倾向于是先天性的,归因于胚胎期静脉吻合持续存在。在儿童患者中可出现多种并发症,包括胆汁淤积、肺动脉高压、肝肺综合征和脑病,与肝脏肿瘤也有关系。有时会在成年时偶然发现存在分流,如本例所示。当出现症状或引起并发症时,需要通过血管内或外科手段对分流道进行闭合。对于儿童,由于并发症的风险长期存在,即使是无症状的分流道也应该考虑将其闭合。

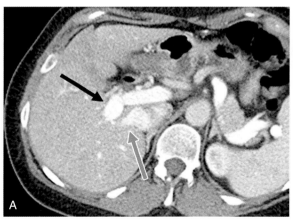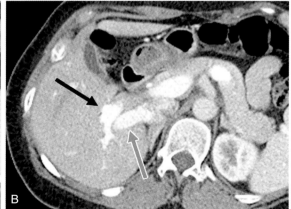

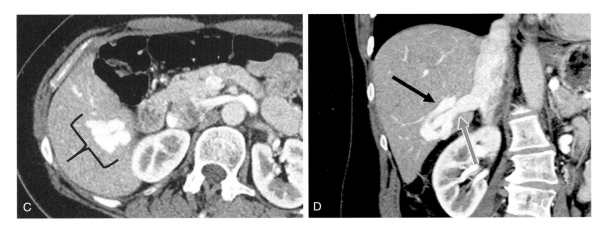

图 12　肝内门体静脉分流病例，右门静脉支（黑色箭头所示）与副肝下静脉（灰色箭头所示）之间相连（括号）。这种交通表现为一簇迂曲扩张的血管，包括扩张的供血与引流静脉。

参考文献：Bernard O，Franchi-Abella S，Branchereau S，et al. Congenital portosystemic shunts in children：recognition，evaluation，and management. *Semin Liver Dis*. 2012；32（4）：273-287.

　　Grimaldi C，Monti L，Falappa P，et al. Congenital intrahepatic portohepatic shunt managed by interventional radiologic occlusion：a case report and literature review. *J Pediatr Surg*. 2012；47（2）：e27-e31.

　　Remer EM，Motta-Ramirez GA，Henderson JM. Imaging findings in incidental intrahepatic portal venous shunts. *AJR Am J Roentgenol*. 2007；188（2）：W162-W167.

16　**答案 D**。图像显示纵隔内广泛出血，前方有活动性溢出。箭头所示的是一个高密度的线样结构，位于降主动脉和左肺动脉之间，这一结构是钙化的动脉韧带。虽然增强前的图像有一定帮助，但并非必要。应认识到这一常见的表现并无临床意义。和动脉导管憩室一样，该表现会被误认为主动脉损伤。

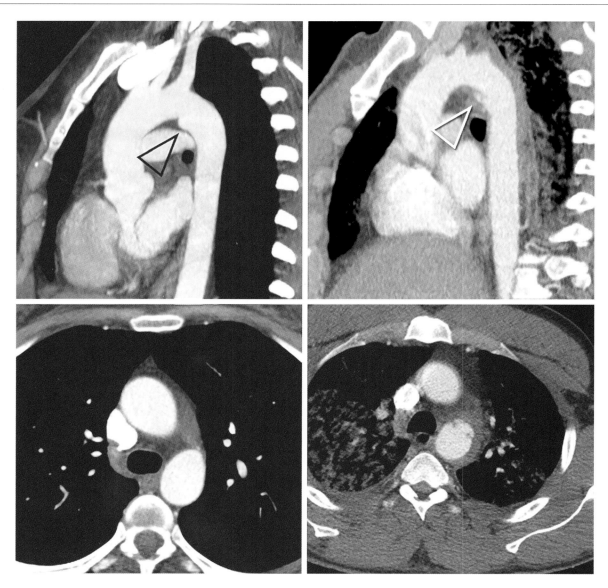

图 13　来自 2 例不同患者的斜矢状位和轴位 CTA 图像显示动脉导管憩室(黑色三角箭头所示,左图)和急性创伤性主动脉损伤(白色三角箭头所示,右图)。考虑到两个表现的相似性,最好在多个平面中对其进行评估。在 CT 显示的外伤性主动脉损伤中,高达 90% 位于主动脉峡部。

参考文献：Batra P,Bigoni B,Manning J,et al. Pitfalls in the diagnosis of thoracic aortic dissection at CT angiography. *Radiographics*. 2000;20(2):309-320.

　　Patel NR,Dick E,Batrick N,et al. Pearls and pitfalls in imaging of blunt traumatic thoracic aortic injury:a pictorial review. *Br J Radiol*. 2018;20180130.

　　Wimpfheimer O,Haramati LB,Haramati N. Calcification of the ligamentum arteriosum in adults:CT features. *J Comput Assist Tomogr*. 1996;20(1):34-37.

17　**答案 A**。肝动脉血供常存在明显变异,最常见的变异之一是左肝动脉起源于胃左动脉。从血管造影上看,胃动脉从近端发出,然后发出分支横向走行进入肝脏,提供肝左叶血供。这些变异的动脉常出现在静脉韧带裂中,而此处原本没有血管。因此,仅凭这一幅图像,就可以确定肝动脉存在变异。

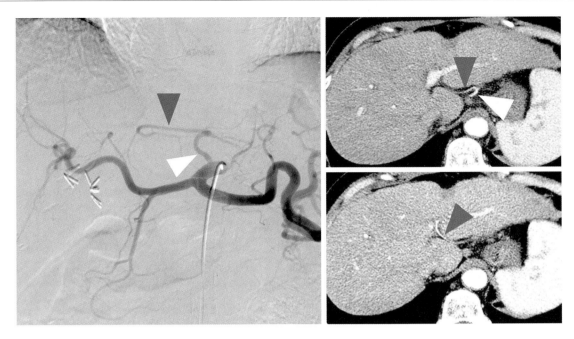

图 14　该例患者的腹腔造影与相应的轴位 CTA 图像。腹腔动脉正常分出脾动脉、肝总动脉和胃左动脉（白色三角箭头所示）。胃左动脉正常上升，向左发出胃支，然后该动脉由发夹状转为横向行走，即被替换的左肝动脉（灰色三角箭头所示）。

参 考 文 献：Covey AM，Brody LA，Maluccio MA，et al. Variant hepatic arterial anatomy revisited：digital subtraction angiography performed in 600 patients. *Radiology*. 2002；224（2）：542–547.

18　**答案 C。**这是一个典型的有特征性肝脏灌注改变的 Budd–Chiari 综合征病例。回顾一下，Budd–Chiari 综合征是肝静脉流出道梗阻，可以是原发性（血栓形成或本身的静脉异常）或继发性（外压性梗阻或肿瘤侵犯）。肝静脉和（或）下腔静脉可能受累。临床表现可从轻微症状到暴发性肝功能衰竭不等，取决于流出道损害程度和肝脏储备。由于尾状叶，有时包括右叶中央部分，有独立的静脉引流至下腔静脉，因此这部分肝脏一般正常，并会随着时间的推移而代偿性肥大。早期治疗以抗凝为主，但如果肝功能进行性恶化，则需要行肝静脉再通和 TIPS 等干预措施。在某些情况下，肝移植是唯一的选择。

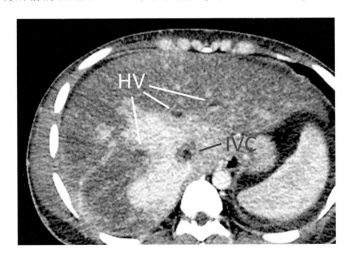

图 15　来自上述病例的头侧增强 CT 图像显示肝静脉（HV）和下腔静脉（IVC）上段有低密度的血栓，周围肝实质增强降低。

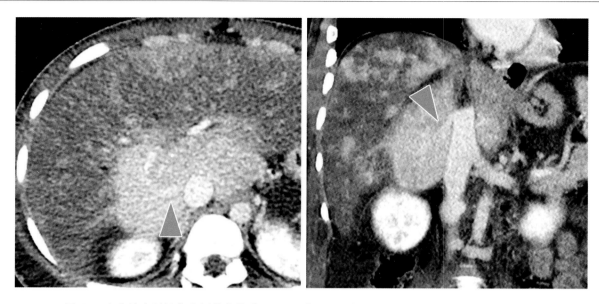

图16　来自该病例轴位和冠状位的增强 CT 图像显示，非受累肝实质肝静脉分支通畅（灰色三角箭头所示）直接引流至下腔静脉，肝实质正常强化和代偿性肥大。

参考文献：Cura M，Haskal Z，Lopera J. Diagnostic and interventional radiology for Budd–Chiari syndrome. *Radiographics*. 2009；29(3)：669–681.

19　　答案 A。许多研究使用超声对 TIPS 术后进行监测评估，但对检查的频率和结论的解释尚未达成共识。此外，一些研究是在 Viatorr 支架应用之前进行的，而 Viatorr 支架是目前的可选器械。支持 TIPS 术后狭窄的依据包括：与 TIPS 后的基线检查相比，狭窄局部的峰值流速升高（可变阈值，常>200cm/s），整体流速降低（<60cm/s，甚至<40cm/s），以及门脉分支血流速度和(或)方向的间隔变化。在 TIPS 术后，肝实质内门静脉的血流方向可变为离肝血流。在随访中，如果血流方向改变为向肝血流，这可能是 TIPS 功能失效的迹象。最终，正如医学中经常发生的情况一样，临床表现胜于一切。如果双重检查（或患者）显示复发性腹水（选项 A），则提示 TIPS 功能障碍，除非另有证明。功能障碍者提示需要门静脉造影和血管内压力测量。

　　下面的病例展示了 TIPS 狭窄的演变及其治疗。1 例 61 岁男性患者，在多次内镜套扎后仍有静脉曲张出血，最终接受了 TIPS 和曲张静脉的弹簧圈栓塞治疗。门体压力梯度由 21mmHg 降至 6mmHg。在 6 个月和 12 个月的超声监测检查显示分流道的血流速度从 128cm/s 下降到 41cm/s，考虑与 TIPS 术后狭窄有关。不幸的是，没有对此采取措施，患者夜间因曲张静脉破裂出现大量呕血。TIPS 静脉造影（图 17）显示 TIPS 肝静脉端狭窄伴胃食管曲张静脉再通，通过肝静脉支架植入及弹簧圈栓塞再通，该曲张静脉患者得到成功的治疗。

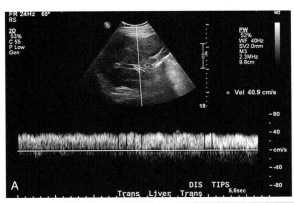

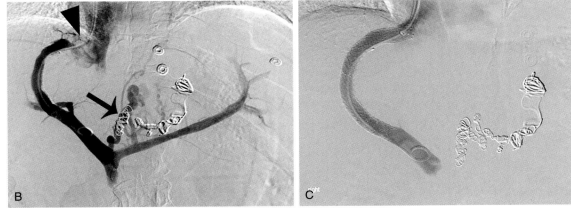

图 17　TIPS US(经颈静脉肝内门体分流超声)在术后 12 个月的检查提示支架内血流减少(41cm/s)。静脉曲张破裂后的 TIPS 静脉造影(**B**)显示,TIPS 的肝静脉端近乎闭塞(黑色三角箭头所示),脾静脉、肠系膜上静脉,以及先前弹簧圈栓塞的、来自胃左静脉(灰色箭头所示)的静脉曲张丛逆行显影。通过狭窄处置入支架扩展通道,并以弹簧圈栓塞(**C**)后,分流道内可见顺行血流,无残余狭窄,曲张的静脉不再充盈。

参考文献: Carr CE,Tuite CM,Soulen MC,et al. Role of ultrasound surveillance of transjugular intrahepatic portosystemic shunts in the covered stent era. *J Vasc Interv Radiol.* 2006;17(8):1297–1305.

　　Darcy M. Evaluation and management of transjugular intrahepatic portosystemic shunts. *AJR Am J Roentgenol.* 2012;199(4):730–736.

20　**答案 C。**这些图像展示了 TIPS 的减流或限流术方法。如果 TIPS 术将过多的门静脉血液分流到体静脉,就会产生一些问题,其中最常见的是肝性脑病。如果肝性脑经病药物治疗无效,则可以通过几种减流技术来减轻肝性脑病症状。本病例减流技术采用在原有分流道内使用 2 个额外的支架。其中较长的自膨式覆膜支架与较短的球扩式支架呈平行放置。当覆膜支架展开时,球扩式支架被夹在覆膜支架和 TIPS 支架之间,然后展开球扩式支架,这会从外部压迫覆膜支架,使其管腔变窄并减少 TIPS 分流量。

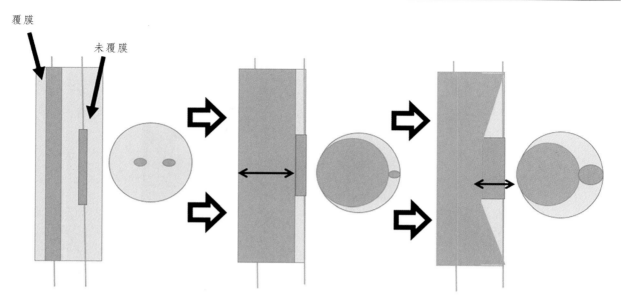

图 18 应用平行支架技术的 TIPS(经颈静脉肝内门静脉分流术)减流示意图。未覆膜的球扩支架可以扩张到多种直径,可根据操作者要求定制分流道的缩窄程度。

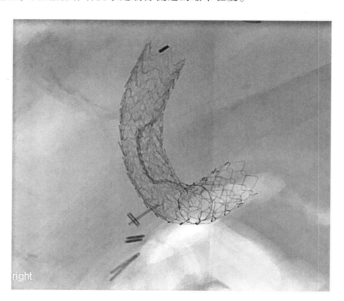

图 19 应用平行支架技术行 TIPS 减流后的透视图像。

参 考 文 献 : Madoff DC, Wallace MJ. Reduced stents and stent-grafts for the management of hepatic encephalopathy after transjugular intrahepatic portosystemic shunt creation. *Semin Intervent Radiol*. 2005; 22(4):316-328.

21 **答案 C。**体格检查对于评估患者是否行椎体成形术至关重要。最佳的适应证是在骨折处有压痛,而且轴向负荷时疼痛加剧。如本例所示,骨质疏松患者在其一生中可能会有多处骨折。如果只使用 CT 或 X 线,可能会被误导去治疗静止的老病灶。MRI 或骨扫描有助于确定哪些椎体有急性骨折,并最可能具有临床症状。本病例中,只有 T11 椎体在 T2 STIR 序列中呈高信号。有少许后移,但并未累及脊髓,因此椎体成形术是合适的(选项 C)。T6、T7 椎体骨折在 MRI 上未显示骨水肿征象,因而不太可能是目前症状的起源。当需要行椎体成形术时,应尽可能地确保定位正确。

参考文献：Baerlocher MO，Saad WE，Dariushnia S，et al. Quality improvement guidelines for percutaneous vertebroplasty. *J Vasc Interv Radiol*. 2014；25（2）：165–170.

22　**答案 B**。本例患者因主–髂动脉闭塞性疾病行主动脉双股动脉旁路手术。既往髂动脉血管内支架植入治疗失败。支架周围的曲线状钙化表明这不是静脉结构，而是动脉结构。经仔细检查，未强化的髂静脉为一个紧邻腰大肌的独立结构。髂内动脉分布更靠近骨盆的后方。旁路血管与自身血管平行走行，通常可以通过其规则的圆形外观和无动脉粥样硬化来识别。主动脉近端旁路吻合术可以端端吻合，也可以端侧吻合。在端侧吻合情况下，可能会有剩余血流顺行性流向本身存在的动脉下游。腹股沟韧带处的远端吻合口是经典的端侧吻合，可使髂外动脉血液逆行充盈以供应髂内动脉。

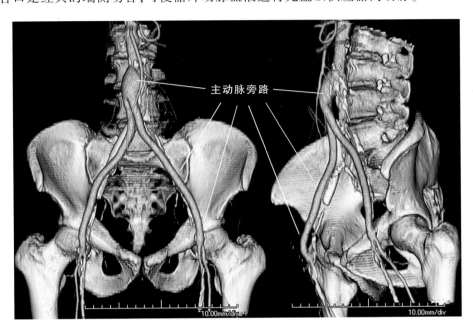

图 20　3D 容积成像 CTA 图像显示近端和远端的端侧吻合。在斜位图像上，吻合口以外的残留病变肾下主动脉通畅。

参考文献：Dorigo W，Piffaretti G，Benedetto F，et al. A comparison between aortobifemoral bypass and aortoiliac kissing stents in patients with complex aortoiliac obstructive disease. *J Vasc Surg*. 2017；65（1）：99–107.

23　**答案 A**。治疗前增强 CT 图像显示肝右叶顶部富血管肿瘤。在 4 个月后的 CT 图像上，病灶表现为高度致密影，远远超出了水溶性碘对比增强的预期效果。MRI 图像显示没有残留的肿瘤强化表现。CT 表现为碘油沉积所致。患者接受了传统的经动脉化疗栓塞术（c–TACE），使用的是化疗药物和碘油的混合乳剂。碘油是一种油性碘对比剂，其有助于化疗药物悬浮，有一定程度的动脉栓塞作用，并可通过 X 线观察碘油在靶肿瘤中的分布和沉积情况。滞留的碘油可在 CT 上产生条纹伪影，使残留的肿瘤灶强化情况难以观察。碘油不会影响 MRI 信号，因而 MRI 是评估肿瘤残留、复发或局部进展更好的方法。值得注意的是，经动脉组织胶（nBCA）栓塞术可以是同样的表现，因为胶水通常使用碘油稀释。对肿瘤的供血动脉可以使用胶水铸型，但这种方法作为疾病的治疗策略并没有积极的意义。

参考文献：Lim HS，Jeong YY，Kang HK，et al. Imaging features of hepatocellular carcinoma after transcatheter arterial chemoembolization and radiofrequency ablation. *AJR Am J Roentgenol*. 2006；187（4）：W341–W349.

24　　**答案 C。**增强 CT 图像显示了病灶热消融后的预期变化。治疗前呈软组织密度影的肿瘤，在治疗 4 个月后的随访中，发现其被一个较原病灶更大的、边界清楚的低密度区所代替，这个低密度区代表了消融区域。随着时间的推移，消融区域缩小，导致该区域肝脏组织发生相对的体积缩小。注意小囊肿是如何随着时间推移向下腔静脉方向移动的。最后，还有外周胆管扩张，在 3 年后随访检查中看得最清楚，这是热消融后局部胆管损伤的偶发结果。虽然放射性栓塞也会产生肝脏体积缩小，但受影响的区域无论是肝叶或亚叶，都与微球在动脉内的分布相对应，也可见病变坏死、周围水肿、胆管损伤和纤维化。通常，钇-90 栓塞后的病灶坏死区比病灶本身的大小相差不大，而消融区的直径（0.5~1cm 的周围边界）通常比靶病灶大 1~2cm。

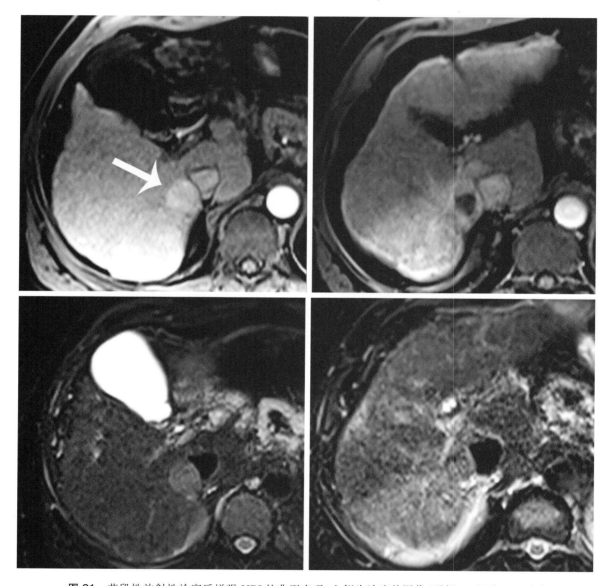

图 21　节段性放射性栓塞后增强 MRI 的典型表现。左侧为治疗前图像（顶部，T1 压脂+Gd；底部，T2 压脂）显示毗邻下腔静脉的 2.5cm 富血供肿瘤（箭头所示）。右图为治疗 3 个月后的图像（顶部，T1 压脂+Gd；底部，T2 压脂）显示病变缩小，肿瘤无强化。肝右后叶有局灶性强化，T2 呈高信号，与微球在动脉内的分布相对应，这些变化反映了放射引起的炎症和充血。随着时间的推移，治疗区会出现肝实质萎缩，并出现纤维化。

参考文献：Bouda D，Lagadec M，Alba CG，et al. Imaging review of hepatocellular carcinoma after thermal ablation：the good，the bad，and the ugly. *J Magn Reson Imaging*. 2016；44（5）：1070–1090.

Kallini JR，Miller FH，Gabr A，et al. Hepatic imaging following intra–arterial embolotherapy. *Abdom Radiol（NY）*. 2016；41（4）：600–616.

Sainani NI，Gervais DA，Mueller PR，et al. Imaging after percutaneous radiofrequency ablation of hepatic tumors：part 1，normal findings. *AJR Am J Roentgenol*. 2013；200（1）：184–193.

Sainani NI，Gervais DA，Mueller PR，et al. Imaging after percutaneous radiofrequency ablation of hepatic tumors：part 2，abnormal findings. *AJR Am J Roentgenol*. 2013；200（1）：194–204.

25　**答案 C**。据报道，标记红细胞扫描的出血检出率为 0.05~0.1mL/min。CTA 的出血检出率为 0.3~0.5mL/min，略优于导管血管造影（0.5~1.0mL/min）。在过去的 10 年中，CTA 在检测胃肠道出血方面的应用逐渐增多。这项技术最常用的是先行 CT 平扫，然后静脉注射对比剂，行增强早期和延迟期扫描，不口服对比剂。肠道内新出现高密度对比剂积聚，并在延迟期增加，作为阳性结果。上消化道和下消化道的出血都可能被查明，有时还能找出潜在的原因（大溃疡、肿块等）和责任动脉。这项非侵入性检查方法的优点包括高度的敏感性、特异性、准确性，以及高度的阳性和阴性预测值。

参考文献：Currie GM，Kiat H，Wheat JM. Scintigraphic evaluation of acute lower gastrointestinal hemorrhage：current status and future directions. *J Clin Gastroenterol*. 2011；45（2）：92–99.

García–Blázquez V，Vicente–Bártulos A，Olavarria–Delgado A，et al. Accuracy of CT angiography in the diagnosis of acute gastrointestinal bleeding：systematic review and meta–analysis. *Eur Radiol*. 2013；23（5）：1181–1190.

Kennedy DW，Laing CJ，Tseng LH，et al. SW. Detection of active gastrointestinal hemorrhage with CT angiography：a 4（1/2）–year retrospective review. *J Vasc Interv Radiol*. 2010；21（6）：848–855.

Martí M，Artigas JM，Garzón G，et al. Acute lower intestinal bleeding：feasibility and diagnostic performance of CT angiography. *Radiology*. 2012；262（1）：109–116.

26　**答案 A**。当患者有 PAD 病史和进行相关检查时，通常首先通过无创动脉检查确诊。至少包括足背动脉的彩色多普勒超声检查和 ABI 指数的计算。与任何血压测量一样，该检查使用多普勒超声对踝关节以上动脉的袖带加压和袖带放气时回声的变化进行评估。广泛的动脉壁钙化会降低动脉的收缩性，使 ABI 指数不可靠。如果整个动脉树都有钙化，则通常发生在糖尿病和终末期肾病患者中，钙化可能对其他检查有影响。进一步评估下肢外周动脉疾病常用的 3 种无创检查为动脉多普勒超声、MRA 和 CTA。动脉多普勒超声可能会受到钙化的不利影响，因为钙化灶阻止了声波穿透并导致伪影，从而影响对狭窄和闭塞段的准确评估。虽然 CTA 是一种可以接受的方法，但其受到伪影的限制，这种伪影可以完全掩盖大动脉，特别是小动脉的病变。静脉注射钆的增强磁共振血管成像不受动脉壁钙化的影响，可为此类患者提供良好的评估。

参考文献：Pollak AW，Norton PT，Kramer CM. Multimodality imaging of lower extremity peripheral arterial disease：current role and future directions. *Circ Cardiovasc Imaging*. 2012；5（6）：797–807.

27　**答案 D**。该病例说明了胫动脉树的一种重要的解剖变异。腓动脉优势型可以有一些不同的影像表现。在极端的变异形式中，腓动脉是唯一一条延续至膝下的胫动脉，而胫前、后动脉则未发育或明显发育不良。在这种情况下，腓动脉在踝关节处发出前支和内侧支，分别重建足背脉（DP）和胫后动脉（PT）进入足部。虽然小腿只有 1 条胫动脉，但在足部可触及明显的足背动脉和胫后动脉搏动。本例属于轻度变异,胫前动脉是通畅的,随着该动脉沿背侧进入足部,管径逐渐变细。胫腓干直接形成腓动脉,胫后动脉未见,直到踝关节上方优势腓动脉向内侧急转,延续为胫后动脉进入足部。当腓动脉为优势动脉时,如果血管作为腓骨瓣的一部分被截取,就会发生足部缺血。

参考文献:Lohan DG,Tomasian A,Krishnam M,et al. MR angiography of lower extremities at 3 T: presurgical planning of fibular free flap transfer for facial reconstruction. *AJR Am J Roentgenol.* 2008;190 (3):770–776.

28 **答案 A。**所提供的图像对于描述畸形并没有提供太多帮助。然而,有一个伪影是仅从这两张图像进行诊断的关键。轴位和冠状位 T1 压脂 + Gd 图像均显示从左到右的伪影与前臂肌肉组织中的椭圆形异常结构有关。这就是搏动或运动伪影,其出现在整个视野中,与源结构大致匹配。该伪影表现为在相位编码方向上出现重影。

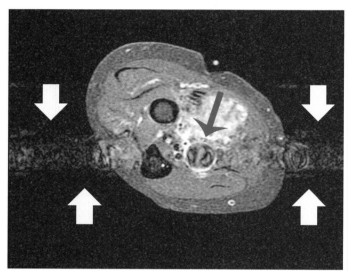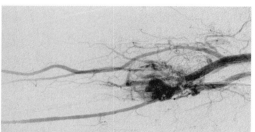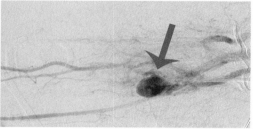

图 22 轴位 MRI 图像中的搏动伪影(白色箭头所示)由动静脉畸形的静脉动脉瘤(灰色箭头所示)产生。经导管肱动脉血管造影(上图,早期;下图,晚期)显示动静脉畸形,其特征是迂曲扩张的供血动脉、伴有静脉动脉瘤的异常血管团,以及早期的引流静脉。低流量血管畸形(如静脉或淋巴管畸形)不会产生运动伪影,因其没有动脉血流引起的搏动。

参考文献:Flors L,Leiva-Salinas C,Maged IM,et al. MR imaging of soft-tissue vascular malformations: diagnosis,classification,and therapy follow-up. *Radiographics.* 2011;31(5):1321–1340.

Morelli JN,Runge VM,Ai F,et al. An image-based approach to understanding the physics of MR artifacts. *Radiographics.* 2011;31(3):849–866.

29 **答案 A。**频谱多普勒超声图像显示左肝动脉小慢波。收缩期达峰时间延长(慢),而峰值变钝且小于预期(小)。这种诊断通常是主观的,但也存在一些客观的指导原则。若达峰时间>70ms 则为异常,若阻力指数(RI)<0.55 则为异常(本例 RI 为 0.33)。当出现该波形时,表明上游动脉存在狭窄。此波形通常出现在手术部位,如移植后患者的动脉吻合处。经导管血管造影证实移植肝动脉吻合处有近乎闭塞的狭窄。在球囊血管成形术后,随访的超声评估显示动脉波形恢复正常。

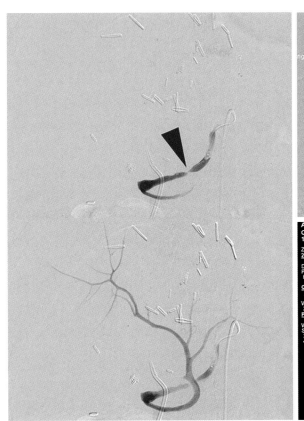
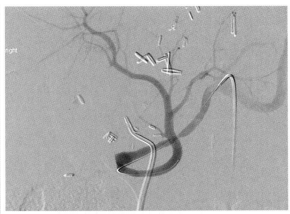
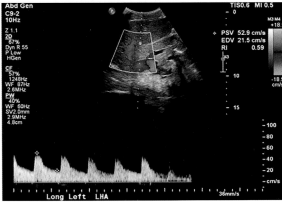

图 23 该病例的导管造影显示移植肝动脉吻合处有严重的局灶性狭窄(箭头所示)。血管成形术后(右图),有轻微的残余狭窄,肝动脉血流总体改善,肝动脉高阻力波形恢复正常。

参考文献:Mcnaughton DA,Abu-Yousef MM. Doppler US of the liver made simple. *Radiographics*. 2011; 31(1):161-188.

Saad WE,Davies MG,Sahler L,et al. Hepatic artery stenosis in liver transplant recipients:primary treatment with percutaneous transluminal angioplasty. *J Vasc Interv Radiol*. 2005;16(6):795-805.

30 **答案 C**。2003 年发表的一篇放射学文献,是关于颈动脉超声诊断动脉粥样硬化狭窄的共识指南。根据 ABR 研究指南,建议了解这些标准。值得注意的是,并非所有机构都使用这些标准,在特定的血管实验室可能使用不同的标准和参数。

表 1 颈内动脉狭窄的超声评价标准

狭窄	ICA PSV(cm/s)	可见的斑块	ICA/CCA PSV 比值	ICA EDV(cm/s)
无	<125	无	<2	<40
<50%	<125	<50%	<2	<40
50%~69%	125~230	>50%	2~4	40~100
>70%	>230	>50%	>4	>100
次全闭塞	异常	是		
闭塞	无血流	无腔隙		

Adapted from Grant EG,Benson CB,Moneta GL,et al. Carotid artery stenosis:gray-scale and doppler US diagnosis-Society of Radiologists in Ultrasound Consensus Conference. Radiology. 2003;229(2):340-346.

CCA,颈总动脉;EDV,舒张晚期流速;ICA,颈内动脉;PSV,收缩期峰值流速。

参考文献：Grant EG，Benson CB，Moneta GL，et al. Carotid artery stenosis：gray-scale and Doppler US diagnosis-Society of Radiologists in Ultrasound Consensus Conference. *Radiology*. 2003；229(2)：340-346.

Tahmasebpour HR，Buckley AR，Cooperberg PL，et al. Sonographic examination of the carotid arteries. *Radiographics*. 2005；25(6)：1561-1575.

31　**答案 C**。通常有几种不同但互补的方法用于评估下肢动脉系统的狭窄和(或)闭塞性疾病。从最简单的开始，ABI 指数是一种基本的方法。操作者使用血压计压迫动脉的某一节段，对压迫点下方进行动脉多普勒信号检测。当袖带放气时，动脉信号恢复并记录收缩压。在踝关节处，检测胫后动脉和足背动脉血压，并与肱动脉收缩压进行比较。习惯上使用 2 个踝部血压中较大的一方作为计算 ABI 指数。通常 ABI<0.5 被认为是重度疾病，0.5~0.7 是中度疾病，0.71~0.9 是轻度疾病，0.91~1.1 是正常范围。这个过程可以在下肢多节段(又名节段性压力)重复测试，如图所示，包括大腿高位、大腿低位和小腿。动脉段血压之间的显著下降(通常为>20mmHg)意味着潜在的血流受限性疾病。

也可以对特定动脉段的多普勒波形进行评估。正常的下肢动脉波形有一个急剧的收缩期上升，舒张期再回落至基线以下，并在下一个收缩期搏动之前有一个振幅较小的上冲。如果上游有明显的血流动力学狭窄，则波形变钝，波幅变小，波峰变圆。正常的三相信号会变成两相，最终变成单相，这说明阻塞愈发严重。

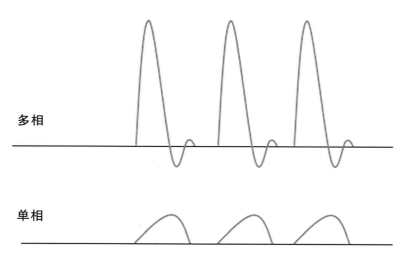

另一个工具是脉冲体积记录(PVR)或体积脉冲记录(VPR)。血压袖带被放置在下肢的几个部位。动脉脉搏改变了组织的体积，可通过袖带记录，从而产生一个波形。

在本例中，每一水平的收缩压(黑色数字)与相应的肱动脉收缩压之比(蓝色数字)记录下来。右下肢 ABI 指数为 0.65，符合中度病变。大腿上下袖带之间的压力从 138mmHg 显著下降到 89mmHg。通常股动脉多普勒信号是多相的，而腘动脉和足动脉多普勒信号多为单相。VPR 从高位大腿到小腿变化显著，振幅降低，波峰更圆，正常双重切迹消失。总的来说，本研究提供的信息与右大腿的病理表现最为一致，与 SFA 分布相对应。左下肢灌注基本正常。

参考文献：Sibley RC，Reis SP，Macfarlane JJ，et al. Noninvasive physiologic vascular studies：a guide to diagnosing peripheral arterial disease. *Radiographics*. 2017；37(1)：346-357.

32 **答案 A。**轴位增强 CT 图像显示门静脉期十二指肠壁有分叶状强化区域,怀疑为血管异常。影像时相提示为静脉起源并可见流出静脉直接通向下腔静脉。冠状位图像上,门静脉主干也与十二指肠异常强化区相连。鉴于肝硬化和消化道出血的病史,应考虑静脉曲张。虽然门静脉高压症引起的大部分静脉曲张发生在食管和胃,但异位静脉曲张也可以发生,包括十二指肠(如图所示)、小肠、结肠和直肠,其他部位包括手术造口,而发生在胆囊和盆腔器官的情况则很少。治疗方案主要包括门脉高压的内科治疗、内镜介入和血管内治疗。由于静脉强化模式、不典型的位置以及缺乏明显的对比剂外渗,异位静脉曲张在 CTA 检查中常被忽视。静脉曲张形成的主要原因是广泛性门静脉高压症(如肝硬化)和(或)局限性门静脉高压症(如脾静脉闭塞)。异位静脉曲张可以由这两种原因引起,引流途径可以回到门静脉系统(又称门–门静脉途径,见第 10 题或回到体静脉系统(又名门–体分流),如本例所示。

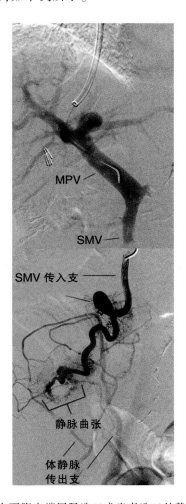

图 24 肝硬化、门脉高压和右下腹末端回肠造口术患者造口处静脉曲张。采用 TIPS 方式(经颈静脉肝内门静脉分流术)进入门静脉系统造影,显示无梗阻征象。门体静脉压力梯度为 15mmHg。选择性肠系膜上静脉(SMV)分支插管造影清晰显示造口处逆行血流伴环状的曲张静脉丛。血流通过腹壁静脉引流至右股总静脉(门–体静脉分流病变)。随后的治疗采用经导管曲张静脉栓塞术联合 TIPS 术。

参考文献:Kirby JM,Cho KJ,Midia M. Image-guided intervention in management of complications of portal hypertension:more than TIPS for success. *Radiographics*. 2013;33(5):1473-1496.

Saad WE,Lippert A,Saad NE,et al. Ectopic varices:anatomical classification,hemodynamic classification,and hemodynamic-based management. *Tech Vasc Interv Radiol*. 2013;16(2):158-175.

33　**答案** D。准确报告病变累及肝段对外科医生和手术操作者来说至关重要。在解剖学上,通常采用 Couinaud 分段法,肝脏分为相对功能独立的 8 个节段。本例中,正在考虑对患者进行化疗栓塞治疗,而肿块的血供取决于其解剖位置。考虑到肿瘤跨第Ⅳa 和第Ⅷ段,动脉供血可能来自肝左动脉、肝右动脉或两者共同的分支。为了进一步说明和评估真实情况,另在栓塞时进行了 CBCT 检查,显示肿瘤为混合灌注(图 25)。

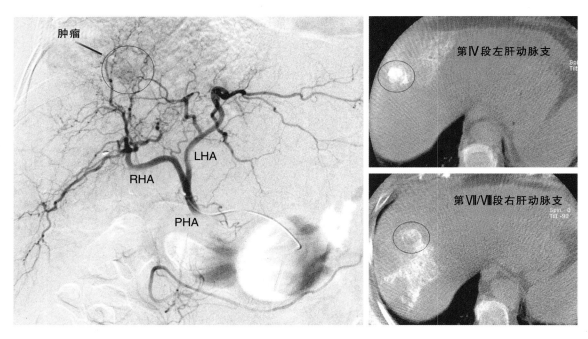

图 25　本例进行了经导管血管造影和 CBCT 检查。对比剂注入左肝动脉发出的第Ⅳ段动脉以及右肝动脉第Ⅶ/Ⅷ分支后行 CBCT 检查显示,两者均为肿瘤供血动脉,需经动脉进行完全栓塞。LHA,左肝动脉;PHA,肝固有动脉;RHA,右肝动脉。

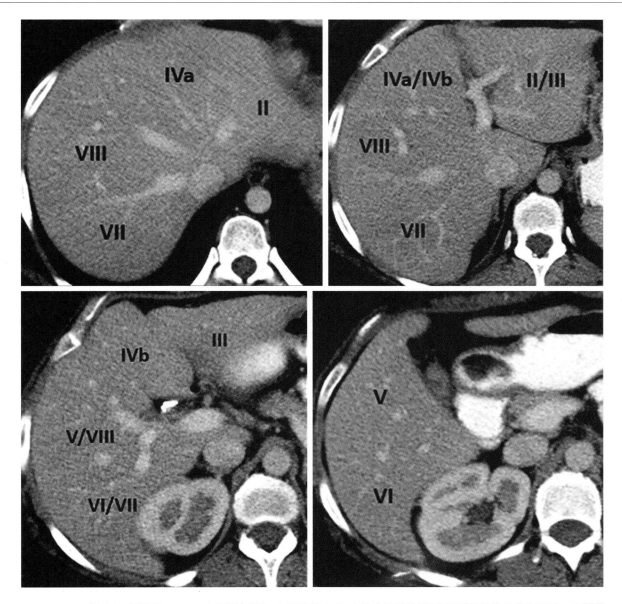

图 26　肝脏的 Couinaud 分段法以左、右门静脉主支(也称为门静脉平面)将肝脏分为上段和下段。右肝静脉,肝中静脉和镰状韧带进一步将肝脏分为前/后段和内/外段。在肝脏上部,右肝静脉将第Ⅶ和第Ⅷ段分界,肝中静脉将第Ⅷ和第Ⅳa 段分界。镰状韧带的外推线将第Ⅳa 和第Ⅱ段分界。在肝脏下部,右肝叶第Ⅴ和第Ⅵ段由右肝静脉分界。第Ⅴ和第Ⅳb 段由胆囊窝分界。第Ⅳb 和第Ⅲ段由镰状韧带分界。尾状叶是第Ⅰ段。

参考文献:Furuta T,Maeda E,Akai H,et al. Hepatic segments and vasculature:projecting CT anatomy onto angiograms. *Radiographics*. 2009;29(7):e37.

Van Leeuwen MS,Noordzij J,Fernandez MA,et al. Portal venous and segmental anatomy of the right hemiliver:observations based on three-dimensional spiral CT renderings. *AJR Am J Roentgenol*. 1994;163(6):1395-1404.

34　**答案 A**。平滑肌肉瘤(LMS)是下腔静脉最常见的原发肿瘤,约占所有病例的 95%。血管起源的 LMS 仅占所有 LMS 的 2%,占所有软组织肉瘤的 0.5%。虽然是恶性的,但其往往生长缓慢,这就导致了诊断的延迟,而晚期时可能已无法治愈。下腔静脉的 LMS 可以转移到肺、肝,偶尔转移到骨和脑。肿瘤管腔内生长的约占 5%,管腔外生长的约占

62%,管腔内外均生长的约占33%。当遇到腔静脉肿瘤时,必须记住存在瘤栓的可能性,肾脏、肝脏和肾上腺为潜在的主要来源。血管肉瘤可以发生在身体的任何部位,较常发生在皮肤、乳腺和肝脏,是一种侵袭性很强且极易转移的肿瘤。血管平滑肌脂肪瘤是一种良性病变,常见于肾脏,由血管、平滑肌和脂肪组成。

参考文献:Gohrbandt AE,Hansen T,Ell C,et al. Portal vein leiomyosarcoma:a case report and review of the literature. *BMC Surg*. 2016;16(1):60.

Tameo MN,Calligaro KD,Antin L,et al. Primary leiomyosarcoma of the inferior vena cava:reports of infrarenal and suprahepatic caval involvement. *J Vasc Surg*. 2010;51(1):221–224.

35 答案 A。评估腹主动脉夹层是一项具有挑战性的工作,需确定真假腔关系、分支血管受累情况、夹层的范围,以及终末器官缺血和动脉瘤变性等并发症。在本病例中,动脉期图像显示腹腔动脉由真腔灌注。支持这一结论的特征包括假腔延迟性强化、钙化的内膜向内移位、假腔外壁与内膜瓣呈锐角(即喙征)。虽然左肾在缺血/梗死方面似乎没有增强,但本研究受到单时相增强技术的限制,造成了影像学诊断的陷阱。延迟期图像显示明显的主动脉假腔,左肾强化。在夹层的远端,真假腔可以重新相通,使下肢保持足够的血流灌注。此患者由于夹层造成左髂外动脉闭塞,因此搭建了右股动脉至左股动脉的旁路。

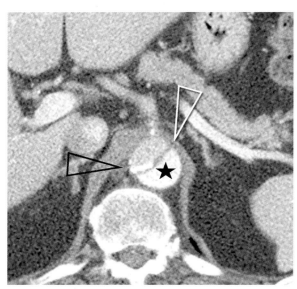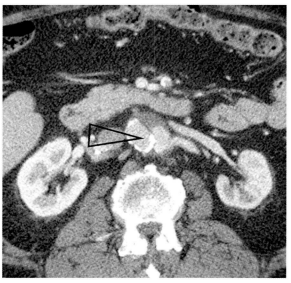

图27 该病例的延迟期图像及移位的内膜钙化,夹层的真腔被勾画出来(黑色三角箭头所示)。假腔特征包括延迟强化(星形)和喙征(白色三角箭头所示)。右图显示肾脏基本上呈对称性强化。

参考文献:Mcmahon MA,Squirrell CA. Multidetector CT of aortic dissection:apictorial review. *Radiographics*. 2010;30(2):445–460.

36 答案 D。在开放性主动脉瘤修复病例中,主动脉肠瘘的年发病率为0.6%~2.0%。临床上,其可表现为伴有腹痛和败血症的一种感染过程,也可以表现为一种出血性并发症。如果有出血,典型的表现是一个小的自限性"先兆"出血(代表黏膜侵蚀),一旦移植物受损则出现灾难性的肠道出血。受累的肠管几乎都是十二指肠。CT表现包括移植物周围软组织水肿、积液和异位气体影。术后3~4周以上,移植物周围出现任何气体均为异常,提示有感染或瘘。其他可疑的征象是主动脉移植物与肠道之间的脂肪层消失或假性动脉瘤形成。病变也可用内镜检查评估。

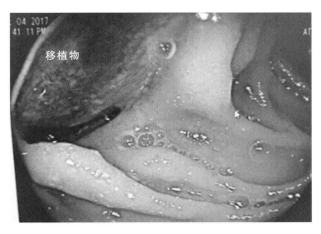

图 28 本例患者的上消化道内镜检查显示十二指肠腔内有暴露的移植物。

　　此处还有一种更为罕见的病例(图 29)。原发性主动脉肠瘘先前没有接受过修复术或器械植入,通常发生在存在动脉瘤或其他主动脉病变(如穿透性溃疡)的情况下。

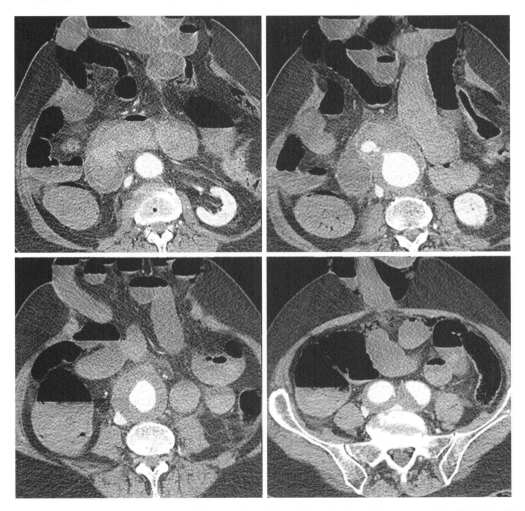

图 29 原发性主动脉肠瘘。患者因车祸致钝性损伤,有严重的低血压和贫血,直接被送进了手术室。术中未发现明显内脏损伤,但从鼻胃管中吸出大量血液。CTA 显示肾下腹主动脉瘤累及髂总动脉。十二指肠与动脉瘤囊不可分离,且有对比剂自主动脉腔向肠壁喷射。十二指肠和小肠扩张。患者接受了血管内主动脉修复术(EVAR)和抗生素治疗,并计划未来接受开放性重建手术。

参考文献：Kahlberg A，Rinaldi E，Piffaretti G，et al. Results from the Multicenter Study on Aortoenteric Fistulization After Stent Grafting of the Abdominal Aorta （MAEFISTO）. *J Vasc Surg*. 2016；64（2）：313-320.e1.

Vu QD，Menias CO，Bhalla S，et al. Aortoenteric fistulas：CT features and potential mimics. *Radiographics*. 2009；29（1）：197-209.

37 **答案** B。对于肿块的诊断是一项具有挑战性的工作，尤其对于儿童。没有人愿意漏诊恶性肿瘤。病史、体格检查、实验室分析和影像学检查对无创性诊断来说至关重要。本病例中，患者行经皮穿刺活检。该肿块的鉴别诊断反映在选项之中。然而病史和影像学特征是典型的低流量血管畸形，特别是静脉畸形，并不需要活检。

在 MRI 上，该肿块位于颈后肌组织中，由内含分隔的囊腔组成，呈分叶状，相对于肌肉组织为 T2 高信号/T1 等信号。随时间渐进性非均匀性强化。注意其缺少流空血管影。超声显示肿块内部无回声，无明显的血流，由薄的高回声间隔分开。如果这是一种动静脉畸形，可以预计会出现血液流空、新生血管和富血供表现，并伴有早期增强和粗大的引流静脉。横纹肌肉瘤是一种以快速生长为典型表现的软组织肉瘤，MRI 特征常为存在边界的软组织肿块，但可侵犯邻近器官，可发生瘤内出血和坏死。软组织成分相对于肌肉组织通常为 T2 高信号/T1 等信号，呈明显的弥漫性增强。超声可用于鉴别具有非均匀回声的软组织肿块。脓肿或血肿会有不同的临床表现，不应该表现为渐进性强化。脓肿常出现病灶周边的炎症性强化。

参考文献：Jarrett DY，Ali M，Chaudry G. Imaging of vascular anomalies. *Dermatol Clin*.2013；31（2）：251-266.

Navarro OM. Magnetic resonance imaging of pediatric soft-tissue vascular anomalies. *Pediatr Radiol*. 2016；46（6）：891-901.

（汤伟 赵振华 罗君 邵国良 译）

第 9 章 质量与安全

1 为准备建立经颈静脉肝内门静脉分流术(TIPS),从右颈内静脉入路进行 CO_2 气体肝门静脉造影。从 DSA 图像上可见发生了何种并发症?

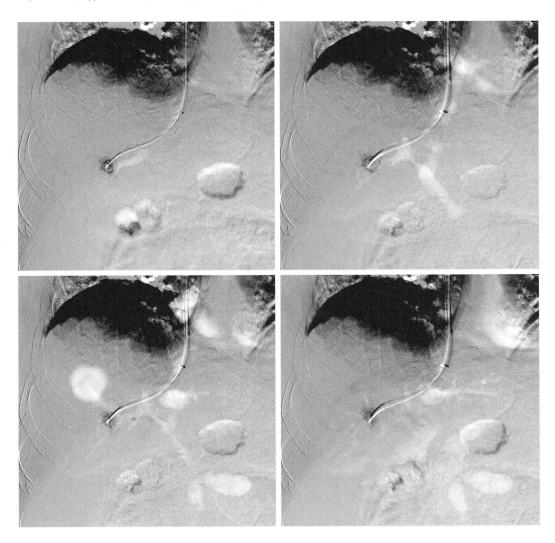

A.肺动脉的气体栓塞

C.肝动脉的气体栓塞

B.肝脏的气体裂伤

D.胆道积气

2 从以下哪个导管位置进行 CO_2 血管造影是禁忌的？

A.左侧贵要静脉   B.肠系膜上动脉

C.右侧锁骨下动脉   D.腹主动脉肾下段

E.下腔静脉(IVC)

3 在放射介入手术室,下列哪类患者群体/手术最有可能发生心跳呼吸骤停?

A.慢性肾脏病/房室移植物去血凝块   B.肝细胞癌/化疗栓塞术

C.外周血管疾病/股浅动脉支架植入术   D.慢性肝病/TIPS 手术治疗腹水

4 患者,男,62 岁,患有慢性胆道梗阻,放置了胆道内/外引流管,并已封管。午夜 12 点左右,该患者从家中打来电话诉新出现右上腹不适和低热,以下哪项措施是最佳的处理方式?

A.安慰患者这是胆道引流管放置后的常见表现

B.告诉患者去急诊室行超声检查

C.召集放射介入团队行急诊胆道引流管更换术

D.让患者将导管打开并连接至引流袋上,并计划第二天在放射介入导管室进行更换

5 以下哪项属于术前核对必须要审核的信息(最基本的)?

A.当前的实验室检查结果   B.药物过敏

C.术中的麻醉计划   D.正确的手术部位

6 患者,女,40 岁,在接受性腺静脉栓塞治疗后正在康复中。在术后康复区,护士开始担心,因为患者现在处于昏睡状态,监视器显示心率为 40 次/分,节律看起来像窦性心动过缓。以下哪种药物可以作为初始治疗?

A.腺苷 6mg 静脉注射   B.阿托品 0.5mg 静脉注射

C.胺碘酮 300mg 静脉注射   D.生理盐水 500mL 静脉团注

7 在中心静脉导管(CVC)放置过程中,使导丝进入右心房。患者的心率立即发生变化,这是一种窄 QRS 波形的心动过速,心率为 170 次/分。将导丝撤出心脏后,患者心律仍保持不变,且该患者无症状。以下哪项是最佳的处理方式?

A.腺苷 6mg 静脉注射   B.心脏同步电复律

C.刺激迷走神经   D.胺碘酮 300mg 静脉注射

8 透视引导下经皮胃造瘘管置入术应如何分类?

A.清洁型   B.清洁-污染型

C.污染型   D.高度污染型

9 以下哪项手术需要在术前静脉应用抗生素?

A.下腔静脉滤器置入术   B.瘘管造影和腔内成形术

C. TIPS   D.静脉溶栓术

10 以下哪项代表非隧道式中心静脉置管术的最佳实践?

A.每周定期更换非隧道式中心静脉导管

B.在进行中心静脉置管术前预防性静脉应用抗生素

C.对于患者的管理,使用具有最少端口或腔数的中心静脉导管

D.在置管部位局部应用抗生素作为常规换药的一部分

11 1 例患者诉求治疗下肢旁路移植物的急性血栓。在使用组织纤溶酶原激活剂(tPA)进行导管定向溶栓治疗之前,以下哪项既往史是最需要关注的?

A. 1 个月前进行的全髋关节置换术　　B. 12 个月前出现的下消化道出血

C. 24 个月前的短暂性脑缺血发作　　D.收缩压为 196mmHg

12 关于应用钆剂造影剂引起肾源性系统性纤维化(NSF),下列哪一项是正确的?

A.对于慢性肾脏疾病 1 或 2 期的患者[肾小球滤过率介于 60~119mL/(min·1.73m²)],应用钆剂时剂量需要减半

B.对于慢性肾脏疾病 3 期的患者[肾小球滤过率介于 30~59mL/(min·1.73m²)],不需要任何特殊的预防措施,因为该人群中肾源性系统纤维化极为罕见

C.对于慢性肾脏 4 或 5 期的患者[肾小球滤过率<30mL/(min·1.73m²)],如果在 24 小时内进行透析,可以安全地应用钆剂

D.急性肾损伤患者不受肾源性系统纤维化的影响,不需要特殊的预防措施

13 以下 CO_2 分析图中的哪一部分代表呼吸运动的开始?

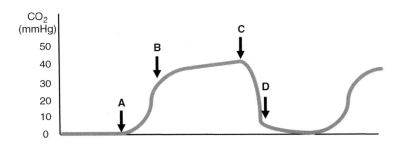

A. A　　　　　　　　　　　　　B. B

C. C　　　　　　　　　　　　　D. D

14 1 例新近被诊断为结肠癌的患者顺利地进行了输液港植入术。第二天早上,患者打来电话,主诉输液港囊袋和隧道导管周围区域皮肤红、热,并且有触痛(如下图所示),患者否认发热史,最佳的处理方式是:

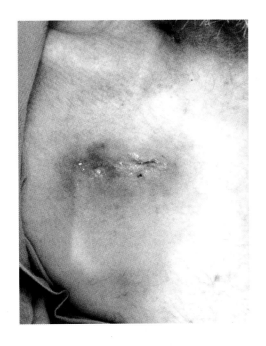

A.急诊取出输液港　　　　　　　　　B.给予 7~10 天疗程的口服抗生素

C.超声评估是否有脓液积聚　　　　　D.安慰患者并且密切随访

15 在使用静脉适度镇静进行介入治疗前,进行重点病史检查和体格检查。当评估患者的气道时,可以看到软腭和悬雍垂的底部。以下哪项是正确的改良 Mallampati 分级?

A. Ⅰ级　　　　　　　　　　　　　B. Ⅱ级

C. Ⅲ级　　　　　　　　　　　　　D. Ⅳ级

16 应用介入放射学会的指南,以下哪一项的凝血指标适合 TIPS 手术?

A. INR≤1.5;血小板>50 000/μL

B. INR≤2.0;血小板>100 000/μL

C. INR≤2.5;血小板>150 000/μL

D. INR≤3.0;血小板>200 000/μL

17 1 例患者需要拔除非隧道式的透析导管,该导管顺利地被放置在右侧颈内静脉中。哪种患者体位有助于安全地取出导管?

A. Trendelenburg 位　　　　　　　　B.反向的 Trendelenburg 位

C.右侧卧位　　　　　　　　　　　　D.左侧卧位

18 不幸的是,一例患者在进行非隧道式 CVC 拔除时体位不正确,更糟糕的是,该患者在拔除导管过程中深吸了一口气,并听到了吸吮声。右侧心脏很可能发生空气栓塞。现在操作者应该将患者置于哪种体位?

A. Trendelenburg 位　　　　　　　　B.反向的 Trendelenburg 位

C.右侧卧位　　　　　　　　　　　　D.左侧卧位

19 医师正在对患者进行复杂的下肢动脉介入手术。护士突然发现患者血压降至 75/40mmHg,氧饱和度降至 82%,并且对刺激无应答。怀疑静脉内注射额外剂量的芬太尼是临床恶化的首要原因。此时使用纳洛酮逆转的合适初始剂量是:

A. 0.01mg　　　　　　　　　　　　B. 0.2mg

C. 10mg　　　　　　　　　　　　　D. 40mg

20 尽管纳洛酮使阿片类药物逆转,但患者在手术过程中仍然无法苏醒。护士注意到该患者还使用了咪达唑仑。现在应给予以下哪种药物?

A.氟马西尼　　　　　　　　　　　　B.鱼精蛋白

C.丹曲林　　　　　　　　　　　　　D.双硫仑

21 对于应用适度镇静药物进行介入手术的成年患者而言,以下哪种情形是可以接受的?

A. 3 个小时之前喝了黑咖啡　　　　　B. 3 个小时之前喝了牛奶

C. 5 个小时之前喝了橙汁　　　　　　D. 5 个小时之前吃了饼干

22 在医师对成人患者进行 PICC 置管过程中,导丝未能进入中央静脉。专家建议进行静脉造影来评估血管的通畅性。静脉造影后片刻,患者就感到非常不舒服,并迅速发展为喘息和呼吸困难,以下哪一项是合适的处理方式?

A. 0.3mL 肾上腺素肌内注射(1:1000)　　B. 3mL 肾上腺素肌内注射(1:10 000)

C. 1mL 肾上腺素静脉注射(1:1000)　　　D. 10mL 肾上腺素静脉注射(1:10 000)

23　对贝类过敏的患者欲行选择性门诊手术,术中需要使用碘对比剂,下列哪项是合适的术前治疗方案?

　　A.术前 1 小时、7 小时、13 小时泼尼松　　　B.术前 1 小时苯海拉明 50mg 口服
　　　50mg 口服

　　C.手术是绝对禁忌　　　　　　　　　　　　D.无须术前用药

24a　在对有症状的子宫肌瘤患者实施子宫动脉栓塞术之前,介入医师进行了下腹神经的阻滞术。在透视引导下,通过前入路将 22G 的穿刺针就位,定位在主动脉分叉的尾侧部位。一旦穿刺针到位,即注射 0.5% 浓度的丁哌卡因 20mL,最后拔出穿刺针。术后不久,患者出现反应迟钝,并进展为心脏骤停。心脏骤停最有可能的原因是以下哪种?

　　A.腹主动脉损伤　　　　　　　　　　　　　B.髂静脉损伤

　　C.血管内注射　　　　　　　　　　　　　　D.血管迷走反射

24b　患者心脏骤停后不久,病因诊断怀疑是由静脉注射丁哌卡因引起的局部麻醉药全身毒性(LAST)。除了高级心脏生命支持(ACLS)方案外,还应考虑哪种辅助治疗?

　　A.高压氧舱　　　　　　　　　　　　　　　B.静脉注射 20% 浓度的脂肪乳剂

　　C.栓塞可疑的髂静脉损伤　　　　　　　　　D.皮下注射利多卡因

答案与解析

1 **答案 B。**该病例图像显示导管由上而下进入右侧肝静脉，导管头端有一团状碘造影剂（深灰色箭头所示）。正如预期那样，在后续的造影图像中，CO_2气体(浅灰色箭头所示)穿过肝血窦逆行填充了门静脉的左右支及主干。然而，在血管结构组织之外还形成了一个大而圆的气体积聚，这与肝脏裂伤导致气体渗入肝周间隙的表现一致(选项 B)。当操作者未能及时清除导管中的液体，并快速向导管中注入大量的CO_2气体时，就会发生这种情况。可以这么说，气体挤压残留在楔状端孔导管内的液体，形成"气体子弹"，最终这部分气体的压力超越了排出导管中液体所需要的压力。在该病例中，压缩气体撕裂了肝脏，导致被膜破裂，并造成了巨大的肝静脉外渗，最后用弹簧圈进行了栓塞治疗。根据定义，所有从肝静脉进入的气体都会引起一定程度的肺动脉气体栓塞(选项 A)；然而，这是意料之中的，也是患者能够忍受的，因为CO_2会通过肺内气体交换迅速排出。没有迹象表明动脉或胆道内进入了气体，从而排除选项 C 和 D。

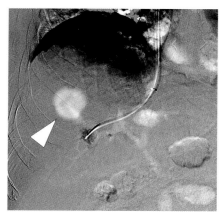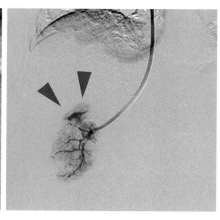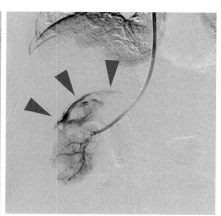

图 1　左侧的病例图像显示了来自导管头端附近的CO_2气体积聚影(白色三角箭头所示)。随后的常规静脉造影(中图、右图)显示了肝静脉损伤部位扩大的碘造影剂团(深灰色三角箭头所示)。随后将导管插入肝静脉的分支并用弹簧圈进行栓塞，最后完成经颈静脉肝内门体静脉分流术。

参考文献:Cho KJ. Carbon dioxide angiography:scientific principles and practice. *Vasc Specialist Int.* 2015;31(3):67-80.

2 **答案 C。**CO_2气体是研究血管等管腔结构的非常有用的物质。其可以用于动脉和静脉，并且没有肾脏毒性或潜在的过敏反应。但是在某些部位，由于末梢动脉的空气栓塞，存在终末器官功能障碍的风险。最易受影响的区域是冠状动脉和脑动脉循环。在动物模型中，冠状动脉被注入气体会导致心律不齐和心肌梗死。脑动脉中注入气体会导致神经毒性和脑梗死。因此，禁止在胸主动脉及发出颈动脉或椎动脉的分支中使用。然而在肠系膜动脉中使用是可以接受的，尽管暂时的血流阻断通常会引起患者短暂的腹部不适，但不会造成任何永久性的病理病变。

参考文献:Cho KJ. Carbon dioxide angiography:scientific principles and practice. *Vasc Specialist Int.* 2015;31(3):67-80.

3 答案 A。尽管患者经常在介入手术室就诊,但由于采用了微创技术,专科的小和大的并发症发生率都很低。然而,一个繁忙的介入诊室每年要做成千上万例的手术,因此患者不可避免地会出现一些并发症。在一项超过 36 000 台介入手术的研究中,持续心跳呼吸骤停的患者最常见的合并症是慢性肾病。最常见的手术类型与肾脏透析通路相关。了解这些信息后,介入专家应该对这些潜在易出现并发症的患者人群的围术期治疗保持警惕,并采取措施以避免不恰当的风险。

参 考 文 献:Rueb GR,Brady WJ,Gilliland CA,et al. Characterizing cardiopulmonary arrest during interventional radiology procedures. *J Vasc Interv Radiol*. 2013;24(12):1774-1778.

4 答案 D。尽管有胆道引流管,但患者表现为胆管炎的症状。虽然无法通过电话来对患者引流情况进行完全评估,但医师应该想到患者的症状是由某种引流管功能障碍引起的。胆管内外引流管可以通过外面封管,使胆汁通过内引流排入肠道。也可以将引流管打开,通过内引流和外引流进行最大程度的胆汁引流。在初次置管时,可以预料患者会有一些与导管相关的不适感,尤其是经肋间置管。随着时间的延长,这种情况会逐步改善。新出现腹痛、黄疸和(或)发热应立即警觉导管功能障碍和发展成为胆管炎。最合理的做法是让患者打开导管,并将其连接到一个袋子上,以便最大限度地引流。由于预想的堵管通常发生在引流管的肠端,因此该操作可以暂时性地引流胆汁,直到对引流管进行充分的透视造影来进行评估。

参 考 文 献:Huang SY,Engstrom BI,Lungren MP,Kim CY. Management of dysfunctional catheters and tubes inserted by interventional radiology. *Semin Intervent Radiol*. 2015;32(2):67-77.

5 答案 D。术前核对是减少医疗错误的重要工具。联合委员会通用协议规定了在核对期间识别正确程序、正确患者和正确部位的最低标准。当然,还有许多其他信息需要在术前核对期间进行审核(患者过敏史,相关的实验室检查结果等);具体可以根据手术/操作的具体情况进行调整。

参 考 文 献:Rafiei P,Walser EM,Duncan JR,et al. Society of interventional radiology IR pre- procedure patient safety checklist by the safety and health committee. *J Vasc Interv Radiol*. 2016;27(5):695-699.

6 答案 B。该患者出现了症状性的心动过缓。对于无症状性心动过缓的患者,需要进行密切的观察。但是,当患者出现低血压、精神状态改变以及终末器官功能不全的症状和(或)体征时(例如,胸痛),就不应仅进行观察,而是应该采取治疗。根据 ACLS 指南,每 3~5 分钟可静脉注射 1 次阿托品 0.5mg,最大剂量可至 3mg。如果患者没有反应,可能需要经皮起搏或输注血管升压药物(多巴胺或肾上腺素)。

　　腺苷是稳定型心动过速的首选治疗方法。胺碘酮是一种复杂的抗心律失常药物,常用于对腺苷无反应的稳定性心动过速,并作为心脏骤停的药物治疗的一部分。在许多情况下(如迷走神经反应和低血压),团注大剂量生理盐水是一种很好的辅助治疗手段,然而,这不是症状性心动过缓最佳的初始治疗方法。

参 考 文 献:Hazinski MF. *Handbook of Emergency Cardiovascular Care for Healthcare Providers* 2015; 2015.

7 答案 C。导丝引起的心动过速在放射介入手术中时有发生。通常,在去除刺激(导丝)因素后,患者会自行恢复窦性心律。如果心动过速持续存在并且患者没有症状,迷走神经刺激疗法则是最佳的初始治疗方式。可以采取 Valsalva 呼吸和单侧颈动脉窦按摩的方法。如果未成功，则进行 12 导联的心电图检查并考虑静脉内推注腺苷 6mg。对于有症状的心动过速患者，同步电复律是合适的；如果是规律且窄 QRS 波形的心动过速，则应采用腺苷治疗。

参考文献：Hazinski MF. *Handbook of Emergency Cardiovascular Care for Healthcare Providers* 2015；2015.

8　**答案 B。**美国国家科学院/国家研究委员会定义的常用的手术分级如下：

清洁型：如果手术未进入胃肠道、泌尿生殖道或呼吸道，无炎症的证据，未破坏无菌原则，则定义为清洁型手术。例如，常规的下肢动脉诊断性造影。

清洁-污染型：如果手术进入了胃肠道、泌尿生殖道或呼吸道，无炎症的证据，未明显破坏无菌原则，则定义为清洁-污染型手术。例如，透视引导下经皮胃造瘘管置入术。

污染型：如果手术进入了发炎的胃肠道、泌尿生殖道（但没有明显的脓液），或者无菌原则有明显的破坏，则定义该手术为污染型。经皮穿刺置入猪尾导管行肾造瘘术，用来治疗并发非化脓性感染的上尿路梗阻，就是一种污染型手术。

高度污染型：如果手术进入了感染化脓的部位，例如，脓肿、临床证实感染的胆道或泌尿生殖道或内脏器官穿孔等部位，则定义该手术为高度污染型。结肠吻合口破裂后的脓肿穿刺引流术就是高度污染型手术的一个例子。

参考文献：Chan D，Downing D，Keough CE，et al. Joint practice guideline for sterile technique during vascular and interventional radiology procedures：from the society of interventional radiology，association of perioperative registered nurses，and association for radiologic and imaging nursing，for the Society of Interventional Radiology [corrected] Standards of Practice Committee，and Endorsed by the Cardiovascular Interventional Radiological Society of Europe and the Canadian Interventional Radiology Association. *J Vasc Interv Radiol*. 2012；23（12）：1603-1612.

9　**答案 C。**在放射介入手术中预防性使用抗生素缺乏高质量的随机资料。部分建议是从外科相关文献中推断而来的，其他则是专家共识。为了建立统一的操作模式，介入放射学会出版了指南。通常而言，不侵入感染管腔的清洁型手术不需要术前使用抗生素（中心静脉置管术、动静脉介入治疗）。但是，植入支架移植物等材料器械的介入手术例外。建议介入手术可能侵入感染管腔的患者术前接受使用抗生素（TIPS、经皮胆道或肾造瘘口置入引流管）。另外，目的是造成局部缺血/梗死的栓塞手术（如子宫动脉栓塞术、经肝动脉化疗栓塞术和部分脾动脉栓塞术）通常需要术前应用抗生素。

参考文献：Venkatesan AM，Kundu S，Sacks D，et al. Practice guidelines for adult antibiotic prophylaxis during vascular and interventional radiology procedures. Written by the Standards of Practice Committee for the Society of Interventional Radiology and Endorsed by the Cardiovascular Interventional Radiological Society of Europe and Canadian Interventional Radiology Association [corrected]. *J Vasc Interv Radiol*. 2010；21（11）：1611-1630.

10　**答案 C。**关于血管内导管相关感染的预防，CDC 制订了多种指南。操作者应该熟悉这些指南，尤其是放射介入医师，他们多数的手术都涉及中心静脉置管。不应定期更换导管以防止感染；中心静脉置管前不应预防性静脉应用抗生素；并且不应在敷料上局部应用抗生素，因为其会促进真菌感染和（或）抗生素耐药。这些建议（包括正确答案 C）被归为 IB 类证据，即强烈建议实施，并得到一些实验、临床或流行病学研究，以及强有力的理论依据,或是公认的操作规范(例如,无菌原则,由大量数据证实)的支持。

参考文献:Miller DL,O'Grady NP. Guidelines for the prevention of intravascular catheter-related infections:recommendations relevant to interventional radiology for venous catheter placement and maintenance. *J Vasc Interv Radiol.* 2012;23(8):997-1007.

11 **答案 D**。血管内导管定向溶栓治疗的风险很小,但有发生大量出血和轻微出血的实际风险。根据来源,列出的禁忌证可能有所不同。但是,有许多大家普遍认同的禁忌证,术者应在治疗之前进行评估。在本病例中,患者在接受 tPA 溶栓之前,应控制其血压稳定(多数术者倾向静脉注射药物),这样就可以在整个治疗期间维持目标血压,而不会出现明显的血压波动。所有的禁忌证应当考虑到患者的状况和临床具体的情景。对患者的治疗应当个体化,必要时也可超禁忌证使用。

表 1　导管溶栓治疗的绝对禁忌证和相对禁忌证(经常使用)

导管溶栓的禁忌证

绝对禁忌证

- 活动性出血
- 颅内出血
- 弥散性血管内凝血
- 抗凝禁忌

相对禁忌证

- 过去 2 个月内的脑血管事件
- 过去 3 个月内的颅骨外科手术或外伤
- 颅内肿瘤、血管畸形或动脉瘤
- 过去 10 天内的大手术或创伤
- 无法控制的高血压(>180/>110mmHg)
- 过去 10 天内的胃肠道大出血
- 年龄>80 岁
- 妊娠
- 有凝血功能障碍或严重血小板减少症的病史

参考文献:Adams HP,Brott TG,Furlan AJ,et al. Guidelines for thrombolytic therapy for acute stroke:a supplement to the guidelines for the management of patients with acute ischemic stroke. A statement for healthcare professionals from a Special Writing Group of the Stroke Council,American Heart Association. *Circulation.* 1996;94(5):1167-1174.

Patel NH,Krishnamurthy VN,Kim S,et al. Quality improvement guidelines for percutaneous management of acute lower-extremity ischemia. *J Vasc Interv Radiol.* 2013;24(1):3-15.

Vedantham S,Sista AK,Klein SJ,et al. Quality improvement guidelines for the treatment of lower-extremity deep vein thrombosis with use of endovascular thrombus removal. *J Vasc Interv Radiol.* 2014;25(9):1317-1325.

12 **答案 B**。含钆对比剂被分为 Ⅰ、Ⅱ 和Ⅲ类。关于第 Ⅰ 类报道的 NSF 病例最多。第Ⅱ类少见报道病例。第Ⅲ类也很少有报道的病例,但证据有限。患有慢性肾脏疾病(CKD)1 或 2 期的患者出现肾源性系统纤维化的风险没有增加。肾源性系统纤维化在 CKD 3 期患者中极为罕见,因此不需要特殊的预防措施。关于在 CKD 4 和 5 期患者中使用含钆造影剂,第Ⅰ类造影剂是禁忌,如果该类患者要使用含钆造影剂,则需应用第Ⅱ类。在这种情况下使用含钆造影剂需要患者和主治医师进行风险–获益评估。患有急性肾损伤的患者有发生肾源性系统纤维化的风险,本质上应将其和 CKD 4 或 5 期等同对待,因为在这种情况下真正的肾功能很难确定。

参考文献:ACR.Manual on Contrast Media,Version 10.3;2018. Available Online. Beckett KR,Moriarity AK,Langer JM. Safe use of contrast media:what the radiologist needs to know. *Radiographics*. 2015;35(6):1738–1750.

13　答案 C。2010 年,美国麻醉医师学会更新了关于手术镇静的建议,要求进行 CO_2 分析图监测。许多医师团体都采纳了这项建议。因此,关于 CO_2 分析图的知识点变得相当重要。CO_2 分析仪内置或连接至鼻导管、呼吸面罩或高级气道,由 CO_2 水平传感器测定呼出的 CO_2 水平。随着呼气开始(A 点),呼出的 CO_2 水平增加(B 点),通常处于平台状态,然后在呼气末/吸气初开始下降(C 点)。呼气末二氧化碳($etCO_2$)在呼气平台的峰值(C 点)处测量。正常的 $etCO_2$ 值为 35~45mmHg。

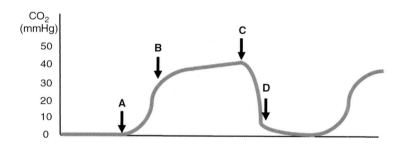

　　如果患者呼吸过缓 (过度镇静时可能会发生),将会发生部分 CO_2 潴留并导致 $etCO_2$ 水平升高。数据分析表明 CO_2 分析图的变化先于氧饱和度下降 30~90 秒。荟萃分析显示,如果使用 CO_2 分析图,则发现呼吸抑制的可能性高出 17 倍以上。

参考文献:Baerlocher MO,Nikolic B,Silberzweig JE,et al. Society of Interventional Radiology position statement on recent change to the ASA's moderate sedation standards:capnography. *J Vasc Interv Radiol*. 2013;24(7):939–940.

　　Waugh JB,Epps CA,Khodneva YA. Capnography enhances surveillance of respiratory events during procedural sedation:a meta-analysis. *J Clin Anesth*. 2011;23(3):189–196.

14　答案 D。当为了使中心静脉通道的使用时间更长而放置输液港时,应当熟知预期的术后外观和可能出现的并发症。当输液港植入部位出现红、热、痛会时,医师应考虑囊袋感染,本病例中这些症状是在 24 小时内出现的。而在这段时间内,清洁的甚至有轻微污染的导管插入手术几乎不可能导致有症状的囊袋感染 (没有严重过失污染的前提下)。患者可能会在植入输液港后最初的 24~48 小时内出现无菌的炎症性反应,这与早期感染类似,但在几天后会逐渐消失。其他要鉴别的是囊袋内血肿形成或由消毒液、敷料或手术洞巾引起的接触性皮炎。接触性过敏反应通常可以通过其部位分布来辨别,该分布通常与过敏药物接触的区域相对应。输液港植入术的感染率相对较低,导管植入每 1000 天出现感染的概率为 0.15~0.43。如果真的发生感染,临床表现可能是无明显症状的轻症到有严重败血症的重症反应。

参考文献:Bamba R,Lorenz JM,Lale AJ,et al. Clinical predictors of port infections within the first 30 days of placement. *J Vasc Interv Radiol.* 2014;25(3):419-423.

15 **答案 C。** 当考虑对接受放射介入手术的患者实施镇静计划时,在初始评估时考虑气道情况是很重要的。在使用静脉适度或深度镇静的过程中,气道有小概率的可能会受到损害,需要紧急气管插管。改良的 Mallampati 分级是一种视觉体检评估,有助于识别气管内插管困难的患者。

Ⅰ级:软腭、咽喉、悬雍垂、咽腭弓

Ⅱ级:软腭、咽喉、悬雍垂

Ⅲ级:软腭、悬雍垂基部

Ⅳ级:软腭无法可见

对Ⅳ级气道患者直接在喉镜下进行气管插管具有很大挑战性,术者可以在手术前咨询麻醉师或更改镇静方案。操作者在静脉应用镇静剂术前还应考虑其他气道因素,包括张口能力、甲颏距离、颈围/肥胖状况以及颈部的运动范围。

参考文献: Johnson S. Sedation and analgesia in the performance of interventional procedures. *Semin Intervent Radiol.* 2010;27(4):368-373.

Lee A, Fan LT, Gin T, et al. A systematic review (meta-analysis) of the accuracy of the Mallampati tests to predict the difficult airway. *Anesth Analg.* 2006;102(6):1867-1878.

MartinmL, Lennox PH. Sedation and analgesia in the interventional radiology department. *J Vasc Interv Radiol.* 2003;14(9 Pt 1):1119-1128.

16 **答案 A。** 由于介入手术范围广泛,且手术的复杂程度及患者的出血倾向不一,因此管理凝血参数以最大限度地降低手术出血风险具有挑战性。为了协助临床决策,介入放射学会发布了凝血参数的相关指南,并将介入手术分成 3 类。TIPS 是一种侵入性较强的介入手术,属于第Ⅲ类,需要执行最严格的指南推荐,即 INR≤1.5,血小板>50 000(选项 A)。第Ⅲ类手术具有明显的出血风险,并且出血难以发现或控制。

参考文献: Patel IJ, Davidson JC, Nikolic B, et al. Consensus guidelines for periprocedural management of coagulation status and hemostasis risk in percutaneous image-guided interventions. *J Vasc Interv Radiol.* 2012;23(6):727-736.

Patel IJ, Davidson JC, Nikolic B, et al. Addendum of newer anticoagulants to the SIR consensus guideline. *J Vasc Interv Radiol.* 2013;24(5):641-645.

17 **答案 A。** 拔除非隧道式的中心静脉导管相当简单,但是必须记住一些潜在的风险。最严重的并发症是心脏的空气栓塞,这可能导致心肺功能衰竭,或是在从右向左分流的情况下发生体循环系统栓塞。为了最大程度降低这种风险,标准的做法是让患者处于Trendelenburg 位,再拔除导管。拔除也应该在 Valsalva 动作或呼气时进行。当局部止血完成后,建议在穿刺部位贴上密封敷料。

参考文献: Thielen JB, Nyquist J. Subclavian catheter removal. Nursing implications to prevent air emboli. *J Intraven Nurs.* 1991;14(2):114-118.

Vesely TM. Air embolism during insertion of central venous catheters. *J Vasc Interv Radiol.* 2001;12(11):1291-1295.

18 **答案 D。** 当然,处理此问题的最佳方法首先是避免其发生。Trendelenburg 位与 Valsalva 动作或呼气可以协同增加胸腔和中心静脉内的压力。从颈部或胸部拔除中心静脉导管的过程中,这些动作有助于防止空气通过皮肤进入静脉通道。如果确实发生了空气栓塞,应首先将空气阻滞在右侧心脏中,以防止空气进一步进入肺动脉。为了实现此目标,患者采取左侧卧位(选项D),使右心房处于非依赖性方位(图2)。根据栓子的大小和临床效果,进一步的处理包括100%氧气供给和ICU监测。如果在介入手术过程中发生空气栓塞,考虑使用导管抽吸血管内的空气。

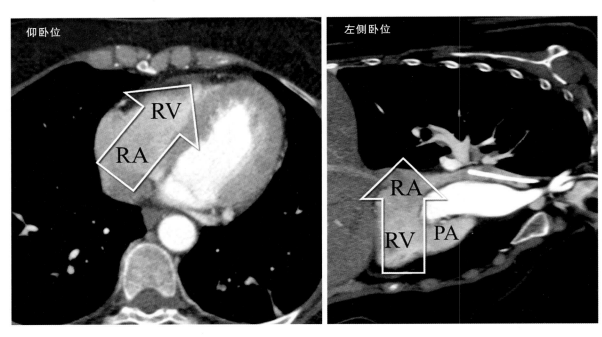

图2 相关CT层面显示了仰卧位和左侧卧位时血管内空气(箭头所示)在右侧心脏的运动轨迹。在左侧卧位时,右心房处于非依赖性方位。PA,肺动脉;RA,右心房;RV,右心室。

参考文献:McCarthy CJ,Behravesh S,Naidu SG,et al. Air embolism:practical tips for prevention and treatment. *J Clin Med*. 2016;5(11):93.

Shaikh N,Ummunisa F. Acute management of vascular air embolism. *J Emerg Trauma Shock*. 2009;2(3):180–185.

19 **答案B**。使用纳洛酮逆转阿片类药物的初始剂量为0.1~0.3mg静脉推注。推荐的最大总剂量是10mg。起效时间在2分钟以内,如果有长效阿片类药物在体内,则通常需要重复给药。为延长逆转作用时间可连续给药。逆转阿片类药物仅应在绝对必要时使用,因为其副作用包括镇痛作用中断、高血压、恶心以及呕吐。

参考文献:Arepally A,Oechsle D,Kirkwood S,et al. Safety of conscious sedation in interventional radiology. *Cardiovasc Intervent Radiol*. 2001;24(3):185–190.

Olsen JW,Barger RL,Doshi SK. Moderate sedation:what radiologists need to know. *AJR Am J Roentgenol*. 2013;201(5):941–946.

20 **答案A**。苯二氮䓬类药物如咪达唑仑的逆转药物是氟马西尼。推荐剂量为0.2mg静脉注射,通常需要重复给药,总共可以给药至1mg,通常在几分钟之内起效。鱼精蛋白可逆转肝素。丹曲林可治疗恶性高热。双硫仑是抑制酒精滥用的药物。

参考文献:Arepally A,Oechsle D,Kirkwood S,et al. Safety of conscious sedation in interventional radiology. *Cardiovasc Intervent Radiol*. 2001;24(3):185–190.

Olsen JW, Barger RL, Doshi SK. Moderate sedation: what radiologists need to know. *AJR Am J Roentgenol.* 2013;201(5):941–946.

21 **答案 A**。儿童和成人的禁食状况是在进行术前镇静之前必须获取的重要信息。对于成人而言,建议透明液体禁食时间为 2 小时,固体和非透明液体至少应禁食 6 小时。

参考文献：Johnson S. Sedation and analgesia in the performance of interventional procedures. *Semin Intervent Radiol.* 2010;27(4):368–373.

Olsen JW, Barger RL, Doshi SK. Moderate sedation: what radiologists need to know. *AJR Am J Roentgenol.* 2013;201(5):941–946.

22 **答案 A**。患者对碘造影剂有严重反应。患者出现了支气管痉挛(喘息)伴呼吸困难。及时给予肾上腺素是恰当的。肾上腺素肌内注射的稀释度为 1:1000,静脉注射的稀释度为 1:10 000。初始剂量为 0.1~0.3mg,相当于 0.1~0.3mL 的肾上腺素肌内注射(1:1000)或 1~3mL 的肾上腺素静脉注射(1:10 000)。最多可给予 1mg。肾上腺素应用于中度至重度的支气管痉挛、喉头水肿和过敏性反应。轻度的支气管痉挛可通过吸入 β-激动剂治疗。荨麻疹可通过抗组胺药(如苯海拉明)来治疗,可以口服、肌内注射或静推给药。

参考文献：Beckett KR, Moriarity AK, Langer JM. Safe use of contrast media: what the radiologist needs to know. *Radiographics.* 2015;35(6):1738–1750.

Boyd B, Zamora CA, Castillo M. Managing adverse reactions to contrast agents. *Magn Reson Imaging Clin N Am.* 2017;25(4):737–742.

23 **答案 D**。过去,曾认为有贝类过敏史的患者不能接受含碘造影剂。这种交叉反应已经被完全了解,但出于某种原因,这种误解在临床实践中仍然存在。非相关对比剂过敏(食物、药物、其他)的患者对对比剂产生类似过敏反应的风险确实增加 2~3 倍。但是,不能因过敏的风险增加,就要求使用对比剂前常规使用药物干预,也不应阻止医生使用对比剂进行放射学检查。

参考文献：Beckett KR, Moriarity AK, Langer JM. Safe use of contrast media: what the radiologist needs to know. *Radiographics.* 2015;35(6):1738–1750.

Boyd B, Zamora CA, Castillo M. Managing adverse reactions to contrast agents. *Magn Reson Imaging Clin N Am.* 2017;25(4):737–742.

24a **答案 C**。神经阻滞术和神经松解术可以在不同的引导方式下进行,包括解剖标志、透视检查、超声和 CT。在本病例中,穿刺针针尖的确切位置未知。在透视引导下根据骨和血管的标志将穿刺针逐步推进到下腹神经丛的解剖位置。附近有动脉和静脉组织。如果操作者没有尽职尽责,没有通过注射对比剂和回抽无血确保穿刺针位于血管外,则可能会意外地在血管内注射药物和神经溶解剂,这就可能造成灾难性的后果。例如,意外静脉注射导致丁哌卡因毒性反应。LAST 最初可能出现神经系统症状,例如、耳鸣、头晕、口周麻木以及嗜睡。若是更严重的毒性,则会导致抽搐、昏迷、低血压、心律不齐和心肺骤停。

参考文献：Bourne E, Wright C, Royse C. A review of local anesthetic cardiotoxicity and treatment with lipid emulsion. *Local Reg Anesth.* 2010;3:11–19.

Sekimoto K, Tobe M, Saito S. Local anesthetic toxicity: acute and chronic management. *Acute Med Surg.* 2017;4(2):152–160.

24b　**答案** B。当在手术过程中出现心脏骤停时，应立即启动高级心脏生命支持（ACLS）方案。在本例中，疑诊为 LAST 是考虑到神经阻滞与心脏骤停的时间相关性。最好能在早期就发现 LAST，并立即停止注射麻醉剂。如出现了气道问题，需要进行插管治疗。如果出现癫痫症状，应以苯二氮䓬类药物为一线用药。在本例中，患者出现心脏骤停，高级心脏生命支持（ACLS）方案已启动，还应尽快考虑使用脂肪乳剂治疗。有些小组建议在术后出现第一个症状时就以 20% 的脂肪乳剂（以大剂量给予，然后持续输注）治疗。静脉应用脂肪乳剂的确切机制尚不清楚，通常认为其以影响药代动力学和药效动力学发挥作用。

参考文献：Bourne E，Wright C，Royse C. A review of local anesthetic cardiotoxicity and treatment with lipid emulsion. *Local Reg Anesth*. 2010；3：11–19.

Sekimoto K，Tobe M，Saito S. Local anesthetic toxicity：acute and chronic management. *Acute Med Surg*. 2017；4（2）：152–160.

（章浙伟　龚元川　邵国良　译）

第 10 章 物理学

问题

1 在复杂的脾动脉瘤栓塞中,透视时间超过 60 分钟,估计皮肤受辐射剂量为 4Gy,需要再对第二个动脉瘤进行栓塞,对于该患者潜在的放射毒性最准确的描述是什么?

A.可能会出现皮肤红斑;确定性效应

B.可能会发生深部溃疡;随机性效应

C. 6Gy 阈值以下没有癌症风险;随机性效应

D. 1 周内第二次手术不会增加皮肤受损的风险;确定性效应

2 关于皮肤辐射暴露,以下哪项是正确的?

A.如果发生皮肤辐射损伤,将在 1 周内出现

B.理想状态是将 X 线束保持在相同方向,以最大程度地减少皮肤暴露的面积

C.冠状动脉介入治疗时,大多数皮肤并发症发生在前胸

D. 2Gy 以下的辐射损伤是难以预估的

3 在前 3 个月忙碌的介入放射科培训中, 一位进修生累积了 1000mrem 的总有效剂量当量(TEDE)。假设本年度剩余时间的工作量与此前类似,则下列哪种说法最正确?

A.进修生将超过放射工作人员的年度限定 TEDE

B.进修生不会超过放射工作人员的年度限定 TEDE

C.放射工作人员的年度 TEDE 没有限制

4 眼睛晶状体的年度最大辐射剂量是多少?

A. 15mrem

B. 150mrem

C. 15rem

D. 150rem

5 妊娠期胎儿的辐射剂量限值是多少?

A. 0.5mrem

B. 5mrem

C. 50mrem

D. 500mrem

6 一位介入放射科主治医师透露自己妊娠 4 个月,想要准确测量胎儿的辐射暴露情况。关于测量胎儿辐射暴露的剂量仪的位置,下列哪项是正确的?

A.辐射剂量仪戴在腰部水平,铅围裙内

B.根据体格检查,辐射剂量仪戴在子宫底水平处,铅围裙外

C.对于辐射剂量仪的位置和测量胎儿的辐射暴露情况没有特别的建议

7　防护铅衣的常规铅当量厚度是多少?

A. 0.05mm

B. 0.5mm

C. 5mm

D. 50mm

8　在长时间透视引导下的手术过程中,具有放射防护最优化(ALARA)意识的主治医师告知妊娠的医学生在进行数字减影血管造影时要后退。该主治医师在距辐射源1英尺(1英尺≈0.3048m)距离处接受了50mGy的辐射量,那么距离5英尺(1.524m)的医学生将接受多少辐射量?

A. 46mGy

B. 25mGy

C. 2mGy

D. 0.5mGy

9　在准备进行常规的、不复杂的胆管内外引流导管更换术时,技术员想了解该操作可接受的透视脉冲频率。在保持图像质量的同时,尽量减少辐射暴露,则下列哪种脉冲频率合适?

A. 60脉冲/秒

B. 30脉冲/秒

C. 7.5脉冲/秒

D. 0.5脉冲/秒

10　在透视引导下的手术过程中,下图所示的哪个位置对操作者的散射暴露最大?

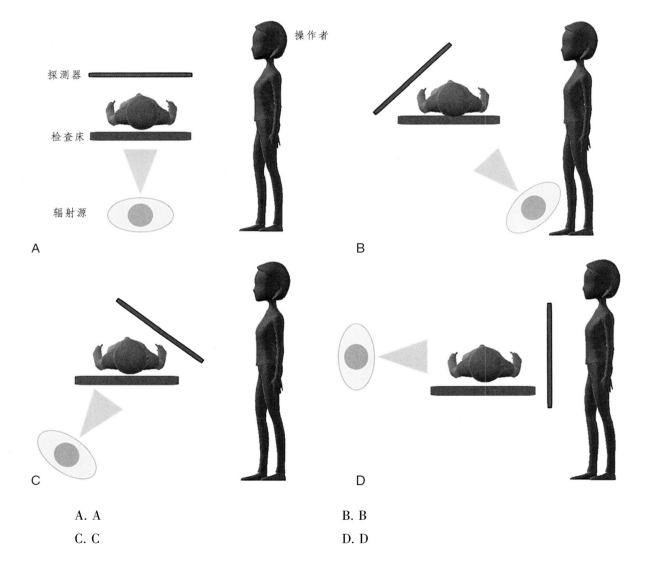

A. A

B. B

C. C

D. D

11 TIPS 术中,技术人员将多叶准直器调窄,使得大部分腹部区域在照射野之外,此操作将产生以下哪项结果?

A.降低图像质量　　　　　　　　　　　B.增加患者的皮肤辐射剂量

C.减少对术者的散射暴露　　　　　　　D.影像图像放大 2 倍

12 下图中的哪一项是辐射源、患者、探测器的最佳位置?

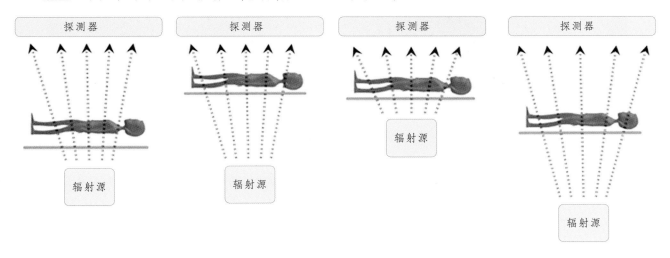

A. A　　　　　　　　　　　　　　　B. B

C. C　　　　　　　　　　　　　　　D. D

13 关于几何放大和电子放大,下列哪项是正确的?

A.都不增加剂量　　　　　　　　　　　B.几何放大增加剂量,电子放大不增加

C.电子放大增加剂量,几何放大不增加　D.都增加剂量

14 在不移动放置在患者皮肤上的金属钳的情况下获得以下 3 幅图像,下列哪项原因可以解释钳子相对于股骨头的位置?

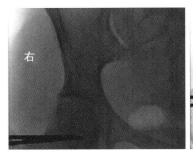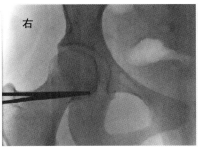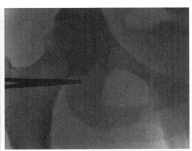

A.视差　　　　　　　　　　　　　　　B.运动伪影

C.探测器滞后　　　　　　　　　　　　D.枕形失真

15 根据如下所示的 X 线片,该例接受经静脉肝活检术的患者右下胸(圆圈所示)的不同征象应如何解释?

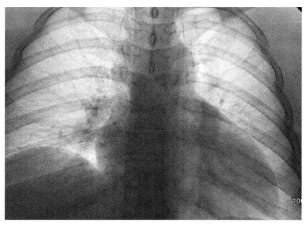
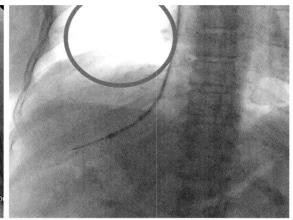

A.自动亮度控制

B.阳极故障

C.探测器破损

D.光晕

16 在准备行超声导引下的经皮肾造瘘管置入术时，术者选择弯曲型探头（右）而不是曲棍球棍型探头（左）。弯曲型探头在这种情况下更有优势的特点是：

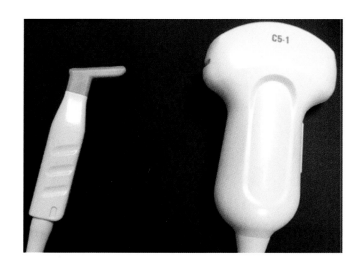

A.更低的频率

B.更高的脉冲重复

C.更高的分辨率

17 钇-90 是哪种衰变？

A. α

B. γ

C. ω

D. β

18 对结肠癌肝转移患者的两个肝叶行钇-90 放射栓塞治疗。关于术后需立即采取的预防措施，以下哪项是正确的？

A.患者对他人有辐射危害，保持 1m 的距离至 5 个半衰期

B.患者仅对少年儿童（<18 岁）有辐射危害，保持 1m 的距离至 5 个半衰期

C.患者对他人没有辐射危害，恢复正常的互动。

19 钇-90 的半衰期是：

A. 64 分钟

B. 64 小时

C. 64 天

D. 64 年

答案与解析

1 **答案 A**。对于放射科医师,尤其是介入放射科医师,了解放射线辐射对患者和他人的影响至关重要。放射生物学效应分为随机性效应和确定性效应两类。随机性效应具有的关键特征包括:偶然发生;不存在剂量阈值;发生的概率与累积剂量有关;严重程度与剂量无关。确定性效应具有一些重要的差异,包括:非偶然发生;存在剂量阈值;严重程度与剂量呈正相关。术者应熟悉放射线对不同组织的确定性效应的基本阈值(参考其他问题所述)。

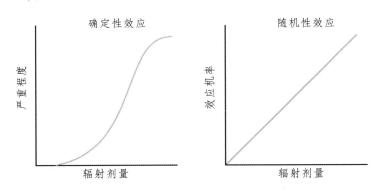

图 1 确定性效应与随机性效应的比较。

参考文献:Mahesh M. Fluoroscopy:patient radiation exposure issues. *Radiographics*. 2001;21(4):1033-1045.

2 **答案 D**。辐射确定性效应特征之一是阈值剂量。如果达到了高剂量,需要考虑对皮肤的损伤。与其他器官相比,X 线束入射点处的皮肤接受的剂量最高,因为光子在穿过人体时会衰减(每 45mm 组织中约衰减 50%光子)。皮肤辐射损伤的阈值一般为 2Gy。关于皮肤损伤的出现时间,最早可以在几小时内看到皮肤短暂的组胺样反应。随着辐射量增高,达到 6Gy 以上,可以看到其他损伤,包括毛发脱落、脱屑,如果剂量足够高甚至可出现皮肤坏死。重要的是要注意皮肤的高剂量辐射,可能会在辐射数周或数月之后出现皮肤改变。

表 1 辐射剂量和皮肤损伤

	单次剂量皮肤效应	
效应	剂量(Gy)	出现时间
轻度红斑	2	数小时
毛发脱落	3	<3 周
重度红斑	6	<10 天
永久毛发脱落	7	<3 周
干性脱皮	10	<4 周
湿性脱皮	15	<4 周
皮肤坏死	18	>10 周

由于在常规透视检查中射线从下方进入皮肤，因此仰卧位患者的背部皮肤会受到影响（而不是如选项 C 所说的对前胸皮肤产生影响）。防止皮肤高辐射的一种方法是定期改变 X 线束方向，将剂量分摊到较大的皮肤区域中（图 2）。

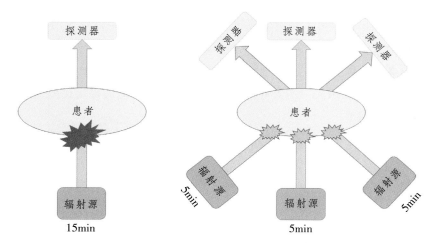

图 2　在整个检查过程中，与使用不同 X 线束方向（右图）相比，X 线束方向不变（左图）的情况下皮肤辐射剂量更大。

参考文献：Mahesh M. Fluoroscopy：patient radiation exposure issues. *Radiographics*. 2001；21（4）：1033-1045.

Wagner LK，Eifel PJ，Geise RA. Potential biological effects following high X-ray dose interventional procedures. *J Vasc Interv Radiol*. 1994；5（1）：71-84.

3　**答案 B**。假设工作量相同，稍加计算就知道该进修生会在 1 年的训练中积累4000mrem（4rem）TEDE。美国核能管理委员会（NRC）的成人年度职业剂量当量限值为不可超过以下任何一项：①TEDE 为 5rem；②深部剂量当量加任何器官（晶状体除外）的约定剂量当量之和达到 50rem。

参考文献：*NRC Regulations Title 10，Code of Federal Regulations. Part 20-Standards for Protection Against Radiation*；2018（updated annually）.

4　**答案 C**。NRC 成人的年度职业剂量当量限值不可超过下列任何一项：①TEDE 为 5rem；②深部剂量当量加任何器官（晶状体除外）的约定剂量当量之和达到 50rem。

年度剂量限值：

晶状体：15rems（150mSv）；

全身或四肢皮肤的剂量当量：50rems；

可采用铅眼镜和铅手套进行防护。

参考文献：*NRC Regulations Title 10，Code of Federal Regulations. Part 20-Standards for Protection Against Radiation*；2018（updated annually）.

5　**答案 D**。根据 NRC，整个妊娠期胎儿的辐射剂量不得超过 500mrem（0.5rem）。妊娠期铅围裙对胎儿区域有双倍的铅防护。

参考文献：*NRC Regulations Title 10，Code of Federal Regulations. Part 20-Standards for Protection Against Radiation*；2018（updated annually）.

6　答案 A。规范做法是让妊娠者佩戴 2 个辐射剂量仪：一个戴在铅围裙外记录妊娠者剂量，另外一个戴在腰水平的铅围裙内记录胎儿剂量。

参考文献：Chandra V，Dorsey C，Reed AB，et al. Monitoring of fetal radiation exposure during pregnancy. *J Vasc Surg*. 2013；58(3)：710-714.

7　答案 B。目前最常见的铅当量厚度为 0.5mm。但也有一些稍轻的选择。妊娠时通常采用 1.0mm。0.5mm 的铅当量可将光子在 100kVp 下的透射率降低至 3.2%，在 70kVp 下的透射率降低至 0.36%。

参考文献：Brateman L. Radiation safety considerations for diagnostic radiology personnel. *Radiographics*. 1999；19(4)：1037-1055.

8　答案 C。辐射剂量的减少遵循平方反比定律：$1/距离^2$。在 2 倍的距离处，剂量除以 4。在 5 倍距离处，剂量除以 25。

参考文献：Parry RA，Glaze SA，Archer BR. The AAPM/RSNA physics tutorial for residents. Typical patient radiation doses in diagnostic radiology. *Radiographics*. 1999；19(5)：1289-1302.

9　答案 C。许多透视装置都具有脉冲 X 线束的功能，而不是连续曝光。10 脉冲/秒的速率是介入放射科中常见的基准设置。当需要精准的导管和导丝操作时，我们采用 10 脉冲/秒，偶尔采用 15 脉冲/秒。对于常规的导管更换，中心静脉通路和其他基础的介入放射科手术，我们采用 4~7.5 脉冲/秒。有趣的是，随着脉冲的减少，辐射暴露并没有以 1:1 的方式降低。为了降低由噪声引起的图像质量的下降程度，厂家通常会在较低脉冲时增加毫安量。因此，从 30 脉冲/秒降低至 15 脉冲/秒将仅减少 25%~28% 的剂量，而不是预期的 50%。

参考文献：Mahesh M. Fluoroscopy：patient radiation exposure issues. *Radiographics*. 2001；21 (4)：1033-1045.

10　答案 B。散射辐射不仅是术者要理解的一个重要概念，对于介入室中任何靠近患者的人员都很重要，如护士、技术员、助手或麻醉师。散射辐射量随一系列 X 线球管参数的变化而变化，包括辐射源与影像的距离(SID)、辐射源与被照物体的距离(SOD)，以及被照物体与影像的距离(OID)。此外，球管相对于患者的倾斜角度对散射辐射也有较大影响。在重度倾斜或侧卧位时，需要更多的辐射才能穿透患者以产生高质量的图像(相当于组织厚度增加)。由于最靠近 X 线源的患者组织所受的散射量最高，因此选项 B 所示的情况将导致操作者接受最高的散射辐射。

参考文献：Meisinger QC，Stahl CM，Andre MP，et al. Radiation protection for the fluoroscopy operator and staff. *AJR Am J Roentgenol*. 2016；207(4)：745-754.

11　答案 C。回顾一下，硬准直器是指在 X 线穿过患者之前，用来塑造其形状的百叶窗。如果对 X 线束进行优化，只对感兴趣的小区域进行评估，将改善图像质量，降低辐射剂量和散射，而不会影响放大倍数。

参考文献：Schueler BA. The AAPM/RSNA physics tutorial for residents：general overview of fluoroscopic imaging. *Radiographics*. 2000；20(4)：1115-1126.

12　答案 B。基于辐射的平方反比定律，辐射源到患者的距离应最大化。此外，探测器/图像增强器应尽可能靠近患者，以最大限度地截获光子，在获取优质图像的前提下尽量减少射线剂量。

参考文献：Mahesh M. Fluoroscopy：patient radiation exposure issues. *Radiographics*.2001；21（4）：1033-1045.

Parry RA，Glaze SA，Archer BR. The AAPM/RSNA physics tutorial for residents. Typical patient radiation doses in diagnostic radiology. *Radiographics*. 1999；19(5)：1289-1302.

13 **答案 D**。当辐射源到影像的距离不变，被照物体移近辐射源时，就会发生几何放大。如果将手电筒位置固定照射到墙上，手越靠近手电筒，墙上的影子就越大。

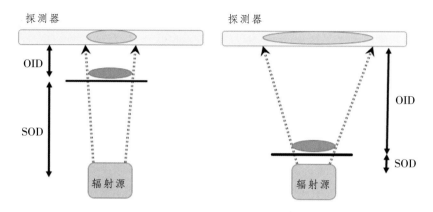

图 3　几何放大。被照物体与影像的距离(OID)；辐射源与被照物体的距离(SOD)。

在这种情况下，平方反比定律表明，患者越靠近辐射源，辐射剂量越增加。使用电子放大时，无须改变患者位置。然而，对小视野电子放大要求增加剂量以对抗噪声。传统图像增强器的剂量增加为每放大级的 1.4~2.0 倍。这种影响在平板探测器上显著降低。但大多数制造商仍会增加一些剂量，以减少噪音的影响。

参考文献：Nickoloff EL. AAPM/RSNA physics tutorial for residents：physics of flat-panel fluoroscopy systems：Survey of modern fluoroscopy imaging：flat-panel detectors versus image intensifiers and more. *Radiographics*. 2011；31(2)：591-602.

14 **答案 A**。视差是一种图像形成的错觉，其发生在从不同视角评价两个物体相对位置的时候。在本题中，如果辐射源和探测器与股骨头和钳子精确对齐，则可以在图像上看到真实的位置关系。如果辐射源偏尾侧，钳子将投射在股骨头下方。如果辐射源偏头侧，钳子将投射到其与股骨头真实位置的上方。两个观察对象之间的距离越大，视差的就越明显。

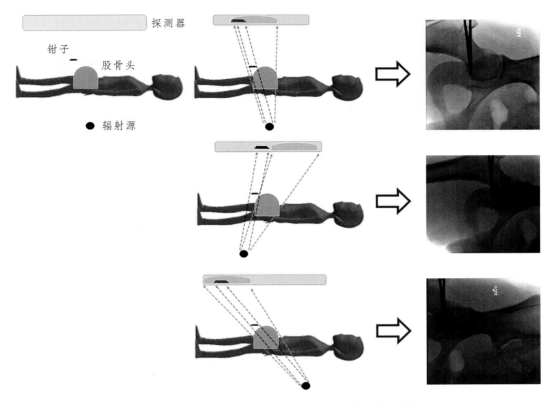

探测器

钳子

股骨头

● 辐射源

图 4 X 线管偏头侧和偏尾侧成角所产生的视差。

参考文献:Buckle CE,Udawatta V,Straus CM. Now you see it,now you don't:visual illusions in radiology. *Radiographics*. 2013;33(7):2087–2102.

Walz –Flannigan A,Magnuson D,Erickson D,et al. Artifacts in digital radiography. *AJR Am J Roentgenol*. 2012;198(1):156‑161.

Wang J,Blackburn TJ. The AAPM/RSNA physics tutorial for residents:X–ray image intensifiers for fluoroscopy. *Radiographics*. 2000;20(5):1471–1477.

15 答案 A。由于患者本身和不同患者之间存在厚度/密度方面的差异,因此,想要获得良好的图像,射线束的要求也不同。透视系统具有一种称为自动亮度控制(ABC)的反馈机制,以维持通过目标区域的适量射线,该机制将根据需要调整 mA 或 kVP。这可能会产生特定的问题区域,尤其是在不同密度区域(例如,胸部和腹部)的交界处。如果探测器探测不到足够的射线穿过腹部(如本例所示),将明显增加球管的输出而导致低密度肺野区域的烧屏征象。为了解决这一问题,必须将中心点放在感兴趣的区域上和(或)使用硬的/软的准直器。枕形失真和渐晕是透视检查中的其他伪影。由于图像增强器的内部几何学,图像的边缘可能与中心不同。在边缘处真实的直线变形弯曲,这称为枕形失真;渐晕是指图像的中心可能比外围更加明亮。

参考文献:Geise RA. Fluoroscopy:recording of fluoroscopic images and automatic exposure control. *Radiographics*. 2001;21(1):227–236.

Nickoloff EL. AAPM/RSNA physics tutorial for residents:physics of flat–panel fluoroscopy systems: Survey of modern fluoroscopy imaging:flat –panel detectors versus image intensifiers and more. *Radiographics*. 2011;31(2):591–602.

16 答案 A。超声波脉冲在组织中传播时会因摩擦、散射和转化为热量而衰减。衰减与距离成正比,并受到超声波频率的影响。频率越高,衰减越大。为了检查人体内较深的结构,如肾脏,将采用较低的频率来减少衰减。在本例中,弯曲型探头的频率范围为 1~5MHz,而曲棍球棍型探头的频率范围为 7~15MHz,用于对较浅的结构进行精细检查。

参考文献:Hangiandreou NJ. AAPM/RSNA physics tutorial for residents. Topics in US:B-mode US:basic concepts and new technology. *Radiographics*. 2003;23(4):1019-1033.

17　　**答案 D**。在过去的 10 年中,选择性体内放射疗法(SIRT)在原发性和继发性肝恶性肿瘤中的应用越来越广泛。SIRT 又称为放射性栓塞术,包括在动脉内注射数百万枚载有钇-90(Y-90)的微球。可以超选择性给药,仅治疗肝脏的一个段或亚段,也可以以肝叶或全肝为基础进行给药。所注射的微球通常沉积在肝脏治疗区域,只有很少一部分通过分流沉积到肺部。β 衰变有 2 种类型:β-衰变和 β+衰变。β-衰变中将一个中子转变为一个质子、一个电子和一个反中微子。钇-90 经 β-衰变为锆-90。衰变能量为 2.28 MeV,其中 0.1%的能量通过 1.7 MeV 光子衰减。

　　β+衰变将一个中子衰变为一个质子、一个正电子和一个中微子。α 衰变(如以前使用的钍对比剂所见)中,原子核中(2 个质子,2 个中子组成的原子核)射出一个 α 粒子(2 个质子,2 个中子),衰变的结果是一个不同的原子,其质量数减少 4,原子序数减少 2。γ 衰变是从不稳定的高能状态跃迁到稳定或较稳定的低能状态,并且原子质量或原子数没有变化,所放出的射线称作 γ 射线(高能光子)。不存在 ω 衰变。

参考文献:Salem R,Thurston KG,Carr BI,Goin JE,Geschwind JF. Yttrium-90 microspheres:radiation therapy for unresectable liver cancer. *J Vasc Interv Radiol*. 2002;13(9 Pt 2):S223-S229.

18　　**答案 C**。钇-90 选择性体内放射疗法(SIRT)的一个特征是其精度,因为 β 射线在组织中仅传播几毫米(平均 2.5mm,最大 11mm)。通过韧致辐射相互作用产生额外的光子,这在处理剂量以及考虑给药后对患者周围人的辐射暴露时很有意义。研究表明,在接受了钇-90 治疗的患者对周围的人的辐射风险是非常低的,没有特殊的限制接近距离。目前,有 2 种可用的微球——玻璃和树脂。使用树脂微球时,钇-90 会结合到颗粒表面,并且有微量会游离并被释放到体内。因此,厂商建议:①使用卫生间后要洗手;②任何排出的体液均需清理并倒入冲水马桶。

参考文献:Kim YC,Kim YH,Uhm SH,et al. Radiation safety issues in y-90 microsphere selective hepatic radioembolization therapy:possible radiation exposure from the patients. *Nucl Med Mol Imaging*. 2010;44 (4):252-260.

　　Salem R,Thurston KG,Carr BI,et al. Yttrium-90 microspheres:radiation therapy for unresectable liver cancer. *J Vasc Interv Radiol*. 2002;13(9 Pt 2):S223-S229.

19　　**答案 B**。在介入放射学中,操作者在日常工作中几乎不会接触到放射性同位素。目前,钇-90 选择性体内放射疗法(SIRT)已被广泛采用,操作者必须掌握一些基本知识。钇-90 半衰期约为 64.2 小时。相当于前 2 周释放 97%能量,2~4 周释放 99%的能量。应记住哪些元素的半衰期比较长,如果含有钇-90 的颗粒不慎泄漏,可能会导致该区域需要较长的隔离时间。锝-99m 常用于 SIRT 成分测图和红细胞扫描,半衰期为 6 小时。

参考文献:Salem R,Thurston KG,Carr BI,Goin JE,Geschwind JF. Yttrium-90 microspheres:radiation therapy for unresectable liver cancer. *J Vasc Interv Radiol*. 2002;13(9 Pt 2):S223-S229.

　　　　　　　　　　　　　　　　　　　　　　　　　　　　　　　　(刘璐璐　何逸玮　邵国良　译)

索　引